Christine Genest

La résilience des familles endeuillées par le suicide d'un adolescent

Christine Genest

La résilience des familles endeuillées par le suicide d'un adolescent

Émerger malgré la blessure indélébile

Presses Académiques Francophones

Impressum / Mentions légales
Bibliografische Information der Deutschen Nationalbibliothek: Die Deutsche Nationalbibliothek verzeichnet diese Publikation in der Deutschen Nationalbibliografie; detaillierte bibliografische Daten sind im Internet über http://dnb.d-nb.de abrufbar.
Alle in diesem Buch genannten Marken und Produktnamen unterliegen warenzeichen-, marken- oder patentrechtlichem Schutz bzw. sind Warenzeichen oder eingetragene Warenzeichen der jeweiligen Inhaber. Die Wiedergabe von Marken, Produktnamen, Gebrauchsnamen, Handelsnamen, Warenbezeichnungen u.s.w. in diesem Werk berechtigt auch ohne besondere Kennzeichnung nicht zu der Annahme, dass solche Namen im Sinne der Warenzeichen- und Markenschutzgesetzgebung als frei zu betrachten wären und daher von jedermann benutzt werden dürften.

Information bibliographique publiée par la Deutsche Nationalbibliothek: La Deutsche Nationalbibliothek inscrit cette publication à la Deutsche Nationalbibliografie; des données bibliographiques détaillées sont disponibles sur internet à l'adresse http://dnb.d-nb.de.
Toutes marques et noms de produits mentionnés dans ce livre demeurent sous la protection des marques, des marques déposées et des brevets, et sont des marques ou des marques déposées de leurs détenteurs respectifs. L'utilisation des marques, noms de produits, noms communs, noms commerciaux, descriptions de produits, etc, même sans qu'ils soient mentionnés de façon particulière dans ce livre ne signifie en aucune façon que ces noms peuvent être utilisés sans restriction à l'égard de la législation pour la protection des marques et des marques déposées et pourraient donc être utilisés par quiconque.

Coverbild / Photo de couverture: www.ingimage.com

Verlag / Editeur:
Presses Académiques Francophones
ist ein Imprint der / est une marque déposée de
OmniScriptum GmbH & Co. KG
Heinrich-Böcking-Str. 6-8, 66121 Saarbrücken, Deutschland / Allemagne
Email: info@presses-academiques.com

Herstellung: siehe letzte Seite /
Impression: voir la dernière page
ISBN: 978-3-8416-2915-9

Table des matières

1

2

4

Liste des tableaux

Liste des figures

Remerciements

Le doctorat représente pour moi un périple qui aura duré plusieurs années. Dans un premier temps, je tiens à remercier celle qui, depuis le début, a eu confiance en mes capacités et a su me guider, m'éclairer tout au long de mon parcours soit ma directrice de thèse Dre. Francine Gratton. S'est jointe à elle, Dre Denise Malo qui, en cours d'analyse, nous a éclairées par son regard neuf sur le projet. Merci à toutes deux pour votre disponibilité, vos encouragements et vos commentaires toujours fort pertinents. De plus, je tiens à remercier madame Sylvie Corbeil, psychologue, qui nous a offert sa disponibilité pour discuter de la santé mentale des participants en cas de besoin, et ce, tout au long du recrutement. Merci aussi aux membres du jury qui de part leur lecture attentive de la thèse et leurs commentaires m'ont permis d'apporter la touche finale à celle-ci.

Je tiens aussi à remercier les différents organismes subventionnaires tel que le CRSH, le MELS/FRESIQ, l'Ordre des infirmières et infirmiers du Québec, le CHU Ste-Justine, la Faculté des sciences infirmières et l'Université de Montréal qui ont m'ont appuyée dans ce projet. Leur soutien financier fut très apprécié tout au long de mon cheminement.

Au début, la décision de poursuivre des études doctorales fut un choix personnel. Au fil des ans, plusieurs proches ont été touchées par ma décision. Ainsi, je tiens à remercier mes parents et mon frère qui ont cru en moi et m'ont constamment encouragée chacun à leur façon. Je tiens aussi à remercier mon conjoint, Jean-François, qui a dû me partager régulièrement avec l'ordinateur tout en me soutenant et m'encourageant à atteindre mon but. En cours de route, deux enfants, Antoine et Laurie, ont agrandi notre famille. Même s'ils n'en sont pas nécessairement conscients, ils ont eu, eux aussi, à me partager avec l'ordinateur. Je les remercie d'être présents dans ma vie et d'y donner un sens. Merci aussi à mes amis qui m'ont encouragée et soutenue tout au long de ces années.

Finalement, un remerciement spécial aux familles qui ont accepté de participer à cette recherche. Sans elles, je n'aurais pu compléter ce projet d'envergure. Merci de m'avoir ouvert votre porte et votre cœur pour partager avec moi vos souvenirs. Vous m'avez beaucoup appris professionnellement mais aussi personnellement.

Chapitre 1 - Problématique

Bien qu'actuellement au Canada et au Québec le taux de suicide tend à diminuer de façon générale, le Québec se situe dans les pays ayant le plus haut taux de suicide chez les hommes. À un niveau national, le Québec est la province ayant le plus haut taux de suicide (Gagné & St-Laurent, 2010). De plus, chez les jeunes québécois âgés entre 15 et 19 ans, le suicide demeure toujours la deuxième cause de décès après les accidents de la route comptant pour 22,7% des décès chez les hommes et 17,4% des décès chez les femmes entre 2005 et 2007 (Gagné & St-Laurent, 2010). Plus particulièrement chez les jeunes de 10 à 19 ans, entre 2005 et 2009 inclusivement, le bureau du coroner a répertorié 247 suicides (Gagné, Légaré, Perron, & St-Laurent, 2011). Au début des années 2000, certains auteurs parlaient du phénomène du suicide comme ayant pris des proportions épidémiques (Maranda, 1995; Ménard-Buteau & Buteau, 2001). Cela eut pour effet d'inciter le Québec, en 1998, à mettre sur pied une stratégie d'action face au suicide intitulée *S'entraider pour la vie* (Québec, 1998). De plus, suite à une enquête sur la santé et le milieu social (Québec, 2002a), le gouvernement québécois a également perçu l'importance de s'intéresser au phénomène plus global des conduites suicidaires c'est-à-dire aux suicides complétés et aux tentatives de suicide. Ce problème est majeur car il engendre de lourds coûts pour les familles et la société, et ce, autant du point de vue émotionnel que financier (Townsend, 2001).

En tant que professionnelle de la santé préoccupée par la prévention du suicide, il devient essentiel de s'intéresser à ce que vivent les familles endeuillées par le suicide d'un de leurs membres. En effet, lorsqu'un suicide survient, comme il s'agit d'une mort violente, soudaine et imprévue qui balaye tout sur son passage, les autres membres de la famille sont plongés dans une période de questionnement pouvant les fragiliser (Castelli, 2003). D'ailleurs, chez ces endeuillés on rapporte la présence fréquente d'idéations suicidaires pouvant ultimement mener à un geste suicidaire (Jordan & McIntosh, 2011). Selon divers auteurs, lorsque ces

12

proches sont envahis par des émotions négatives intenses et diverses, la mort volontaire peut être perçue comme une solution efficace pour mettre fin à cet état émotionnel douloureux (Bergeron & Volant, 1998 ; Clark & Goldney, 1995 ; Cleiren & Diekstra, 1995 ; Gallo & Pfeffer, 2003 ; Gratton, 1999 ; Jordan, 2001 ; Séguin & Huon, 1999 ; Sethi & Bhargava, 2003). Dans un tel contexte, il importe de tenir compte de l'impact que peut avoir le suicide d'un proche sur son entourage immédiat.

Bien que le suicide, mort violente et soudaine, soit une expérience difficile voire même très pénible à vivre pour les familles, la plupart arrivent à survivre à ce type de deuil (de Montigny & Beaudet, 1997). Selon Castelli (2003), même si le système familial original n'est plus possible, les membres restants chercheront à recréer un nouvel ensemble familial pouvant répondre aux besoins de chacun. Ainsi, comme certaines familles semblent survivre à une telle perte, il apparaît essentiel de mieux comprendre, à partir de leur perspective, comment elles vivent le deuil suite au suicide d'un proche et comment elles survivent à cette expérience.

Le concept de deuil a, depuis longtemps, été étudié. Divers auteurs ont tenté de construire un modèle permettant d'expliquer le processus suivi par les êtres humains suite à la perte d'un être cher. Bowlby (1961, 1980) est un auteur-clé en cette matière. La consultation des écrits sur le deuil permet de constater que les auteurs se sont beaucoup inspirés de la modélisation qu'il propose du processus de deuil en quatre phases : l'engourdissement, la protestation, la désorganisation et la réorganisation (Cleiren & Diekstra, 1995 ; Farberow, 2001 ; Gratton, 1999 ; Pfeffer, Jiang, Kakuma, Hwang, & Metsch, 2002 ; Séguin & Huon, 1999 ; Walsh & McGoldrick, 1991). Notons toutefois que, dans la réalité, les personnes endeuillées ne franchissent pas nécessairement chaque phase de façon linéaire tel que le suggère le modèle de Bowlby. En effet, chaque individu, selon les émotions vécues, chemine à son rythme à travers ces phases. Le processus de deuil serait plutôt circulaire en ce sens qu'une personne endeuillée peut, dans un mouvement de va-et-vient, revenir à des phases antérieures alors qu'à d'autres moments les phases peuvent se chevaucher (Cleiren & Diekstra, 1995; Gratton, 1999; Walsh & McGoldrick, 1991).

Certains chercheurs ont également démontré que des facteurs, comme l'âge du défunt et le type de mort, pouvaient influencer le processus de deuil. Pour ce qui est de l'âge du défunt, la mort d'un adolescent ne cadre pas avec le cours normal de la vie, ce qui rend cette perte particulièrement difficile à accepter pour les proches et la famille (de Montigny & Beaudet, 1997; McGoldrick & Walsh, 1991). Quant aux types de mort, les auteurs en différencient quatre. En premier lieu, il y a la mort naturelle anticipée qui est attendue et reliée à une maladie physique (Bailey, Kral, & Dunham, 1999 ; Cleiren & Diekstra, 1995 ; Gallo & Pfeffer, 2003 ; Grad, 1996 ; Jaques, 2000 ; McIntosh & Kelly, 1992 ; Stillion, 1996 ; Thornton, Whittemore, & Robertson, 1989). Ensuite, on mentionne la mort naturelle soudaine qui est aussi reliée à une maladie physique mais dont l'issue fatale est imprévue (Bailey et al., 1999; Calhoun & Allen, 1991 ; Clements, DeRanieri, Vigil, & Benasutti, 2004; Dyregrov, Nordanger, & Dyregrov, 2003 ; Ellenbogen & Gratton, 2001 ; Jordan, 2001 ; Yates, Ellison, & McGuiness, 1993). On souligne aussi la mort accidentelle décrite comme violente et soudaine et souvent comparée à une mort par suicide (Bailey et al., 1999; Calhoun & Allen, 1991; Cleiren & Diekstra, 1995; Clements et al., 2004 ; Dyregrov et al., 2003; Ellenbogen & Gratton, 2001; Gallo & Pfeffer, 2003; Jaques, 2000; Jordan, 2001; Lohan & Murphy, 2002 ; McIntosh & Kelly, 1992; Murphy, 1996, 2000 ; Murphy et al., 1999 ; Nelson & Frantz, 1996 ; Seguin, Lesage, & Kiely, 1995). Finalement, il y a le suicide qui représente une mort que s'inflige une personne et celle-ci est souvent soudaine, imprévue et violente (Bailey et al., 1999; Clements et al., 2004).

14

En raison des caractéristiques d'une mort par suicide, les personnes endeuillées risquent de vivre une expérience particulièrement difficile, ce qui incite à s'en préoccuper (Hauser, 1987; Jordan & McIntosh, 2011). En effet, de Montigny et Beaudet (1997) soulignent que les pertes inattendues engendrent des tensions graves et un stress intense qui provoquent, chez les endeuillés, un sentiment d'irréalité et d'incrédulité. Toutefois, la majorité des études traitant des pertes inattendues ne permettent pas de distinguer clairement ce que vivent les endeuillés par suicide comparativement aux endeuillés par accident (Murphy, 1996, 2000; Murphy et al., 1999; Sveen & Walby, 2008). Mais malgré certaines similitudes, bon nombre d'auteurs rapportent que les endeuillés par suicide vivent généralement plus intensément certaines émotions comme le déni, la colère et la culpabilité (Bell, Stanley, Mallon, & Manthorpe, 2012; Bergeron & Volant, 1998; Clark & Goldney, 1995; Fauré, 2007; Gratton, 1999; Jordan, 2001; Jordan & McIntosh, 2011; Parrish & Tunkle, 2005; Séguin & Huon, 1999; Sveen & Walby, 2008; Wagner & Calhoun, 1991-92). Selon Séguin et al. (1995), le sentiment de honte est même central chez les personnes endeuillées par suicide. De plus, comme la mort volontaire demeure un sujet tabou, les endeuillés par suicide rapportent vivre davantage de stigmatisation et de blâme de la part de la société, ce qui peut engendrer un sentiment de solitude (Allen, Calhoun, Cann, & Tedeschi, 1993; Brent et al., 1993; Cleiren & Diekstra, 1995; Elder & Knowles, 2002 ; Fauré, 2007; Gallo & Pfeffer, 2003 ; Gratton, 1999; Hauser, 1987; Ingram & Ellis, 1992; Jaques, 2000 ; Knieper, 1999 ; Kovarsky, 1989; Parrish & Tunkle, 2005; Silverman, Range, & Overholser, 1995). Kovarsky (1989) précise aussi que la solitude et le chagrin, vécus par les endeuillés suite à un suicide, ont tendance à augmenter avec le temps. D'ailleurs, la honte vécue ainsi que la stigmatisation peuvent amener les familles à s'isoler afin d'éviter le jugement d'autrui (Fauré, 2007; Jordan, 2001; Sveen & Walby, 2008). Divers chercheurs ont également démontré que lorsqu'il s'agit du suicide d'un adolescent, les parents peuvent être perçus comme moins aimables et ayant plus de problèmes de santé mentale

(Calhoun & Allen, 1991; Ingram & Ellis, 1992; Ness & Pfeffer, 1990). Pour ce qui est du vécu de la fratrie, il existe actuellement très peu d'études traitant spécifiquement de cette expérience. Toutefois, il semble que les membres de la fratrie soient plus à risque de suicide et vivent un double abandon puisque les parents doivent gérer leur propre souffrance, ce qui les rend moins disponibles pour eux (Castelli, 2003; Clark & Goebel, 1996 ; de Montigny & Beaudet, 1997; Elder & Knowles, 2002; Jordan, 2001). En raison des caractéristiques particulières d'un deuil par suicide, il semble souhaitable que les chercheurs s'impliquent davantage auprès des familles endeuillées par suicide et qu'on leur donne la parole afin de clarifier et préciser le processus enclenché par une telle mort.

En ce qui a trait à la durée du deuil, on retrouve actuellement peu de consensus. De plus en plus, les auteurs mentionnent qu'elle est difficile à déterminer car selon les individus et les situations, elle peut varier entre une année et toute une vie (Clements et al., 2004; Kübler-Ross & Kessler, 2009). En raison des particularités du deuil par suicide, il arrive que le processus de deuil persiste et qu'il ne puisse se résoudre à l'intérieur d'une période variant entre un et trois ans (de Montigny & Beaudet, 1997). De plus, le deuil engendré par le suicide d'un adolescent est d'autant plus complexe qu'un tel décès à cet âge peut occasionner une crise situationnelle qui s'ajoute à une possible crise développementale vécue par le système familial au moment de l'adolescence (de Montigny & Beaudet, 1997). Durant cette période qu'est l'adolescence, la vie familiale devient synonyme de négociations et de transformations majeures qui ébranlent la dynamique familiale et menacent temporairement l'équilibre de la famille (de Montigny & Beaudet, 1997; Wright & Leahey, 2001). Ainsi, la mort inattendue d'un adolescent risque d'accentuer une crise développementale en cours chez certaines familles au moment de l'adolescence des enfants. Par ailleurs, à un niveau plus individuel, tous les deuils ne se vivent pas nécessairement de la même façon, ceux-ci pouvant être influencés, par exemple, par la position d'un membre dans sa famille, par son degré d'attachement au défunt et par le degré d'ambivalence qui existait au sein de la relation au moment du suicide (Gratton, 1999). En effet, la présence de conflits, avant le suicide, avec l'adolescent peut occasionner, chez certains, un sentiment de culpabilité plus important et rendre ainsi le deuil plus complexe. Même si les écrits soulignent l'effet dévastateur que peut avoir le suicide d'un adolescent sur les membres de la famille, très peu abordent de façon spécifique ce que vivent le couple, la fratrie ainsi que la famille dans son ensemble (de Montigny & Beaudet, 1997; Gratton, 1999). En raison des difficultés suscitées par le suicide d'un proche et plus particulièrement en raison du risque d'idéations suicidaires chez les survivants, nous croyons qu'une meilleure compréhension de ce que vit la famille ainsi que chacun de ses membres devient nécessaire pour les professionnels de la santé préoccupés par la prévention du suicide, et ce, afin d'intervenir de façon appropriée auprès de cette clientèle particulière.

Par ailleurs, malgré les nombreuses difficultés mentionnées lorsqu'il s'agit de la mort d'un enfant au moment de l'adolescence, on constate également que des familles continuent à fonctionner en tant que système, et ce, même lorsqu'il s'agit d'un suicide (de Montigny & Beaudet, 1997). Les auteurs ne parviennent toutefois pas à identifier le processus permettant à ces familles de survivre à une telle expérience. Il est possible toutefois de croire que le concept de résilience, qui fait référence à la capacité d'apprendre et de grandir à travers une expérience traumatique, pourrait expliquer que certaines familles parviennent à survivre au suicide de leur adolescent (Cyrulnik, 2001; Delage, 2008). D'un point de vue individuel, l'étude de Castelli (2003) a permis d'identifier certaines stratégies permettant aux survivants de vivre leur deuil de façon positive et même, pour certains, d'en ressortir grandis. Parmi les stratégies mentionnées, on retrouve la nécessité de vivre l'absence physique, la quête de sens, l'apprivoisement de l'extraordinaire et la reconstruction de l'ordinaire. À l'instar de Castelli, pour connaître le vécu des familles suite au suicide d'un proche et le processus qu'elles ont traversé, il importe de leur donner la parole. Ainsi, à l'aide du récit de ces familles, nous tenterons de faire émerger le processus de résilience qu'elles ont suivi suite au suicide d'un adolescent.

De plus, en tant qu'infirmière œuvrant dans un contexte d'urgence psychiatrique, il nous est arrivé à quelques reprises de travailler avec les familles d'un adolescent suicidaire. Nous avons constaté que le suicide d'un jeune pouvait donner lieu à un point tournant pour la famille, impliquant du même coup une remise en question fondamentale de sa façon de vivre tout en obligeant chaque membre de la famille à s'adapter (King et al., 2003). Par conséquent, le suicide d'un proche a pour effet de créer un déséquilibre social et psychologique chez l'individu et la famille endeuillés. Pour rétablir un certain équilibre, son homéostasie, la famille et les individus doivent faire appel à diverses stratégies (Hoogrbrugge, 2002 ; Moos, 1987; Walsh & McGoldrick, 1991). Cette nécessité de s'adapter à la situation de crise et la remise en question qui peut en découler sont des opportunités pour l'individu ou la famille de développer leur résilience.

La résilience est un concept relativement récent. En effet, selon Anaut (2003) et Richardson (2002), les premiers travaux remontent au début des années 80 et proviennent des pays anglo-saxons et nord-américains. Ces mêmes auteurs précisent qu'il existe aujourd'hui plusieurs définitions de la résilience individuelle, familiale et communautaire. Cette variété de définitions selon les auteurs et les disciplines est l'un des éléments qui complexifie la compréhension du concept de résilience. Dans le cadre de l'étude actuelle, les définitions de la résilience qui nous semblent les plus pertinentes et les plus inspirantes sont celles de Hanus (2001), de Joubert (2003), de Cyrulnik (2001) et de Delage (2008). En effet, pour Hanus, la résilience est une capacité que possède l'individu de résister aux effets néfastes des stress de la vie. Pour cet

18

auteur, le concept est dynamique et correspond à un processus actif qu'il distingue de la résistance caractérisée surtout par sa dimension passive. Un peu dans le même sens, Joubert décrit la résilience comme une capacité à vivre, à se développer positivement et de manière socialement acceptable, et ce, malgré les stress et les situations d'adversité rencontrées tout au long de l'existence et qui, généralement, menaceraient le fonctionnement de l'individu ou de la famille. Pour sa part, Cyrulnik soutient que la personne résiliente est celle qui a réappris à vivre une nouvelle vie suite à une blessure. Cet auteur fait donc mention de changements et de réorganisation suite à la crise. Finalement, Delage est l'un des auteurs récents qui parlent de la résilience familiale et de la résilience comme de concepts intersubjectifs de nature. De plus, cet auteur définit comme suit la résilience : « capacité à «rebondir», à développer une vie intéressante et positive malgré la confrontation à des situations dommageables » (Delage, 2008, p.50), ce qui rejoint la définition de Joubert.

Les sciences sociales et les sciences de la santé associent la résilience non seulement à une simple capacité de résistance mais en soulignent les propriétés de souplesse et d'adaptation (Anaut, 2003). Bien qu'il semble pertinent de le faire, plusieurs écrits ne font pas la distinction entre le coping et la résilience. Le coping est un concept qui englobe l'ensemble des efforts que déploie un individu pour maîtriser, réduire ou tolérer les stress auxquels il est confronté (Lazarus & Folkman, 1984). Quant à la résilience, elle se démarque du coping en impliquant la capacité d'un individu à poursuivre le développement et l'amélioration de ses compétences lorsqu'il vit une situation d'adversité (Anaut, 2003; Richardson, 2002). Par contre, malgré cette description générale de la résilience, la définition conceptuelle reste à préciser afin de faciliter l'identification de ce concept chez les individus ou les familles.

Longtemps, en psychologie, le concept de résilience a été utilisé dans un contexte individuel donc propre à chaque personne. Toutefois, depuis quelques années, ce concept est utilisé de plus en plus fréquemment dans les écrits traitant de la famille (Anaut, 2003; Delage, 2008; Hawley, 2000). Il s'agit alors du concept de résilience familiale qui peut être interprété de deux façons, soit en termes de fonctionnement familial favorisant la résilience des individus, soit en termes d'unité familiale résiliente (Anaut, 2003). Dans le cadre de cette étude, nous adhérons à l'interprétation de la résilience familiale comme étant la résilience du système familial dans son ensemble puisque l'intérêt de la présente recherche est de déterminer de quelle façon la famille, en tant que système, fait preuve de résilience suite au suicide d'un adolescent. La résilience familiale, comme la résilience individuelle, peut être vue comme étant innée ou acquise. Selon McCubbin et McCubbin (1988), la résilience peut être une caractéristique, une dimension ou une propriété qui aide la famille à s'adapter aux changements et aux situations de crise. Nous croyons, tout comme Hawley (2000) et Delage (2008), que la résilience est ce qui permet à la famille de rebondir face à l'adversité. Il s'agit alors d'un processus ou plutôt d'une trajectoire que suit la famille. Des auteurs comme Hawley, qui traitent de la résilience en termes de processus, soulignent l'importance, pour les recherches futures, de mettre l'accent sur l'aspect évolutif afin de mieux cerner le processus de résilience vécue par les familles. Par ailleurs, à notre connaissance, les écrits qui traitent de la résilience familiale le font davantage d'un point de vue théorique. En effet, on retrouve peu d'écrits expliquant, à partir de données empiriques, le processus suivi par une famille pour développer sa résilience suite à un événement douloureux. Dernièrement, Campagna (2011) a proposé une conceptualisation du processus de résilience vécu par les couples dont la conjointe souffre d'insuffisance cardiaque. Il s'agit donc d'une des rares études dont le but est de décrire le processus de résilience familiale. Par conséquent, l'infirmière ou tout autre intervenant a peu de résultats probants sur lesquels appuyer une intervention pour favoriser le développement de cette résilience familiale (Hawley, 2000). Il devient donc important de donner la parole aux familles afin qu'elles puissent nous indiquer comment est vécue cette résilience.

Le concept de résilience familiale est pertinent en sciences infirmières car il s'inscrit dans le courant de la psychologie positive et, comme le rapportent Joubert et Raeburn (1998), il s'associe très bien au point de vue de la Charte d'Ottawa concernant la promotion de la santé élaborée en 1986 (OMS[1], 1986). En effet, la résilience incite les professionnels de la santé à miser davantage sur les forces des individus et non plus seulement sur leurs difficultés, leurs lacunes et leurs pathologies (Delage, 2008). Cette vision de la famille comme possédant des forces est d'ailleurs préconisée en sciences infirmières depuis bon nombre d'années. Le modèle McGill (Gottlieb & Carnaghan-Sherrard, 2004; Gottlieb & Gottlieb, 2007; Gottlieb & Rowat, 1987) en est un excellent exemple. De plus, en tant qu'infirmières, nous avons un rôle de plus en plus précieux à jouer auprès des familles. Depuis quelques années, certaines théories et modèles issus des sciences infirmières mentionnent l'importance, pour les infirmières, de considérer le système familial dans son ensemble, dans la prestation des soins étant donné les interrelations qui existent entre l'individu et sa famille. Pour Moyra Allen qui a développé le modèle McGill ainsi que ses successeurs, la famille est la personne ciblée par les soins. Le rôle des soins infirmiers est alors d'aider et d'assister les familles à développer leur potentiel de santé (Allen & Warner, 2002; Gottlieb & Carnaghan-Sherrard, 2004; Gottlieb & Gottlieb, 2007; Gottlieb & Rowat, 1987). Puisque le modèle McGill mise sur le développement du potentiel de santé des familles, il est possible de le relier à la notion de résilience telle que décrite précédemment. D'ailleurs, comme le mentionne Joubert (2003), on ne naît pas nécessairement résilient mais on est appelé à le devenir en présence de contraintes ou lorsqu'on se retrouve dans des situations de vulnérabilité. Ainsi, selon le modèle McGill, l'infirmière doit collaborer avec la famille afin de

---

[1] Organisation mondiale de la santé

l'accompagner pour qu'elle puisse se développer de façon positive et favoriser le processus de résilience à travers les situations de vulnérabilité qu'elle vit.

Finalement, associer la résilience à un processus, ce qui signifie qu'elle peut être acquise et se développer, est utile pour les infirmières et autres professionnels de la santé car cette conception laisse place à l'intervention. En effet, étant un processus, la résilience pourrait possiblement être améliorée à l'aide d'interventions appropriées (Bissonnette, 1998). Toutefois, aucun écrit ne précise les interventions infirmières susceptibles de favoriser le développement de la résilience familiale. Par contre, nous croyons que pour identifier de telles interventions, il faut tout d'abord préciser et clarifier le concept de la résilience familiale à partir du récit des familles ayant vécu une situation éprouvante telle le suicide d'un adolescent.

Selon Wright et Leahey (2001), la famille peut être comprise en tant que système. Dans un tel contexte, un événement affectant un membre engendrera nécessairement des répercussions sur l'ensemble de ce système. Il s'agit alors pour la famille qui est en déséquilibre de retrouver l'homéostasie c'est-à-dire un équilibre qui lui permettra de fonctionner. Lorsqu'un adolescent se suicide, cette mort soudaine, inattendue et violente affectera à des degrés divers les autres membres de la famille. En effet, comme la famille se caractérise par un ensemble d'interactions dynamiques, tous les membres sont influencés par les autres (Wright & Leahey, 2001). Ainsi, la mort d'un des membres de la famille engendrera des réactions individuelles chez les autres qui, à leur tour, influenceront leurs interactions et le processus de deuil de l'ensemble de la famille (Hoogerbrugge, 2002). Dans un tel contexte d'interaction systémique, nous ne pouvons nous limiter à l'étude de l'impact qu'a pu avoir le suicide sur chacun des membres de la famille si nous voulons comprendre l'expérience du système familial car le système est plus grand que la somme de ses membres.

Nous devons également nous intéresser à l'expérience vécue par la famille suite au suicide d'un adolescent car, pour ce groupe d'âge, la famille demeure un milieu de vie significatif. D'ailleurs, dans une enquête menée par le Gouvernement du Québec, on stipule que les adolescents d'aujourd'hui sont profondément attachés à leur famille et à la sécurité qu'elle leur offre face à l'avenir (Québec, 2002b). Il ressort également des résultats de cette enquête que la famille représente un facteur de protection majeur face à la détresse psychologique des jeunes. Ainsi, dans une perspective de prévention du suicide pour les jeunes endeuillés, nous sommes incitée à nous intéresser à la famille dans son ensemble qui pourrait agir comme facteur de protection.

Nous croyons donc que, pour arriver à comprendre pleinement le processus de résilience traversé par la famille suite au suicide d'un adolescent, il importe de considérer la famille comme un système. Par conséquent, nous devons prendre en considération l'expérience et le vécu des membres de la famille mais aussi l'expérience de l'ensemble du système suite au suicide de l'adolescent.

Afin de saisir pleinement l'expérience des familles ayant vécu le suicide d'un adolescent, une approche qualitative de recherche est à prioriser. En effet, une telle approche encourage le chercheur à entrer dans l'univers des participants sans chercher à contrôler le phénomène à l'étude (Pires, 1997; Streubert Speziale & Carpenter, 2007). De plus, comme la présente recherche s'intéresse à la résilience des familles qui est un processus social complexe, l'approche par théorisation ancrée est aussi à privilégier. En effet, cette approche qualitative vise ultimement le développement d'une théorie de niveau intermédiaire pour expliquer un processus comme celui de la résilience familiale (Strauss & Corbin, 1998; Streubert & Carpenter, 2011; Wuest, 2007).

Ce chapitre a donc permis de constater que le suicide à l'adolescence demeure, encore aujourd'hui, un sujet d'actualité. En raison du caractère soudain, inattendu et violent de cette mort, les proches, plus particulièrement la famille, sont amenés à vivre un deuil pouvant être particulièrement difficile. Par contre, il est encore ardu de préciser exactement en quoi ce deuil se distingue des autres. Toutefois, comment expliquer que plusieurs familles survivent et poursuivent leur développement suite à une telle perte? La résilience familiale, décrite comme étant le processus qui permet à la famille de rebondir face à l'adversité, pourrait contribuer à expliquer ce phénomène. Or, il existe très peu d'études portant spécifiquement sur la résilience familiale et, à notre connaissance, aucune ne traite du processus de résilience entrepris par des familles suite à une perte importante comme le suicide. Il importe donc d'explorer et de tenter de conceptualiser ce processus de résilience à partir de l'expérience et du récit des familles ayant vécu le suicide d'un adolescent, et ce, en utilisant la théorisation ancrée comme approche de recherche .

Étant infirmière, nous avons choisi d'intégrer le modèle McGill en tant que toile de fond théorique pour l'étude de ce processus. Ce choix résulte du fait que le modèle s'harmonise très bien au concept de résilience familiale en raison principalement de l'emphase mise sur les forces et capacités de la famille ainsi que sur la santé en termes de processus et d'apprentissage. De plus, ce modèle décrit la famille en termes de système et fournit des pistes quant à la façon d'aborder les familles en tenant compte de la dimension systémique c'est-à-dire en prenant en considération les interactions et interrelations qui existent au sein de la famille. Par ailleurs, le modèle McGill est un modèle infirmier qui traite du rôle de collaboration que peut jouer l'infirmière auprès du système familial dans le développement de ses forces et de sa santé. Ce modèle permet donc de justifier et soutenir l'étude, par des infirmières, du processus de résilience familiale suite au suicide d'un adolescent.

But de l'étude

Le but de cette étude est de proposer une théorie du processus de résilience familiale à partir de ce que vivent des familles endeuillées par le suicide de leur adolescent.

Chapitre 2 - Recension des écrits

Dans ce chapitre, nous présenterons la recension des écrits afin de décrire les concepts clés ainsi que la toile de fond théorique de la présente recherche. En théorisation ancrée, il n'existe actuellement pas de consensus quant à la place que doit occuper la revue de la documentation. Dans leurs premiers écrits, Glaser et Strauss (1967) préconisent de limiter au maximum cette recension afin d'éviter qu'elle exerce une trop grande influence sur le chercheur, qu'elle le biaise dans la poursuite de son étude. Mais plus récemment, Strauss et Corbin (1998) mentionnent que les écrits recensés peuvent favoriser une certaine créativité chez le chercheur et faciliter la formulation de questions et d'hypothèses. Toutefois, ils encouragent aussi le chercheur à utiliser cette recension comme moyen pour s'ouvrir davantage à l'objet de son étude sans pour autant être biaisé par les informations qu'il aura lues. Il est essentiel que l'esprit du chercheur demeure toujours disponible, ouvert aux données obtenues sur le terrain puisque le but de la théorisation ancrée est, comme son nom l'indique, d'ancrer la théorie dans la réalité à partir des données empiriques.

Cette recension des écrits se divise donc en trois sections dont l'une porte sur le deuil, l'autre sur la résilience et la dernière sur le modèle McGill. La section sur le deuil cherche à décrire les particularités, individuelles et familiales, d'un deuil suite au suicide d'un adolescent. La section portant sur la résilience est une analyse de concepts permettant de mieux cerner le concept de la résilience familiale. Finalement, la dernière section porte sur le modèle McGill qui constitue la toile de fond théorique de cette recherche infirmière.

Le deuil

Dans cette section, nous présenterons une recension critique des écrits traitant du deuil et des personnes endeuillées, plus particulièrement celles vivant un deuil suite au suicide d'un proche. En effet, comme la présente étude s'intéresse plus spécifiquement à ce que vivent des familles endeuillées par le suicide d'un adolescent, nous distinguerons un deuil suite au suicide d'un adolescent d'autres types de deuil. Pour ce faire, dans un premier temps, nous identifierons les généralités du deuil tout en décrivant le processus de deuil tel qu'élaboré par Bowlby (1961, 1980) qui a inspiré plusieurs auteurs traitant du deuil dont Kübler-Ross et Kessler (2009). Par la suite, après avoir traité de différents deuils selon le type de mort qui y est associé, il sera question du deuil consécutif à un suicide afin d'identifier en quoi il se différencie d'autres types de deuil. Comme notre intérêt porte sur le deuil des familles ayant des adolescents, nous nous attarderons également sur les tâches de la famille à ce stade de développement ainsi qu'à l'impact du deuil sur la famille et ses membres à cette période de la vie familiale. Finalement, des écrits recensés sur l'expérience vécue par la fratrie et les parents suite au suicide d'un adolescent compléteront cette section de la recension.

Les généralités du deuil

Dans cette section, nous voulons définir le processus de deuil à partir du modèle développé par Bowlby dans les années 60. Une fois ce processus clairement défini, les différents types de deuil seront présentés tel que défini dans les écrits soit : le deuil naturel anticipé, le deuil naturel inattendu, le deuil par suicide et le deuil par accident.

Le processus de deuil. Dans un premier temps, nous désirons regarder ce qui constitue le processus de deuil, et ce, de façon générale. Pour y arriver, nous avons choisi de faire référence à l'approche théorique du processus de deuil décrite par Bowlby (1961, 1980) puisqu'il s'agit d'un des fondateurs de la théorie du deuil et de l'attachement et que fréquemment les auteurs et les chercheurs qui s'intéressent au deuil par suicide s'y réfèrent (Cleiren &

Diekstra, 1995; Farberow, 2001; Gratton, 1999; Pfeffer et al., 2002; Séguin & Huon, 1999; Walsh & McGoldrick, 1991). La pensée de cet auteur est d'ailleurs pertinente dans le cadre de cette étude puisque la théorie de l'attachement qui sous-tend sa théorie du deuil est intimement reliée au concept de la résilience (Anaut, 2003; Cyrulnik, 2001, 2010; Delage, 2008). Pour Bowlby (1961), le processus de deuil s'enclenche suite à la perte d'un objet aimé. Selon ce modèle, la perte et l'attachement sont deux concepts intimement liés. En effet, sans attachement à l'objet, il ne peut y avoir de perte et de processus de deuil. Ainsi, lorsqu'un individu décède, les survivants qui avaient des liens significatifs avec lui entreront dans un processus de deuil.

En 1961, Bowlby présente sa théorie du deuil en proposant un processus comportant les trois phases suivantes : la protestation, la désorganisation et la réorganisation. C'est en 1980 qu'il incorpore dans sa théorie la phase d'engourdissement qui précède la phase de protestation. Ainsi, en se basant sur les plus récents travaux de Bowlby (1980), la première phase est donc celle de l'engourdissement. L'individu confronté à la perte d'un objet aimé se retrouve alors confus, étonné et peut même parfois avoir de la difficulté à accepter cette nouvelle. Durant cette période, l'endeuillé peut se sentir tendu et inquiet mais Bowlby mentionne que ce calme inhabituel peut être interrompu par des accès intenses d'émotions et de colère. Cette phase débute dès le décès et peut durer de quelques heures à quelques jours. Par la suite, la deuxième phase est celle de la protestation, qui débute habituellement peu de temps après la perte de l'objet aimé. L'individu est, à ce moment, confronté à un sentiment de déséquilibre. Cette étape est caractérisée par la tristesse et la colère qui représentent les émotions centrales alors que l'individu cherche à retrouver l'objet perdu. Il peut également arriver que l'endeuillé fasse preuve de déni en continuant d'agir comme si la perte n'avait pas eu lieu. La troisième phase, celle de la désorganisation, débute lorsque l'individu n'entretient aucun espoir d'être à nouveau réuni à l'objet aimé.

L'absence définitive de cet objet d'attachement provoque chez l'individu une désorganisation caractérisée par la confusion, l'impatience, voire même la dépression. Cet état de désorganisation est très souffrant pour la personne. La quatrième et dernière phase, celle de la réorganisation, correspond à un processus de réadaptation à la vie sans la présence de l'objet aimé. L'individu parvient alors à diriger son attention vers de nouveaux objets d'attachement. Il y a alors une réorganisation de l'existence grâce à un certain détachement de l'objet d'attachement.

Quoique cette théorie soit largement acceptée et qu'elle permette de décrire les principales étapes du processus de deuil, il faut se rappeler que, dans la réalité, un tel processus n'est pas aussi linéaire et prévisible. En effet, comme le rapportent certains auteurs (Cleiren & Diekstra, 1995; Gratton, 1999; Lefebvre & Levert, 2006; Walsh & McGoldrick, 1991), au cours du processus de deuil, l'individu navigue à son rythme et diverses émotions peuvent se chevaucher voire même récidiver. Ainsi, il peut s'avérer utile de tenir compte de cette théorie car elle facilite la compréhension du deuil et de ce que peuvent vivre les endeuillés. Par contre, il faut se rappeler que, dans le quotidien, les phases ne sont pas aussi clairement définies.

Certains facteurs, dont le type de perte, peuvent influencer le processus de deuil et ses diverses phases. En effet, un deuil peut faire suite à un décès mais aussi à toute autre perte significative pour l'individu comme celle d'un rêve, d'une fonction physique et de l'autonomie. À cet effet, plus récemment, des infirmières ont proposées un Programme précoce d'intervention familiale (PRIFAM) (Pelchat & Lefebvre, 2004a) dans lequel on retrouve un modèle du deuil suite à une perte reliée à un problème de santé. Même si ce modèle n'est pas directement relié à un deuil suite à un décès, il n'en demeure pas moins que les étapes qu'il propose rejoignent les phases du modèle de Bowlby (1980). Ainsi, selon le modèle issu du PRIFAM, les étapes du deuil sont les suivantes : le déni, la colère, la culpabilité, la dépression, l'adaptation et la transformation (Lefebvre & Levert, 2006). De plus, ce modèle est intéressant puisque l'étape de transformation qui correspond à la capacité pour la famille d'apprendre et de développer de nouvelles habiletés à travers leur expérience (Pelchat & Lefebvre, 2004b) est en lien avec la notion de résilience comme nous le verrons plus loin. Toutefois, même si la perte n'est pas nécessairement associée à la mort, comme nous nous intéressons au deuil suite à un suicide, nous regarderons plus spécifiquement les différentes formes de deuil en fonction du type de mort.

Les différentes formes de deuil en fonction du type de mort. Les quatre phases du processus de deuil sont influencées par divers facteurs dont, entre autres, le type de mort. En effet, les écrits rapportent que certaines caractéristiques de la mort peuvent, chacune à leur façon, influencer le processus de deuil. Ainsi, la mort peut être soudaine ou anticipée, naturelle ou non ainsi que violente ou non. Les études comparatives voulant différencier le processus de deuil en fonction du type de mort distinguent quatre catégories de mort : la mort naturelle anticipée, la mort naturelle soudaine, la mort suite à un accident et celle qui survient lors d'un suicide. Nous allons tenter de différencier brièvement ces différentes formes de mort tout en soulignant diverses études qui serviront à mieux les comparer par la suite.

La mort naturelle anticipée. La mort naturelle fait généralement référence à un décès résultant d'une maladie physique. La mort devient anticipée lorsque l'entourage peut la prévoir et s'y préparer. Les caractéristiques de ce type de décès font en sorte qu'il se distingue du suicide. Compte tenu des différences entre ces deux formes de deuil, plusieurs auteurs ont tenté de les comparer afin d'identifier ce qui les distingue (Bailey et al., 1999; Cleiren & Diekstra, 1995; Gallo & Pfeffer, 2003; Grad, 1996 ; Jaques, 2000 ; McIntosh & Kelly, 1992; Stillion, 1996 ; Thornton et al., 1989).

31

La mort naturelle soudaine. Dans la catégorie des morts naturelles, il y a également la mort soudaine. Il s'agit d'une mort résultant aussi d'une maladie physique mais dont l'issue fatale était imprévue. C'est le cas, par exemple, des arrêts cardiovasculaires et de la mort subite du nouveau-né. De par la soudaineté de la mort, ce type de deuil se rapproche davantage du deuil suite à un suicide car l'entourage n'a pas la possibilité de se préparer à la perte (Walsh & McGoldrick, 1991). D'ailleurs, des études s'intéressent plus particulièrement à ces deuils suite à une mort soudaine (naturelle ou non). (Bailey et al., 1999; Calhoun & Allen, 1991; Clements et al., 2004; Dyregrov et al., 2003; Ellenbogen & Gratton, 2001; Jordan, 2001; Yates et al., 1993)

La mort accidentelle. La mort accidentelle fait partie de la catégorie des morts violentes dans laquelle se retrouve également le suicide. De par la violence et la soudaineté de cette mort, il existe beaucoup de similitudes entre elle et le suicide. Compte tenu des fortes ressemblances entre ces deux formes de mort, plusieurs chercheurs comparent le deuil suite à un accident à celui qui suit un suicide (Bailey et al., 1999; Calhoun & Allen, 1991; Cleiren & Diekstra, 1995; Clements et al., 2004; Dyregrov et al., 2003; Ellenbogen & Gratton, 2001; Gallo & Pfeffer, 2003; Jaques, 2000; Jordan, 2001; Lohan & Murphy, 2002; McIntosh & Kelly, 1992; Murphy, 1996, 2000; Murphy et al., 1999; Nelson & Frantz, 1996; Seguin et al., 1995).

La mort par suicide. Dans l'étude actuelle, la mort par suicide nous intéresse plus particulièrement ainsi que le deuil qui en résulte. Le suicide correspond à une mort soudaine, imprévue et violente (Bailey et al, 1999; Clements et al., 2004). Par ailleurs, ce qui distingue ce type de mort d'un homicide, c'est que la mort est infligée par la personne elle-même (Fauré, 2007). À la lumière des différentes recherches mentionnées précédemment, nous tenterons de présenter les principales similitudes et différences d'un deuil suite au suicide.

Les particularités du deuil suite à un suicide

Les études relatives au deuil suite à un suicide sont assez récentes. Ce n'est que depuis le milieu des années 70 que les chercheurs s'y sont intéressés. Bien que les écrits soient nombreux, il n'existe pas de consensus quant à la spécificité de ce type de deuil. Actuellement, on identifie deux courants de pensées prédominants. Pour certains auteurs, il existe plus de similitudes que de différences entre le deuil suite à un suicide et les autres types de deuil. C'est pourquoi, selon ces auteurs, il ne serait pas approprié de traiter spécifiquement du deuil suite à un suicide. Selon un autre courant de pensées, on doit différencier le deuil suite au suicide des autres types de deuil, et ce, en raison de caractéristiques qui lui sont propres. Cette section cherchera donc à faire le point sur ces deux courants de pensées.

Les similitudes. Dans un premier temps, voyons les similitudes entre le deuil par suicide et les autres types de deuil. Diverses études, effectuées entre 1989 et 2003 et utilisant une approche quantitative, ont comparé le deuil suite à un suicide à d'autres types de deuils. Ces études concluent qu'il y avait davantage de similitudes que de différences (Dyregrov & al., 2003; Lohan & Murphy, 2002; McIntosh & Kelly, 1992; Murphy, 1996, 2000; Murphy & al., 1999; Nelson & Frantz, 1996; Sveen & Walby, 2008; Thornton et al., 1989; Wagner & Calhoun, 1991-92). Jordan (2001) avait fait le même constat tout en précisant percevoir des différences si on s'attardait aux dimensions qualitatives et si on laissait davantage la parole aux endeuillés. Ainsi, en utilisant une approche de recherche uniquement quantitative, il est possible que les chercheurs n'arrivent pas à mesurer ce qui distingue qualitativement les différents types de deuil.

Dans un autre ordre d'idées, des chercheurs ont également comparé le deuil par suicide et les autres types de deuil d'un point de vue longitudinal (Murphy, 1996, 2000; Murphy et al., 1999). Ces trois articles, qui portent tous sur la même recherche menée auprès de 261 parents endeuillés par la perte violente d'un de leur enfant âgé entre 12 et 28 ans, cherchent à déterminer les changements dans la détresse psychologique à quatre, 12 et 24 mois suite au décès. Les auteurs s'intéressent à l'ensemble des morts violentes tout en cherchant à identifier les différences pouvant exister entre les endeuillés par suicide, par homicide et par accident quant à la détresse psychologique. Dans le cadre de cette étude longitudinale, la détresse générale est identifiée, chez les participants, à l'aide du *Brief Symptom Inventory* qui permet de mesurer la présence de symptômes de deuil dans les 14 derniers jours. Les résultats de cette étude indiquent que le type de mort ne semble pas avoir d'impact significatif sur la détresse psychologique, le niveau de traumatisme et le deuil. Toutefois, il apparaît que les parents endeuillés par suicide perçoivent que leur conjoint est moins heureux, qu'il s'adapte moins bien et que subsistent des conflits non résolus avec l'enfant décédé. Cette recherche se distingue des autres études quantitatives menées auprès de cette clientèle par son nombre de sujets qui est de 261 parents, ce qui est non négligeable. Par contre, comme les auteurs ne s'intéressent qu'aux morts violentes, il est possible que les différences entre les groupes d'endeuillés (si elles existent, bien sûr) ne soient pas suffisamment marquées pour que des outils quantitatifs permettent de les identifier. Il est possible qu'une approche qualitative qui aurait donné davantage la parole aux parents ait été plus sensible à des subtilités de leur expérience d'endeuillés.

Par ailleurs, l'étude longitudinale de Lohan et Murphy (2002) porte sur le fonctionnement familial et sur la perception qu'ont les parents de ce fonctionnement suite à la mort violente d'un enfant. L'échantillon était composé de 135 parents de jeunes entre 12 et 28 ans décédés par mort violente. Les participants devaient répondre au FACES III[2] qui permet de

---

[2] FACES III : *Family Adaptability and Cohesion Evaluation Scales développée* par Olson, Portner et Lavee (1985)

mesurer le fonctionnement familial en regard de la cohésion et de l'adaptabilité familiale. Les résultats ont démontré qu'il n'existe pas de différence significative dans le fonctionnement familial selon les différents types de deuil. Cette étude, effectuée auprès de parents endeuillés par accident, homicide et suicide comporte les mêmes limites que la précédente en ce sens que les chercheurs s'intéressent à l'ensemble des morts violentes qui ont des caractéristiques communes telles la soudaineté, l'imprévisibilité et la violence de la mort. Il est donc possible que ces similarités ne permettent pas d'obtenir des résultats qui soient significativement différents.

Dans leur étude, Dyregrov et al. (2003) examinent plus particulièrement les différences quant à la détresse psychologique vécue par des parents endeuillés par suicide, par accident ou suite à la mort subite d'un nourrisson. Cette étude quantitative est intéressante puisqu'elle cherche à identifier en quoi le deuil par suicide peut se différencier des autres formes de deuil soudain, et ce, en se basant sur un échantillon de 232 parents. Dans le cadre de cette étude, plusieurs instruments[3] étaient utilisés afin de mesurer la détresse psychologique des parents, le niveau de détresse post-traumatique, les symptômes de mauvaise adaptation à la perte et la présence d'un soutien social. En plus de ce volet quantitatif, la recherche comprenait également un volet qualitatif. Chaque participant était aussi rencontré en entrevue par un des deux professionnels formés en ce sens pour cette étude. L'analyse des données qualitatives recueillies lors des entrevues servait à expliquer certains résultats obtenus suite à l'analyse statistique des données quantitatives. Selon ces analyses, il n'existe pas de différences significatives entre les parents ayant vécu divers types de deuil. Par contre, chacun d'eux vivait un deuil suite à une mort violente et inattendue. Les auteurs mentionnent que, malgré

---

[3] *General Health Questionnaire* (GHQ-28) de Golderbeg & Williams (1988); *Impact of Event Scale* (IES-15) de Horowitz, Wilner, & Alvarez (1979); *Inventory of Complicated Grief* (ICG) de Prigerson et al. (1995); instrument maison comptant 229 variables pour mesurer chez les parents l'expérience d'aide de la part du réseau social.

l'absence de différences significatives d'un point de vue quantitatif, il pourrait être fort pertinent de raffiner davantage l'analyse qualitative afin d'identifier des différences plus subtiles.

Ces études nous ont donc permis de constater que, d'un point de vue quantitatif, on arrive difficilement à différencier les types de deuil, plus particulièrement lorsqu'il s'agit de deuils consécutifs à des morts violentes. Les recherches quantitatives, tout comme celles qualitatives, peuvent également être plus difficiles à mener auprès de personnes endeuillées suite à un suicide car elles peuvent être difficiles à rejoindre en raison de la souffrance et de la stigmatisation pouvant être associées à ces deuils. Une telle constatation explique probablement le peu d'études quantitatives qui comparent des endeuillés consécutifs à un suicide avec d'autres types d'endeuillés.

Les différences. Comme mentionné précédemment, d'autres chercheurs, préoccupés aussi par ce que vivent les personnes endeuillées par le suicide d'un proche, soulignent plutôt des différences entre ce groupe d'endeuillés et les autres. Voyons en quoi ce groupe peut se distinguer des autres types d'endeuillés.

Les premières études dont les résultats ont fait ressortir des différences entre ce type d'endeuillés et les autres se basaient sur des situations hypothétiques. On demandait aux participants, souvent étudiants en psychologie, de porter un jugement sur des parents ou des familles en fonction du type de mort auquel ils avaient été confrontés. Calhoun et Allen ont d'ailleurs publié en 1991 les résultats d'une recension des études sur ce sujet. Pour ces auteurs, lorsque les cas hypothétiques faisaient référence à un suicide, les participants avaient tendance à juger les survivants comme ayant plus de désordres psychologiques, étant moins aimables, plus honteux et ayant davantage besoin d'aide professionnelle. Ces conclusions sont éclairantes mais il faut garder à l'esprit qu'il s'agit de cas hypothétiques. D'ailleurs, lorsque ces mêmes participants étaient questionnés sur le vécu et les besoins d'endeuillés par suicide qu'ils connaissaient, les résultats étaient plus nuancés.

D'autres chercheurs se sont intéressés plus particulièrement à l'expérience vécue par des endeuillés, suite à un suicide, afin de la distinguer de celle vécue par d'autres types d'endeuillés. Bailey et al. (1999) ont été interpellés par les études dont les résultats n'étaient pas clairs quant à la présence ou non de différences alors qu'en clinique ils en relevaient. Ils ont effectué une étude quantitative dans le but de distinguer, si possible, ce qui différencie les endeuillés par suicide. Leur échantillon était composé de 350 étudiants en psychologie ayant vécu au moins un décès d'un être cher. Plusieurs échelles[4] étaient utilisées afin de saisir l'expérience du deuil, de déterminer le niveau de détresse psychologique, de mesurer l'évolution des symptômes du deuil depuis le décès et d'évaluer l'acceptation et le rétablissement des endeuillés. Les principaux résultats de cette étude ont permis d'identifier des thèmes spécifiques aux endeuillés par suicide comme la recherche d'explication, la stigmatisation, la culpabilité et le rejet. Toutefois, comme l'échantillon en était un de convenance, on peut se questionner sur la généralisation possible des résultats. De plus, ces endeuillés par suicide étaient principalement des amis de la personne décédée alors que les autres types de mort regroupaient des personnes endeuillées qui avaient un lien familial avec le défunt.

Dans le même ordre d'idée, Sethi et Bhargava (2003) ont effectué une étude quantitative afin de vérifier si les enfants et adolescents, endeuillés par

---

[4] *Grief Experience Questionnaire* (GEQ) de Barrett & Scott (1989); *Impact of Event Scale* (IES) de Horowitz, Wilner & Alvarez (1979); *Texas Revised Inventory Grief* (TRIG) de Faschinbauer (1981); instrument maison composé de deux questions permettant de mesurer sur des échelles de Likert le niveau d'acceptation de la mort et le niveau de rétablissement tel que perçu par la personne elle-même.

le suicide d'un membre de la famille immédiate, étaient plus à risque de développer des problèmes psychiatriques et d'ajustement social par la suite. L'échantillon était composé de 24 jeunes endeuillés par suicide que les chercheurs comparaient avec 26 jeunes qui, eux, n'avaient aucune histoire de suicide dans leur famille. Plusieurs instruments étaient utilisés[5]. Les principaux résultats indiquent que les endeuillés par suicide étaient plus à risque de dépression majeure, de syndrome de stress post-traumatique et de difficulté d'ajustement social. Cependant, ces résultats sont à interpréter avec précaution puisque le groupe de comparaison est différent des endeuillés par suicide non seulement parce que les jeunes n'avaient pas eu de contact avec le suicide d'un proche mais aussi parce qu'ils n'étaient pas endeuillés. Dans un tel contexte, il est difficile de savoir si les différences identifiées sont reliées au deuil en soi ou au fait que la mort résulte d'un suicide.

Kalischuk et Davies (2001), Kalischuk et Hayes (2004), Castelli (2003) ainsi que Clark et Goldney (1995) ont effectué des recherches portant spécifiquement sur les endeuillés par suicide et l'expérience qu'ils vivent. Kalischuk et Davies s'intéressent plus particulièrement au processus de deuil et de guérison suivi par des membres de familles endeuillées par le suicide d'un adolescent. Cette étude, dont les résultats finaux ont été publiés en 2004 par Kalischuk et Hayes, utilise une approche par théorisation ancrée et a été menée auprès de 41 endeuillés. Elle est particulièrement intéressante par la modélisation qu'elle propose concernant le processus de guérison suivi par les membres d'une famille suite au suicide d'un adolescent. Selon les auteurs, le processus de deuil traversé par les proches est un parcours vers l'intégralité « *Journey toward wholeness* ». Pour y parvenir, l'individu doit vivre émotionnellement son deuil (*grieving*) en passant à travers les coutumes et les pratiques sociales associées à la perte d'un être cher (*mourning*) et guérir de

---

[5] *Diagnostic Interview Schedule for Children* (DISC) de Schaffer et al. (1996); *Social Adjustement Inventory for Children and Adolescents* (SAICA) de John et al. (1987) ; *Childhood Post-Traumatic Stress Reaction Index* (CPTSRI) de Pynoos et al. (1987).

cette perte (*healing*). Durant la période de guérison, les chercheurs rapportent que l'individu traverse une période pendant laquelle il ressent le besoin de se retirer du monde pour ensuite s'engager de nouveau dans la vie et réussir à transcender son expérience. Cette étape de guérison est rendue possible grâce à un lien d'amour qui demeure entre les survivants et le défunt. Toutefois, même s'il s'agit d'une étude portant sur le vécu des familles suite au suicide d'un adolescent, leur modèle rend compte davantage d'un vécu individuel au sein d'une famille endeuillée. Il serait intéressant de voir, par contre, si le système familial parvient lui aussi à traverser ce processus de guérison.

Castelli (2003) a aussi mené une recherche qualitative en théorisation ancrée auprès de 38 endeuillés par le suicide d'un membre de la famille qui n'était pas nécessairement un adolescent. Elle a pu identifier certaines particularités propres au deuil suite à un suicide comme l'importance de la recherche de sens, la culpabilité, la colère et le sentiment de rejet et d'abandon. Pour nous, un des apports original de cette étude est la présentation de quatre types de reconstruction identitaire suite au suicide d'un membre de la famille soit les types : vulnérabilité, accident de parcours, transformation et engagement. Le type vulnérabilité fait référence aux survivants qui perçoivent le suicide de leur proche comme ayant causé une cassure ou une amputation dans leur vie. Quant au type accident de parcours, il caractérise les personnes pour qui le suicide d'un proche a représenté un coup dur sans pour autant tout remettre en question dans leur vie. Pour les personnes appartenant aux types transformation et engagement, le suicide d'un proche devient une occasion de croissance permettant de réorienter leur vie soit parce que l'expérience vécue devient une source d'apprentissage, soit parce qu'elle aide l'individu à se trouver une mission. Ces deux types de reconstructions identitaires sont particulièrement intéressants sur le plan de la résilience puisque ces personnes endeuillées, en plus de survivre à la perte, en ressortent grandies.

Ainsi, cette étude est fort pertinente puisqu'elle permet de mieux comprendre le processus de reconstruction identitaire vécu par un survivant. Toutefois, cette étude ne nous permet pas de connaître le vécu des familles endeuillées en tant que système.

Quant à la recherche de Clark et Goldney (1995), quoique moins récente, elle est également intéressante. Convaincus de l'existence de différences qualitatives entre les divers types d'endeuillés, ces chercheurs ont privilégié une approche qualitative. Ils ont effectué des entrevues auprès de 97 endeuillées par suicide, âgés entre 12 et 77 ans, fréquentant des groupes de soutien. L'analyse des données a permis de faire ressortir les thèmes suivants : l'horreur, la peur, la culpabilité, la colère, les pensées suicidaires, les questionnements, le rejet et la honte. Par contre, bien que cette étude nous informe de l'expérience vécue par des personnes endeuillées par suicide, elle ne permet pas d'affirmer que, comparativement à d'autres types de deuil, ces thèmes soient spécifiques au suicide. De plus, il peut être difficile de transférer les résultats à l'ensemble des endeuillés par suicide puisque les participants sont tous membres de groupes de soutien, ce qui n'est probablement pas le cas de la majorité des survivants.

Ainsi, comme nous venons de le constater, même s'il n'existe pas d'études qui permettent d'identifier ce qui caractérise, sans l'ombre d'un doute, un deuil par suicide, il semble y avoir un certain consensus entre les auteurs quant aux thèmes pouvant être plus spécifiques aux endeuillées par suicide. En effet, divers auteurs abordent, de façon plus théorique, l'expérience vécue par des endeuillés par suicide et mentionnent le déni, la culpabilité, la stigmatisation, la honte, la colère, le sentiment de rejet par le suicidé ainsi que le risque suicidaire. Plus récemment dans une revue systématique des études expérimentales, Sveen et Walby (2008) ont également fait ressortir que, même si sur plusieurs points, les endeuillés suite à un suicide vivent les mêmes choses que les autres endeuillés, ils se distinguent en ce qui a trait : à l'impression d'être rejetés, à la honte, au besoin de cacher la cause du décès et à la stigmatisation. Nous allons nous attarder à ces différences pouvant être reliées au deuil suite à un suicide et tenter de les mettre en relation avec les phases du processus de deuil de Bowlby tel qu'il les a décrites en 1980.

Déni. Comme nous l'avons vu précédemment, il arrive fréquemment dans un processus de deuil général qu'il y ait une certaine forme de déni de la perte durant la phase d'engourdissement, ce qui peut avoir pour effet de prolonger cette première phase. Toutefois, ce qui caractérise spécifiquement le déni relié au suicide est la tendance des endeuillés par suicide à nier également la cause du décès (Clark & Goldney, 1995; Fauré, 2007; Lester, 2004; Séguin & Huon, 1999). Selon Séguin et Huon (1999), il est possible que ce déni soit à l'origine d'une recherche de sens plus importante lorsqu'il s'agit d'un suicide. En effet, l'endeuillé doit, ultérieurement dans le processus du deuil, donner un sens à la mort. Mais comment y parvenir si les endeuillés n'arrivent pas à en accepter la cause? Le survivant cherchera alors à identifier une cause extérieure ou un coupable au suicide d'un proche. Plusieurs auteurs font d'ailleurs mention de cette importante recherche de sens lors d'un suicide (Clark & Goldney, 1995; Gratton, 1999; Jordan, 2001; Jordan & McIntosh, 2011; Knieper, 1999; Wagner & Calhoun, 1991-92)

Recherche de sens. Cette caractéristique du deuil, sans être spécifique aux endeuillés par suicide, peut être plus complexe pour cette population en particulier (Fauré, 2007; Knieper, 1999; Jordan, 2001; Wagner & Calhoun, 1991-92). En effet, durant la phase de protestation, les endeuillés cherchent à expliquer le suicide, à donner un sens à cette mort volontaire. Ainsi, après avoir fait le déni du suicide, ils peuvent tenter de rationaliser cette mort pour identifier les raisons qui ont poussé le défunt à mettre fin à ses jours (Castelli,

2003; Jordan, 2001; Jordan & McIntosh, 2011). De façon générale, ils ont besoin de comprendre la raison du suicide, l'état d'esprit du défunt au moment du geste ainsi que la succession des événements ayant conduit au suicide (Clark & Goldney, 1995; Fauré, 2007). Selon Fauré (2007), la recherche de sens est aussi reliée à la culpabilité vécue par des endeuillés. En effet, selon cet auteur, les individus tentent de trouver des explications au geste afin de la diminuer. Par contre, cette recherche du pourquoi du suicide peut susciter de la colère, de la honte et de la culpabilité étant donné l'absence de réponse (D'Amours & Kiely, 1985). C'est d'ailleurs cette absence de réponse qui peut complexifier cette caractéristique du deuil (Knieper, 1999).

Culpabilité. Durant les phases de protestation et de désorganisation, lorsqu'un suicide survient chez un proche, la majorité des survivants se culpabilisent pour la mort qu'ils auraient pu, selon eux, prévenir (Bailey et al., 1999; Bell et al., 2012; Bergeron & Volant, 1998; Castelli, 2003; Clark & Goldney, 1995; Elder & Knowles, 2002; Fauré, 2007; Gratton, 1999; Hawton & Simkin, 2005; Jordan, 2001; Jordan & McIntosh, 2011; Knieper, 1999; Parrish & Tunkle, 2005; Séguin & Huon, 1999; Wagner & Calhoun, 1991-92). Cette culpabilité peut être causée, entre autres, par les indices laissés par la personne concernant ses intentions de mettre fin à ses jours. De plus, cette culpabilité peut être exacerbée par des propos à saveur de blâme que fait l'entourage (Calhoun & Allen, 1991; Clark & Goldney, 1995).

Stigmatisation. Ce blâme ressenti peut d'ailleurs être occasionné, en partie, par la stigmatisation qui entoure le suicide dans la société actuelle (Castelli, 2003; Cvinar, 2005; Séguin & Huon, 1999). En effet, il existe encore beaucoup de tabous entourant le suicide, ce qui peut avoir un impact sur le soutien social offert aux endeuillés et influencer la phase de réorganisation faisant partie du processus de deuil (Cleiren & Diekstra, 1995; Elderr & Knowles, 2002; Gallo & Pfeffer, 2003; Gratton, 1999; Jaques, 2000;

Knieper, 1999; Parrish & Tunkle, 2005). Cette stigmatisation pourra donc résulter en un sentiment d'isolement chez les survivants par suicide.

Honte. Ces tabous entourant le suicide sont également vécus par les endeuillés eux-mêmes qui peuvent vivre de la honte suite au geste létal commis par un de leurs proches. En effet, comme le suicide est encore perçu négativement par plusieurs, les survivants sont davantage susceptibles de vivre avec la honte du geste posé (Bailey et al., 1999; Bergeron & Volant, 1998; Clark & Goldney; 1995; Cvinar, 2005; Knieper, 1999; Séguin & Huon, 1999; Séguin et al., 1995). Il est possible de retrouver ce sentiment à la fois durant la phase de protestation pendant laquelle il y a recherche de sens et durant la phase de désorganisation alors que la personne endeuillée cherche à se redéfinir (D'Amours & Kiely, 1985). De plus, le sentiment de honte peut être la source d'une certaine auto-stigmatisation vécue par les endeuillés eux-mêmes. En effet, l'image négative et la honte engendrées par le suicide peuvent amener les endeuillés à craindre le jugement des autres et à se retirer eux-mêmes de la vie sociale ou à éviter de mentionner la cause du décès (Fauré, 2007; Jordan, 2001; Sveen & Walby, 2008). Ce sentiment d'auto-stigmatisation peut alors avoir un impact sur la phase de réorganisation en raison d'une diminution du soutien disponible. Pour Cvinar (2005), le sentiment de honte ainsi que la stigmatisation sont les principaux facteurs qui rendent le deuil suite au suicide si singulier.

Colère. La colère, tout comme la culpabilité, peut faire partie de ce qui est vécu lors de la phase de protestation des deuils en général. Toutefois, dans le cas d'un deuil suite au suicide, la colère se dirige souvent vers le défunt. En effet, il arrive fréquemment que les endeuillés vivent de la colère à cause du geste posé par leur proche et de ses conséquences (Bergeron & Volant, 1998; Castelli, 2003; Clark & Goldney, 1995; Fauré, 2007; Gratton, 1999; Jordan, 2001; Jordan & McIntosh, 2011; Parrish & Tunkle, 2005; Séguin & Huon,

1999; Wagner & Calhoun, 1991-92). De plus, des auteurs comme Fauré (2007) soulignent la difficulté du survivant d'accepter de ressentir une telle émotion alors qu'il devrait plutôt pleurer la perte de ce défunt. Cette ambivalence par rapport à des sentiments si différents peut augmenter le sentiment de culpabilité de la personne endeuillée.

Sentiment de rejet et d'abandon. Dans le cas d'un suicide, c'est l'individu lui-même qui décide de mettre fin à ses jours. Cette prise de décision peut amener les survivants à se sentir rejetés par le défunt qui a, selon eux, préféré la mort à leur présence (Castelli, 2003; Clark & Goldney, 1995; Elder & Knowles, 2002; Farberow, 2001; Fauré, 2007; Jordan, 2001; Kalischuk & Hayes, 2004; Sveen & Walby, 2008). Ce sentiment de rejet peut également avoir un impact à long terme, surtout durant la phase de réorganisation, lorsque l'endeuillé tentera d'établir des relations avec autrui (Gratton, 1999). En effet, ces sentiments de rejet et d'abandon peuvent amener l'endeuillé à éviter ou même à fuir les relations intimes de crainte de revivre la souffrance associée à l'abandon. Toutefois, selon Jordan et McIntosh (2011) et Fauré (2007), certains endeuillés peuvent ressentir également un certain apaisement en lien avec le suicide. En effet, il arrive que le suicide permette de faire diminuer les tensions au sein de la famille ou que les endeuillés se sentent apaisés de constater que leur proche ne souffre plus. Ce sentiment d'apaisement peut diminuer le sentiment de rejet et d'abandon mais parfois augmenter le sentiment de culpabilité.

Risque suicidaire. La dernière caractéristique souvent mentionnée par les auteurs est l'augmentation du risque suicidaire chez les survivants d'un suicide. En effet, lorsque les personnes endeuillées vivent la phase de désorganisation, elles sont confrontées à des émotions diverses. Dans de telles circonstances, il arrive que le suicide soit vu comme un moyen valable pour mettre fin à des émotions pénibles (Bergeron & Volant, 1998; Clark &

Goldney, 1995; Cleiren & Diekstra, 1995; Fauré, 2007; Gallo & Pfeffer, 2003; Gratton, 1999; Jordan, 2001; Jordan & McIntosh, 2011; Séguin & Huon, 1999; Sethi & Bhargava, 2003). Il importe donc, en tant que professionnels de la santé, de tenir compte de cette influence que peut avoir, sur l'entourage, le suicide d'un proche.

Même si nous sommes parvenue à identifier des caractéristiques qui semblent plus spécifiques au deuil suite à un suicide, il importe de se rappeler qu'à notre connaissance aucune étude ne permet d'en affirmer la spécificité sans l'ombre d'un doute. Il demeure donc fort pertinent de poursuivre la recherche afin d'identifier clairement ce qui distingue le deuil consécutif à un suicide des autres formes de deuil. De plus, comme nous l'avons vu précédemment, il semble qu'une approche qualitative, ou du moins combinée à une approche quantitative, peut faire ressortir des différences subtiles entre les divers types de deuil en permettant aux endeuillés, lors d'entrevues en profondeur, de parler abondamment de leur expérience suite au suicide d'un proche.

Les familles d'adolescent endeuillées

Après avoir cherché à différencier le deuil suite à un suicide des autres formes de deuil, il importe d'examiner en quoi le stade de développement de la famille au moment du décès peut avoir un impact sur le processus de deuil vécu par cette famille. Tout d'abord, nous devons préciser que, dans le cadre de cette étude, la définition de la famille à laquelle nous adhérons est celle mise de l'avant par Wright et Leahey (2001) selon laquelle tout groupe qui se reconnaît comme une famille est une famille. C'est donc aux individus eux-mêmes de préciser qui sont les membres de leur famille. De plus, la famille constitue une sorte de système où l'ensemble est plus grand que la somme des parties. Dans un tel contexte, un décès au sein d'une famille est une sorte de processus transactionnel qui ébranle l'ensemble du système familial qui, par la suite, cherchera à retrouver son équilibre (Hoogrbrugge, 2002; Walsh & McGoldrick, 1991). De plus, tout comme l'individu, le système familial traverse différents stades du cycle de vie à travers lesquels il doit accomplir des tâches spécifiques (Wright & Leahey, 2001). Le stade familial dans lequel se situe une famille peut exercer un impact sur le processus de deuil susceptible de s'enclencher suite à la mort d'un proche. Comme nous nous intéressons plus particulièrement au deuil vécu par les familles suite au suicide d'un adolescent, nous accorderons une attention particulière aux familles dont le cycle de vie se situe au stade des enfants devenus adolescents. Après avoir défini les tâches de la famille à ce stade, nous nous attarderons à l'influence du deuil sur le développement familial.

La famille ayant des adolescents. La plupart des auteurs s'entendent pour dire que, généralement, le stade du cycle de vie de la famille caractérisé par la présence d'adolescents est une période de bouleversements, de transformations et de négociations (de Montigny & Beaudet, 1997; Québec, 2002b; Wright & Leahey, 2001). En effet, à l'adolescence, les êtres humains veulent devenir plus autonomes, ce qui modifie la dynamique familiale. De plus, les parents sont souvent à une étape de remise en question avec l'arrivée de la quarantaine. À ce stade du cycle de la vie, l'équilibre de la famille est donc naturellement menacé. Selon Wright et Leahy (2001), pour en arriver à un développement harmonieux, la famille doit compléter trois tâches

La première tâche que doit faire la famille consiste à modifier les relations parents-enfants. En effet, au moment de l'adolescence, les parents doivent redéfinir leur rôle de protecteur afin de devenir davantage des préparateurs ou des facilitateurs. Tout en demeurant présents et à l'écoute, ils doivent réussir à respecter la demande et le besoin d'autonomie de leurs adolescents. De plus, la famille doit favoriser l'établissement de liens significatifs entre leurs adolescents et les amis qui les entourent, et ce, sans se sentir menacés.

La deuxième tâche de la famille consiste à réévaluer les questions entourant le mariage et la carrière. En effet, lorsque les enfants deviennent des adolescents, les parents se retrouvent souvent eux-mêmes à une période de leur vie caractérisée par un questionnement quant à leur carrière, leur couple ou leurs objectifs de vie. Il peut s'agir, pour ces derniers, d'une période de croissance ou de confrontation. Ainsi, au sein du système familial, il arrive souvent que deux sous-systèmes, celui des parents et celui des enfants, se retrouvent simultanément dans des périodes de transition et de remise en question.

Finalement, la troisième tâche est reliée à la présence des grands-parents vieillissants et aux soins dont ils peuvent avoir besoin. À ce stade du développement familial, s'amorce, pour les parents une période de transition en ce qui a trait au partage des soins entre les aînés et leurs propres enfants. Ainsi, les grands-parents, qui, eux aussi vieillissent, ont parfois besoin davantage de soins et d'aide. Les parents peuvent donc se retrouver dans la situation suivante : ils doivent apprendre à gérer l'autonomie de leurs adolescents, répondre à de nouveaux besoins de leurs parents tout en étant incités à se remettre en question.

Il est donc aisé de constater que la famille caractérisée par la présence d'adolescents est naturellement aux prises avec bon nombre de changements, voire bouleversements qui peuvent amplifier les difficultés reliées au deuil et surcharger ainsi la famille.

Le deuil au sein de la famille. Après avoir déterminé les tâches d'une famille caractérisée par la présence d'adolescents, il est nécessaire de s'attarder à l'impact d'une mort, plus spécifiquement d'un suicide d'adolescent, sur la famille et les membres qui la composent. C'est pourquoi nous traiterons de l'influence du suicide d'un adolescent sur le système familial, les parents et la fratrie.

La famille en présence d'adolescents vit des bouleversements et des changements. Lorsqu'une mort survient dans un tel contexte, il y a alors accentuation de la crise développementale en cours (de Montigny & Beaudet, 1997; Walsh & McGoldrick, 1991). De plus, lorsqu'il s'agit de la mort d'un adolescent, le système familial peut avoir encore plus de difficulté à accepter cette perte puisqu'elle ne correspond pas à l'ordre « naturel » des choses (McGoldrick & Walsh, 1991). Cette perte peut donc surcharger le système familial. Cette surcharge risque d'être encore plus marquée lorsqu'il s'agit d'une mort inattendue et violente comme le suicide. Une telle situation peut miner l'habileté d'une famille à gérer des changements sains (Lohan & Murphy, 2002). Toutefois, bon nombre d'auteurs mentionnent également la possibilité, pour la famille, de croître et de mûrir à travers une telle expérience (de Montigny & Beaudet, 1997; Walsh & McGoldrick, 1991).

En relation avec les tâches développementales de la famille, le deuil risque d'entraver la recherche d'autonomie des adolescents et de modifier les relations parents-enfants. En effet, il arrive fréquemment que, suite à une perte traumatique, les membres de la famille tendent à se rapprocher afin de se soutenir mutuellement. Toutefois, selon McGoldrick et Walsh (1991), cette tendance va à l'encontre du besoin naturel des adolescents de se distancer de la famille et de créer davantage de liens avec les amis. Ces auteurs précisent également que lorsqu'un adolescent décède, les frères et sœurs peuvent avoir tendance à se retirer et entourer cet événement de silence. Même si ces deux énoncés semblent contradictoires, il est possible que ce rapprochement et cette distance surviennent simultanément puisque, au sein même d'un système familial qui tend à resserrer les liens, certains membres peuvent devenir plus distants et se replier davantage sur eux-mêmes.

Malgré le peu d'études portant sur le processus de deuil d'une famille, quelques chercheurs s'en sont préoccupés. C'est le cas de Nelson et Frantz (1996) qui ont tenté de comparer les interactions familiales suite à une mort par suicide à celles suivant un autre type de mort à l'aide de différentes échelles de mesure[6] Les résultats de cette étude quantitative, effectuée auprès de 41 parents et 39 adolescents endeuillés par différents types de mort, indiquent que le type de mort n'influence pas les sortes d'interactions et la dynamique familiale suite au décès. Par contre, il importe de noter que l'échantillon en était un de convenance dont les participants faisaient ou avaient fait partie d'un groupe de soutien pour endeuillés. Il se pourrait donc que les résultats ne soient pas représentatifs de la population générale d'endeuillés suite à un suicide.

Il est intéressant de constater que, très souvent, les chercheurs affirment s'intéresser au deuil vécu par une famille mais, en réalité, ils ont plutôt tendance à se concentrer sur les individus qui constituent la famille. Leur préoccupation devient plutôt le deuil vécu par les individus en fonction de leur rôle dans la famille (Kalischuk & Hayes, 2004). D'autres chercheurs, tout en affirmant se préoccuper de la famille, concentrent leurs efforts uniquement sur les parents afin de connaître leur perception du système familial suite à un décès (Lohan & Murphy, 2002). Il nous semble quelque peu exagéré d'affirmer que ces études font état du système familial, dans son ensemble, suite à un décès. Il faut se rappeler constamment qu'un système est plus grand que la somme de ses parties et donc qu'il devient difficile d'en saisir l'essence si notre intérêt se limite aux membres (en tant qu'individus) qui le composent

---

[6] Questionnaire démographique maison; *Bloom Family Interaction Scale* de Bloom (1985); *Closeness/distance questionnaire* qui est un questionnaire maison comprenant une question avec échelle de Likert.

sans se préoccuper des interactions pouvant exister entre ces individus (Wright & Leahey, 2001). Si le but d'un chercheur consiste, comme c'est le cas dans cette étude, à comprendre ce que vivent des familles, il doit s'y intéresser en adoptant, dès le départ, une conception de la famille en tant que système. Il peut alors atteindre son but en formulant des questions circulaires, d'autres centrées sur les interactions entre les membres de la famille et, si possible, observer ces interactions entre les membres. Cependant, comme le rapporte Wright et Leahey (2001), ce qui importe n'est pas tant le nombre de membres de la famille impliqués dans la recherche ni de les rencontrer tous ensemble mais plutôt la conception qu'a l'infirmière ou la chercheuse de la famille et de ses problèmes.

Le deuil des parents et de la fratrie. À la lumière des écrits recensés, nous avons pu constater la présence de quelques caractéristiques spécifiques aux endeuillés par suicide. Toutefois, ces caractéristiques sont générales à l'ensemble des endeuillés par suicide et ne tiennent pas compte du lien unissant l'endeuillé à la personne suicidée. Puisque nous nous intéressons plus spécifiquement au deuil de la famille suite au suicide d'un adolescent, il devient pertinent de présenter des écrits traitant de façon plus spécifique de ce que vivent les parents et la fratrie dans une telle situation.

Les parents. La plupart des chercheurs s'intéressant aux endeuillés par suicide construisent leur échantillon à partir de parents ayant perdu un de leurs enfants par suicide, et ce, peu importe l'âge. Chez cette population particulière, aux différentes émotions comme la culpabilité, la colère et le déni peuvent s'ajouter d'autres problèmes spécifiques aux couples. En effet, comme le mentionnent Jaques (2000) et Fauré (2007), lorsqu'il s'agit du suicide d'un jeune, les parents peuvent vivre et exprimer davantage de colère entre eux. De plus, nous ne pouvons passer sous silence la présence fort possible d'un sentiment de culpabilité lorsqu'il s'agit de la mort de son enfant.

50

Suite à une mort par suicide, la question de responsabilité et la recherche d'un coupable peuvent occuper une place centrale (Cleiren & Diekstra, 1995; Gratton, 1999). Lorsqu'il s'agit du suicide d'un adolescent s'ajoutent aussi la stigmatisation et le blâme perçus qui semblent être vécus plus intensément par les parents et surtout par la mère dont le rôle au sein de la famille est souvent de protéger ses enfants (Calhoun & Allen, 1991; Jaques, 2000).

Une étude de Séguin et al. (1995), menée auprès de 60 parents endeuillés (30 par suicide et 30 par accident), a aussi démontré que le sentiment de honte est central et caractérise le deuil parental suite à un suicide. Dans cette recherche, à l'aide d'entrevues semi-structurées et de divers instruments de mesure[7], les chercheurs se préoccupent de la honte, de la dépression, des réactions de deuil, des symptômes de détresse psychologique, des événements de vie consécutifs au suicide et de l'adaptation de la famille suite au suicide. Les résultats de cette étude sont appréciables mais il faut noter que les suicidés, âgés entre 18 et 35 ans au moment du décès, ne sont pas vraiment des adolescents comme nous le concevons c'est-à-dire âgés entre 12 et 18 ans. Il faut alors se demander si l'âge des suicidés peut avoir un impact sur les sentiments vécus par les parents.

Une étude longitudinale a comparé 20 familles endeuillées par le suicide d'un adolescent à des familles n'ayant pas été exposées à un suicide dans les deux dernières années (Brent, Moritz, Bridge, Perper, & Canobbio, 1996). Cette étude menée cette fois auprès des parents et de la fratrie a, pour sa part, démontré que les mères endeuillées par suicide étaient plus à risque de dépression majeure. Malgré l'intérêt des résultats, on se doit d'être prudent quant à leur interprétation puisque le groupe contrôle était constitué de participants n'ayant pas vécu récemment d'expérience en lien avec un suicide

---

[7] *Beck Depression Inventory* (Beck, 1961); *Grief Experience Questionnaire* (Barrett & Scott, 1990); *Tessier Bereavement Scale* (Tessier, 1985); *Derogatis Symptom Check List* (SCL-90R) (Derogatis, Lipman, Rickels, Uhlenhuth, & Cov, 1977); *Holmes and Rahe Life Events Inventory* (Holmes & Rahe, 1967); *FACES III* (Olson, 1988)

ou avec le décès d'un enfant. Il est donc possible de se questionner sur ce qui peut influencer la dépression. Est-ce le deuil en soi ou le deuil par suicide ?

La fratrie. Contrairement au deuil des parents, très peu de chercheurs se sont intéressés spécifiquement aux membres de la fratrie endeuillés par le suicide d'un adolescent. Brent et al. (1996), préoccupés à la fois par la fratrie et les parents, mentionnent, en ce qui concerne la fratrie, qu'il n'y a pas d'évidence de dépression majeure selon les résultats au *K-SADS-P&E*[8]. Toutefois, les analyses statistiques issues du *Texas Grief Inventory*[9] indiquent que le deuil suite à un suicide demeure toujours une expérience marquante, et ce, même trois ans après le décès. De plus, les chercheurs mentionnent une tendance des membres de la fratrie, lorsqu'ils sont plus jeunes que le défunt, à être plus à risque de vivre des difficultés à long terme. Toutefois ces derniers résultats nécessitent davantage de recherches puisqu'ils ne sont pas statistiquement significatifs. De plus, l'ensemble des résultats de cette étude est à considérer avec précaution puisque le groupe contrôle n'est pas un groupe d'endeuillés et que les différences mises de l'avant pourraient être simplement associées au deuil et non pas au suicide.

En outre, lorsque la mort survient dans la famille, l'ensemble du système familial est ébranlé. Les parents endeuillés par le suicide d'un de leur enfant peuvent être amenés à vivre un deuil plus complexe, ce qui les rend moins disponibles pour les enfants survivants (Castelli, 2003). Il est possible que la fratrie endeuillée se sente mise de côté ou abandonnée une deuxième fois. Elle peut alors tenter de camoufler ses propres émotions afin de protéger ses parents (Clark & Goebel, 1996; Davies, 2002; Elder & Knowles, 2002). Frères et sœurs peuvent également ressentir le besoin de remplir les rôles de l'enfant décédé auprès des parents ou se sentir inadéquats pour répondre aux

---

[8] Instrument développé par Orvaschel, Puig-Antich, Chambers, Tabrizi, & Johnson,(1982) ainsi que Chambers et al. (1985).
[9] Instrument développé par Faschingbauer, Devaul & Zisook (1977)

attentes des parents (Castelli, 2003; Elder & Knowles, 2002; Fauré, 2007; Jaques, 2000; Parrish & Tunkle, 2005).

Il a été également remarqué que les enfants endeuillés par le suicide d'un frère ou d'une sœur ont davantage d'idéations suicidaires et de comportements à risque (Clark & Goebel, 1996; de Montigny & Beaudet, 1997; Elder & Knowles, 2002; Jordan, 2001). Il peut s'agir, pour l'enfant, d'un moyen de maintenir un lien avec le défunt ou correspondre à une forme d'imitation (Clark & Goebel, 1996). Puisqu'il arrive fréquemment que la relation fraternelle soit teintée d'ambivalence, il faut prendre en considération le lien d'attachement qui existait entre les deux enfants avant le décès ainsi que la force d'identification de la fratrie aux autres membres de l'entourage (Clark & Goebel, 1996). Cette ambivalence peut également complexifier le processus de deuil et les émotions vécues par la fratrie endeuillée (Davies, 2002).

Finalement, il est nécessaire de se rappeler que, pour les endeuillés membres de la fratrie, les réactions des adultes significatifs peuvent les influencer fortement (Elder & Knowles, 2002). Ces adultes, surtout les parents, vont jouer un rôle de modèle dans la façon de réagir à cette perte. De plus, afin de faciliter le processus de deuil de ces enfants, il faut maintenir une communication franche et claire avec eux afin d'accroître leurs sentiments de confiance et de sécurité (Clark & Goebel, 1996; Elder & Knowles, 2002; Gallo & Pfeffer, 2003; Jordan, 2001; Parrish & Tunkle, 2005).

En conclusion, cette recension des écrits nous a permis de constater que, malgré le peu d'études empiriques relativement aux endeuillés par suicide, il semble exister certaines caractéristiques qui leur sont propres. Nous avons pu également observer que peu de chercheurs semblent s'intéresser spécifiquement au vécu des familles, parents et fratries endeuillés par le suicide d'un adolescent. Dans un tel contexte, il apparaît pertinent de s'intéresser aux familles, en tant que système, qui vivent une expérience aussi éprouvante qu'est celle du suicide d'un adolescent.

La résilience

Depuis une trentaine d'année, le concept de la résilience est de plus en plus présent dans les écrits en sciences sociales de même qu'au sein de la discipline infirmière (Board & Ryan-Wenger, 2000; Callahan, 2003; Chen & Rankin, 2002; Cyrulnik, 2001, 2010 ; Delage, 2008; Leske, 2003; Mu, 2005; Richardson, 2002; Robinson, 1997; Rungreangkulkij & Gillis, 2000; White, Ritcher, Koeckeritz, Lee, & Munch, 2002). En effet, il s'agit d'un concept qui gagne en popularité actuellement compte tenu du changement paradigmatique dans les sciences sociales. Dorénavant, l'accent est mis sur les forces et les conséquences positives d'un événement. Plusieurs auteurs et chercheurs ont tenté de définir ce concept sans pour autant en arriver à un consensus. Dans ce contexte, il semble important de clarifier la définition de la résilience telle qu'utilisée dans la présente recherche. Pour ce faire, une définition générale de la résilience sera présentée. Comme nous nous intéressons plus particulièrement au vécu des familles suite au suicide d'un adolescent, des écrits traitant du concept de résilience familiale seront ensuite présentés. Finalement, en tant qu'infirmière chercheuse, nous soulignerons l'importance du concept de résilience pour la discipline infirmière.

Définition de la résilience

Le concept de résilience, quoique utilisé de plus en plus dans diverses recherches, n'a pas une définition conceptuelle qui fait consensus. Il est donc approprié, dans un premier temps, de tenter de définir ce concept afin de favoriser une meilleure compréhension du phénomène à l'étude. Pour ce faire, nous nous sommes inspirée du processus d'analyse de concept tel qu'élaboré par Walker et Avant (1995). Dans un premier temps, nous regarderons les différentes conceptions de la résilience à travers le temps et les disciplines. Par la suite, nous distinguerons la résilience d'autres concepts qui y sont reliés. Après avoir mieux circonscrit le concept de résilience et afin d'en arriver à une définition conceptuelle, nous ferons ressortir les attributs essentiels de la résilience intra individuelle. Finalement, dans le but de respecter le processus d'analyse de concept, nous nous intéresserons aux antécédents et conséquences du concept à l'étude.

Les différentes conceptions à travers le temps. À l'origine, le concept de résilience était uniquement associé à la physique et à l'ingénierie. En effet, il s'agissait de l'aptitude d'un corps à résister à un choc et à retrouver sa forme initiale suite à une compression, une torsion ou une élongation (Anaut, 2003; Dyer & Minton McGuiness, 1996; Joubert, 2003; Poilpot, 2003). D'un point de vue purement étymologique, le mot résilience est composé du préfixe « re » qui signifie mouvement en arrière et « salire » qui fait référence à bondir (Anaut, 2003; Poilpot, 2003).

Ce n'est que dans les années 1980 que le concept de résilience a été associé aux sciences sociales. Ce sont d'ailleurs les psychologues américaines Emmy Werner et Ruth Smith qui, les premières, utilisèrent le terme résilience dans une recherche longitudinale portant sur l'ensemble des enfants nés en 1954 sur l'île hawaïenne de Kauai (Anaut, 2003; Daly, 1999; Richardson, 2002; Tomkiewicz, 2003; Werner & Smith, 1982, 2001). Étant une étude majeure pour clarifier le concept de résilience, attardons-nous à cette recherche. Cette étude longitudinale a débuté en 1954 et a permis de suivre 643 enfants nés au cours de cette année-là, et ce, durant la période périnatale, à un an, à deux ans, à 10 ans, à 18 ans, dans la trentaine puis dans la quarantaine. Un sous-groupe de 72 individus, ayant plus de quatre facteurs de risque, a été formé afin d'étudier ce qui pourrait permettre à des enfants d'être résilients. Cette étude, qui est toujours en cours actuellement, porte donc sur la résilience individuelle des jeunes tout au long de leur existence. Selon les résultats de cette étude, l'environnement familial et communautaire exercent un impact sur la résilience des enfants tout comme certaines caractéristiques personnelles tels le sentiment de cohérence et le contrôle interne (Werner & Smith, 1982, 2001). Même si les critères ayant servi à identifier les enfants résilients, avoir quatre facteurs de risque ou plus nous semblent quelque peu arbitraires, la conclusion des auteurs nous paraît fort riche. En effet, les deux psychologues concluent que les enfants résilients sont des enfants vulnérables mais invincibles permettant ainsi de distinguer le concept de résilience de l'invulnérabilité.

Dans un autre ordre d'idées, il est possible de constater qu'il n'existe pas une seule façon de définir ce qu'est la résilience puisque celle-ci peut être comprise en termes de conséquence, de processus ou de trait (Anaut, 2003; Glantz & Sloboda, 1999; Jacelon, 1996; Jonhson, 1995; Lecomte, 2005; McCubbin, 2001; Walsh, 1998). Plus spécifiquement, quand les auteurs décrivent la résilience en tant que trait, ils font référence à la résilience comme étant une caractéristique de la personnalité. Il peut donc s'agir de la constitution biologique et psychologique innée de la personne qui lui permet d'être résiliente. Lorsqu'ils abordent ce concept en termes de processus, ils la conçoivent comme pouvant être apprise et pouvant se développer. Finalement, la résilience comme conséquence réfère davantage à ce que devient l'individu ou la famille après avoir vécu une expérience éprouvante.

Par ailleurs, dans les écrits, il est possible de constater que le développement du concept de résilience s'est effectué en deux vagues. Les premiers auteurs ont davantage tenté de définir les caractéristiques à l'origine de la résilience chez un individu soit les qualités de la personne résiliente. Cette vision de la résilience fait davantage référence à un élément stable de l'individu (Anaut, 2003; Luthar, Cicchetti & Becker, 2000; Richardson, 2002; Wilkes, 2002). Par la suite, les chercheurs se sont davantage intéressés au processus par lequel l'individu parvient à acquérir les qualités associées à la résilience (Anaut, 2005; Richardson, 2002; Southwick & Charney, 2012; Wilkes, 2002). Dans cette perspective, des auteurs, tel que Cyrulnik (2001, 2003, 2010), Delage (2008) et Anaut (2003), ont insisté sur l'importance de la théorie de l'attachement dans la compréhension de la résilience. En effet, ces auteurs se sont inspirés de la théorie de l'attachement de Bowlby (1961, 1980), entre autres, pour affirmer que le type d'attachement vécu pouvait avoir un impact sur les capacités de résilience de l'individu. Selon eux, la présence d'un attachement sécurisant est ce qui favorise le plus le développement de la résilience. Dans cette deuxième vague d'études, les auteurs envisagent la résilience davantage comme un concept dynamique qui évolue dans le temps et selon les événements. C'est également dans cette deuxième vague que les chercheurs ont commencé à étudier la résilience à partir d'un point de vue systémique et donc familial.

Néanmoins, il existe également d'autres différences dans la conception de la résilience selon le paradigme dans lequel les chercheurs se situent. En effet, un des paradigmes qui a été influent dans l'étude de la résilience est la psychologie développementale. Selon cette spécialité de la psychologie, la résilience est un processus dynamique et modulable et elle ne serait jamais acquise définitivement (Anaut, 2003; Cyrulnik, 2001; Kumpfer, 1999; Richardson, 2002). Le stress familial est un autre domaine qui a influencé le développement du concept de résilience. Cette perspective précise que la personne, la famille ou la communauté ne peut devenir résiliente que si elle a été soumise à un risque, à une situation qui est considérée comme potentiellement dangereuse (Cyrulnik, 2001, 2010; Delage, 2008 ; Gilgan, 1999, Richardson, 2002). Il apparaît donc que depuis les années 80, le concept de la résilience a beaucoup évolué mais qu'aujourd'hui coexistent encore différentes conceptions.

La résilience parmi d'autres concepts. Afin de bien circonscrire le concept de résilience et d'éviter une utilisation erronée de ce concept, il est utile de préciser comment la résilience se distingue d'autres concepts comme le coping, l'invulnérabilité, la hardiesse, les facteurs de protection et le sens de cohérence.

Le coping. Le coping précède le concept de résilience et a été beaucoup développé, entre autres, par Lazarus et Folkman (1984). Ces derniers ont d'ailleurs élaboré un modèle très répandu sur le stress et le coping. Tout comme le coping, la résilience fait référence à un processus d'adaptation à une situation de risque pour l'individu ou la famille. Par contre, ce qui distingue la résilience du coping sont les notions de croissance et de rebondissement qui représentent des conséquences de la résilience (Anaut, 2003; Delage, 2008; Dyer & Minton McGuinness, 1996; Hawley, 2000; Jonhson, 1995; Joubert & Raeburn, 1998; McCubbin, 2001; Poilpot, 2003; Psiuk, 2005; Richardson, 2002). La notion de coping fait également davantage référence à une résistance, à une réponse immédiate alors que la résilience, au contraire, implique un effet durable, un projet de vie (Tomkiewicz, 2003). De plus, selon Cyrulnik (2001), l'adaptation d'un individu à une situation traumatique n'est pas nécessairement positive contrairement à la notion de résilience. En effet, il peut arriver, par exemple, qu'un enfant s'adapte à une situation en faisant preuve de soumission ou en renonçant à être lui-même, ce qui n'est pas nécessairement un bénéfice pour lui à long terme.

L'invulnérabilité. L'invulnérabilité fait référence à une caractéristique intrinsèque et stable qui permet à l'individu ou à la famille d'éviter d'être blessé. De plus, l'invulnérabilité, tout comme le coping, signifie une résistance donc une réponse immédiate. La résilience, pour sa part, implique davantage un effet durable et se caractérise par son aspect dynamique (Dyer & Minton McGuinness, 1996; Tomkiewicz, 2003). De plus, pour qu'il y ait résilience, il doit y avoir présence de contraintes mais aussi vulnérabilité de l'individu qui, touché par les contraintes, travaille à s'y adapter et à croître à travers elles (Joubert, 2003). D'ailleurs, comme le mentionne Delage (2008) : « le processus de résilience concerne des êtres ordinaires qui n'ignorent pas la souffrance » (p.294). Ainsi, l'invulnérabilité n'est pas synonyme de résilience puisque, pour que cette dernière se développe, l'individu ou la famille doit, en quelque sorte, être vulnérable à l'obstacle rencontré.

La hardiesse. La hardiesse est un concept développé par Kobasa dans les années 80. Elle fait référence à un trait de personnalité qui se caractérise par un sentiment de contrôle interne, un sens du défi et un engagement de la part de l'individu (Kobasa, 1979). Ce trait de personnalité permet à l'individu de faire face à une situation stressante de façon positive. Certains auteurs mentionnent que la hardiesse est un construit fonctionnellement équivalent à la résilience (Kaplan, 1999). Par contre, pour d'autres auteurs, la résilience fait référence à une certaine souplesse face à la situation et aux stratégies déployées, ce qui ne fait pas partie du concept de hardiesse (Delage, 2008; Greef & Van der Merwe, 2004). Pour Dyer et Minton McGuinness (1996), il est difficile de justifier l'utilisation du concept de hardiesse pour des individus qui réussissent à se développer positivement malgré les conditions difficiles dans lesquelles ils évoluent. En effet, les personnes confrontées à de telles conditions de vie ne perçoivent pas nécessairement celles-ci comme étant un défi à relever ce qui, par contre, est un attribut essentiel du concept de hardiesse. Lorsqu'il s'agit de résilience, les conditions de vie sont davantage perçues par l'individu comme un risque ou un danger face auquel il doit réagir. De plus la hardiesse correspond à un trait de personnalité contrairement à la résilience qui est un processus. Dans ce contexte, la hardiesse pourrait alors favoriser la résilience.

Les facteurs de protection. Lorsque, pour les auteurs, la résilience est considérée comme un trait de personnalité, on constate une certaine ressemblance avec les facteurs de protection. Toutefois, ces derniers sont présents chez l'individu et agissent de façon constante alors que la résilience n'est activée que lorsque les problèmes et les défis surgissent (Beauvais & Oetting, 1999; McCubbin, 2001). Par contre, pour ceux qui envisagent davantage la résilience comme un processus, les facteurs de protection font partie de la résilience (Gilgan, 1999). En effet, comme le mentionne Delage (2008), les facteurs de protection sont des éléments qui nourrissent la résilience, qui favorisent son déploiement. Ainsi, les facteurs de protection sont liés au concept de résilience sans toutefois en être les synonymes.

Le sens de la cohérence. Le sens de la cohérence incite une personne ou sa famille à envisager l'existence comme étant structurée, prédictible et explicable tout en percevant les ressources comme disponibles et les demandes comme des défis à relever (Greef & Van der Merwe, 2004). D'un point de vue strictement familial, pour Patterson et Grawick (1998), le sens de la cohérence devient une habileté familiale à mettre de l'équilibre entre le contrôle et la confiance. Il est certain que le sens de la cohérence est lié à la résilience. En effet, selon Greef et Van der Merwe (2004), plus il est élevé, plus l'adaptation et le rebondissement sont facilités. Par contre, la plupart des auteurs traitant de résilience considèrent le sens de la cohérence comme une conséquence de la résilience. En effet, une fois le processus de résilience traversé, l'individu ou la famille augmente leur sens de la cohérence (Greef & Van der Merwe, 2004). D'autres recherches sont donc nécessaires afin de déterminer les liens possibles entre ces deux concepts.

La résilience intra individuelle. Le concept de résilience étant mieux circonscrit, il devient utile de faire ressortir les attributs de la résilience intra individuelle, et ce, dans le but d'en arriver à proposer une définition conceptuelle de la résilience. Actuellement, il existe plusieurs définitions de la résilience comportant chacune une variété d'attributs. Par contre, on observe de la redondance à travers les diverses définitions et la répétition de certains attributs qui, eux, semblent plus directement reliés au concept même de la résilience. Ces attributs qui semblent faire consensus chez divers auteurs sont : la souplesse, le sentiment d'un contrôle interne, l'ouverture vers le futur, les attitudes prosociales et la capacité de donner un sens à l'expérience.

La souplesse. La souplesse est une dimension essentielle de la résilience car elle permet une distinction d'avec le concept de résistance qui, lui, véhicule plutôt l'idée de rigidité (Anaut, 2003). Cette notion de souplesse est également l'attribut qui permet à la résilience de se distinguer de la hardiesse (Joubert & Raeburn, 1998). Elle fait également référence à la capacité de l'individu résilient de faire preuve de souplesse dans le choix des stratégies de réponse (Anaut, 2003; Golby & Bretherton, 1999; Kaplan, 1999; McCubbin, McCubbin, Thompson, Han, & Allen, 1997). Ainsi, comme le mentionnent Mederer (1999) et Patterson (2002), il apparaît que la souplesse, dans la structure interne de l'individu, a un rôle important à jouer dans le processus de résilience.

Le sentiment d'un contrôle interne. Comme deuxième attribut de la résilience, il y a le sentiment d'un contrôle interne sur une situation ou sur la vie en général. Un tel sentiment incite l'individu à croire qu'il a personnellement du contrôle sur une situation. Cette caractéristique est importante pour la résilience. Elle permet à une personne d'être active dans la résolution d'un problème étant donné sa conviction de pouvoir modifier une situation. De plus, selon Delage (2008), le sentiment de contrôle interne encourage l'espoir qui est fort bénéfique au processus de résilience. Différentes recherches démontrent d'ailleurs que les enfants dits résilients ont un foyer de contrôle qui est davantage interne (Daly, 1999; Silliman, 1994; Werner & Smith, 1982, 2001). Il s'agit donc d'un trait individuel important dans le cadre de la résilience (Joubert & Raeburn, 1998; Mederer, 1999; Richardson, 2002). Pour Kumpfer

(1999), le fait d'avoir un foyer de contrôle interne fait partie des caractéristiques motivationnelles importantes dans le cadre de la résilience. Ainsi, les individus caractérisés par un foyer de contrôle interne perçoivent la possibilité de transformer les situations auxquelles ils ont à faire face. Ils ne se perçoivent pas comme des « victimes » du hasard ou du destin.

L'ouverture vers le futur. Ce troisième attribut fait davantage référence à la capacité d'un individu d'entretenir de l'espoir et d'être capable de conserver un regard positif et confiant face au futur (Delage, 2008). Plusieurs auteurs font d'ailleurs mention de l'importance, pour l'individu, dans le processus de résilience, de maintenir une perception positive du futur et d'être capable également de s'y projeter (Daly, 1999; Vanistendael, 2003). De plus, l'ouverture vers le futur signifie la conviction qu'un dépassement est possible malgré l'épreuve ce qui favorise le processus de résilience (Delage, 2008). De plus, cette ouverture vers le futur peut aussi être reliée à la capacité pour l'individu d'envisager les aspects positifs du changement (Daly, 1999). Ainsi, l'ouverture vers le futur permet à l'individu de demeurer déterminé et de s'engager dans le processus de résilience car il a un espoir positif et réaliste quant à ce que lui réserve l'avenir.

Les attitudes prosociales. Tous les auteurs préoccupés par le concept de la résilience en viennent à mentionner les relations avec autrui et l'importance, pour l'individu, d'avoir des attitudes prosociales et des aptitudes relationnelles lui permettant d'établir des contacts avec les autres (Cyrulnik, 2001; Delage, 2008; Dyer & Minton McGuiness, 1996; Hurtes & Allen, 2001; Kaplan, 1999; Kulig, 2000; Kumpfer, 1999; Poilport, 2003; Richardson, 2002; Silliman, 1994; Vaillant, 2003; Werner & Smith, 1982, 2001). Cyrulnik (2001, 2003) fait partie des auteurs qui insistent sur l'importance, pour l'enfant, d'avoir des tuteurs de résilience pour arriver à développer sa propre résilience. Cette notion de tuteur de la résilience fait référence à une personne significative qui influencera un

62

enfant à la condition que ce dernier possède les attitudes prosociales lui permettant d'être réceptif à la rencontre de cette personne. En fait, les attitudes prosociales permettent à l'individu d'avoir recours à des ressources et à un soutien social lorsque le besoin se fait sentir.

La capacité à donner un sens à l'expérience. Comme dernier attribut de la résilience individuelle, il y a la capacité à donner un sens ou à mentaliser l'expérience vécue. En effet, les auteurs mentionnent que, pour qu'il y ait à la base une adaptation, l'individu doit pouvoir donner un sens à ce qu'il vit c'est-à-dire métamorphoser la douleur et l'épreuve en quelque chose de positif ou de constructif (Cyrulnik, 2001). Ainsi, plusieurs écrits rapportent que la capacité à donner un sens aux événements est essentiel au développement de la résilience (Cyrulnik, 2001; Daly, 1999; Greef & Van der Merwe, 2004; Tousignant & Ehrensaft, 2003). En effet, pour que la résilience soit activée, il faut qu'un individu perçoive la situation comme comportant un risque, une menace ou un défi. Pour certains auteurs, le degré de résilience des individus varie en fonction du sens qu'ils accordent aux événements de la vie (Joubert, 2003). À un niveau familial, le sens accordé à un événement est largement influencé par le système de valeurs de la famille et à ses expériences passées (Moos & Scaefer, 1986). Ainsi, la capacité à donner un sens à une expérience permet à un individu d'assurer une certaine cohérence dans sa vie. Selon Delage (2008), la mentalisation de l'épreuve constitue une activité narratrice que l'individu entreprend pour faire le récit de son expérience et donner sens à ce qu'il vit, ce qui est essentiel au processus de résilience.

Les antécédents et les conséquences de la résilience. Les attributs de la résilience intra individuelle étant précisés, il est utile de faire ressortir les antécédents et les conséquences de la résilience afin d'en arriver à la définition conceptuelle la plus complète possible.

L'élément de base pour qu'il y ait résilience est la présence d'un événement de vie perçu, par l'individu ou la famille, comme étant un risque ou un danger nécessitant une mobilisation d'énergie. La grande majorité des auteurs s'entendent sur cet antécédent (Anaut, 2003, 2005; Cyrulnik, 2001, 2010; Delage, 2008; Glantz & Sloboda, 1999; Hawley, 2000; Joubert, 2003; Kumpfer, 1999; McCubbin et al., 1997; McCubbin & Thompson, 1987; Rolf, 1999; Richardson, 2002; Rutter, 1993; Vanistendael, 2003). Ainsi, la maternité au même titre qu'un deuil ou un traumatisme peut susciter de la résilience chez l'individu ou la famille si cette situation est perçue comme un défi provoquant une mobilisation d'énergie.

Il importe aussi de s'intéresser aux conséquences de la résilience. La majorité des auteurs rapportent que, pour parler de résilience, il doit y avoir présence de conséquences positives inattendues (Dyer & Minton McGuiness, 1996; Glantz & Sloboda, 1999, Luthar et al.. 2000). Pour certains auteurs, les conséquences positives se limitent au maintien d'un processus normal de développement malgré des conditions difficiles (Anaut, 2003) mais, pour la plupart d'entre eux, la notion de rebondissement face à l'adversité caractérise la résilience (Hawley, 2000, Joubert & Raeburn, 1998; Poilpot, 2003; Southwick & Charney, 2012). Ainsi, pour qu'il y ait résilience, il doit y avoir croissance, transformation et métamorphose de l'individu ou de la famille (Delage, 2008; Richardson, 2002). En effet, lorsqu'on parle de résilience suite à une situation de vie difficile on remarque, chez l'individu ou la famille, une augmentation des ressources personnelles, une amélioration des habiletés de résolution de problèmes et de recherche d'aide, la perception d'un meilleur sentiment de contrôle ainsi qu'une augmentation des facteurs de protection (Kulig, 2000, Richardson, 2002). De plus, tel que dit, la résilience peut entraîner, à long terme, un meilleur sens de cohérence chez l'individu ou la famille (Greef & Van der Mewer, 2004). Selon Cyrulnik (2010), le processus de résilience entraîne une maturation psychique et l'adoption d'une nouvelle philosophie.

Ainsi, il est possible de constater que la résilience, autant intra qu'inter individuelle permet un ajustement à une situation mais aussi un rebondissement qui, lui, se manifeste par une croissance ou un apprentissage positif.

À la lumière des attributs, des antécédents et des conséquences, il nous semble maintenant opportun de tenter une définition de la résilience intra individuelle. Ce type de résilience fait référence à la souplesse de l'individu, à son sentiment de contrôle interne, à son ouverture vers le futur, à ses attitudes prosociales et à sa capacité de donner un sens à l'expérience. Ces attributs lui permettent de rebondir, de croître ou d'apprendre lorsqu'il est confronté à une situation qu'il perçoit comme un risque ou un danger nécessitant une mobilisation d'énergie. De plus, nous adhérons davantage à la conception de la psychologie développementale qui stipule que la résilience est un processus dynamique, modulable et qu'elle n'est jamais définitive. En effet, nous croyons que si la résilience est vue comme un trait de la personne, il devient plus ardu d'intervenir. Par contre, en envisageant la résilience en termes de processus pouvant se moduler et évoluer dans le temps et selon les événements, il devient possible de poser une intervention auprès de la personne ou de la famille dans le but de favoriser l'émergence, le développement et le maintien de cette résilience. De plus, nous croyons, tout comme Lecomte (2005), que la conception de la résilience en termes de processus a l'avantage d'inciter la personne à concevoir les moments difficiles comme des étapes, non pas des échecs. Selon nous, la résilience se développe et émerge principalement lorsque l'individu ou la famille est confrontée à une situation de stress qui menace son équilibre. En effet, sans cette perception de la part d'un individu de l'obligation de s'adapter à une situation difficile, nous croyons que le processus de résilience n'a pas lieu de s'enclencher. Dans la situation qui nous intéresse c'est-à-dire le suicide d'un adolescent, il est clair que cet événement nécessite, de la part de la famille, une mobilisation d'énergie et que le processus de résilience risque de s'amorcer. Finalement, à nos yeux, la résilience ne peut exister que s'il y a croissance ou rebondissement de la famille ou de l'individu face à l'expérience vécue. Ainsi, la résilience est plus qu'une simple adaptation ou ajustement à une nouvelle situation puisqu'elle implique une certaine croissance ou un apprentissage consécutif à cette adaptation.

Particularités de la résilience familiale

Comme nous nous préoccupons des familles, il est intéressant de constater que la résilience peut également être définie à des niveaux familial et communautaire. Même si chacune des formes de résilience sont distinctes, il n'en demeure pas moins qu'elles sont interdépendantes et complémentaires les unes par rapport aux autres (Anaut, 2003, 2005; Bell, 2001; Hawley, 2000). Selon Daly (1999), le développement du concept de la résilience familiale est surtout attribuable à McCubbin, McCubbin, Thompson et Thompson. Ces chercheurs ont, entre autres, travaillé sur le modèle de la résilience familiale qui traite de l'impact, à long terme, des efforts d'adaptation déployés par la famille (McCubbin & McCubbin, 1993; McCubbin, McCubbin, Thompson, & Thompson, 1998; McCubbin et al., 1997; McCubbin & Thompson, 1987). Leur modèle de résilience familiale, du stress, de l'ajustement et de l'adaptation s'inspire du modèle de Reuben Hill et d'un modèle précédent qu'ils avaient créé soit le modèle du double ABCX (McCubbin & McCubbin, 1993). Leur plus récent modèle, propose un ensemble de facteurs qui, en interagissant, peuvent prédire le niveau d'adaptation d'une famille. Les facteurs identifiés sont : le niveau de vulnérabilité, le type de famille, les ressources disponibles et accessibles, la perception qu'a la famille du stresseur et ses habiletés de résolution de problèmes. Cette modélisation est particulièrement intéressante parce que, pour les auteurs, lorsqu'il y a maladie ou présence d'une situation difficile s'ensuit une période d'ajustement. Si, et seulement si, l'ajustement n'est pas suffisant, il y a déclenchement d'une crise et la nécessité d'une phase d'adaptation. Pour les auteurs, tout événement de vie a le potentiel de devenir un stresseur pour l'individu ou la famille, et ce, que ce soit une maladie, un décès ou la guerre. Bien que cette modélisation soit très pertinente, il nous semble que persiste une certaine confusion. Ce modèle visant l'étude de la résilience fait mention, dans sa typologie des familles, d'un type de famille dite résiliente (Mc Cubbin & Mc Cubbin, 1993). Cette dénomination a pour effet de laisser présager que la résilience est davantage un trait qu'un processus familial et d'augmenter la confusion étant donnée la redondance du terme résilience au sein même du modèle. Il aurait peut-être été préférable, pour éviter toute confusion, d'utiliser une autre dénomination pour ce type de famille.

Walsh (1996, 1998, 2003) s'intéresse aussi à la résilience familiale. Pour cette auteure, la résilience d'une famille est influencée par le stade développemental de la famille. Dans ses écrits, le concept de résilience familiale est traité de façon plus théorique et l'auteure insiste sur l'importance de considérer la résilience familiale comme étant autre que la somme des résiliences individuelles. Pour nous, l'apport de cette auteure est précieux pour faire l'analyse du concept de résilience familiale. Ses écrits théoriques sont nombreux et son livre, intitulé *Strengthening Family Resilience* (1998), décrit en profondeur la résilience familiale et les attributs qu'elle considère essentiels. Il importe de noter, par contre, que les notions de résilience familiale et communautaire sont moins développées que celle de la résilience individuelle, et ce, même si plus récemment d'autres auteurs comme Delage (2008) se sont également intéressés à la résilience familiale, de façon plus théorique.

Attributs spécifiques à la résilience inter individuelle[10]. Pour ce qui est de la résilience inter individuelle et plus spécifiquement de la résilience familiale, il importe de se rappeler qu'elle inclut les attributs de la résilience intra individuelle mais que des attributs spécifiques s'y ajoutent. Ainsi, les attributs qui caractérisent la résilience familiale sont la souplesse, le sentiment

---

[10] Nous avons choisi de faire référence à la résilience familiale comme étant la résilience inter individuelle. Les deux termes sont donc des synonymes dans la présente thèse.

d'un contrôle interne, l'ouverture vers le futur, les attitudes prosociales intra et inter familiales ainsi que la capacité de donner un sens à une expérience ainsi que la présence d'interrelations positives entre les membres (Delage, 2008; Walsh, 1998). Comme les attitudes prosociales intra familiales et les interrelations entre les membres sont des attributs spécifiques de la résilience inter individuelle, nous allons nous y attarder.

Les attitudes prosociales. Les attitudes prosociales, même s'il s'agit d'un concept qui caractérise aussi la résilience intra individuelle, doit être nuancé lorsqu'il s'agit de la résilience inter individuelle. Dans un contexte familial, les attitudes prosociales font davantage référence à la clarté de la communication au sein de la famille caractérisée aussi par de l'ouverture en ce qui a trait à l'expression des émotions (Delage, 2008). De plus, la présence d'attitudes prosociales permet à la famille de résoudre les problèmes de façon collaborative (Cowan, Pape Cowan, & Schulz, 1996; Delage, 2008; McCubbin et al., 1997; Patterson, 2002; Walsh, 1998). Par ailleurs, tout comme dans la résilience individuelle, les attitudes prosociales permettent également à la famille d'avoir recours à des ressources et à du soutien social venant de l'extérieur. En effet, dans un contexte de résilience familiale, les attitudes prosociales font référence au fait que la famille est en mesure d'identifier ses limites et de s'ouvrir aux ressources extérieures quand elle en ressent le besoin (Delage, 2008).

Les interrelations entre les membres. Les interrelations entre les membres est le deuxième attribut spécifique à la résilience familiale et a surtout été développé par Walsh (1998). Cet auteur postule que ces interrelations, caractérisées par le maintien de frontières souples et perméables ainsi qu'un leadership partagé, permettent le développement de la résilience familiale. D'autres auteurs (Delage, 2008; Hawley, 2000; Silliman, 1994; Tomkiewicz, 2003) insistent sur la nécessité qu'il y ait cohésion et solidarité entre les membres de la famille pour qu'il y ait résilience familiale. Dans le même sens, Delage (2008) précise qu'il faut aussi que les compétences collectives et individuelles se renforcent mutuellement donc que les membres soient en interrelations.

Quant aux interrelations entre les membres, des auteurs tels que Wright et Leahey (2001) ont, elles aussi, traité de la structure et du fonctionnement familial sans toutefois les relier à la résilience. Nous croyons toutefois que différentes dimensions mentionnées par ces auteurs doivent, elles aussi, être prises en considération lors des entrevues et des rencontres avec les familles et ses divers membres car elles peuvent avoir un impact sur la résilience familiale. Ainsi, selon Wright et Leahey, la structure de la famille comprend entre autres la présence de sous-systèmes, de frontières et d'une famille élargie. En ce qui a trait aux dimensions en lien avec le fonctionnement familial, on retrouve les communications verbale et non-verbale, la communication des émotions, la résolution de problème, les croyances, les rôles des différents membres, les coalitions et les alliances entre les membres ainsi que les influences et le pouvoir pouvant exister. Ces différentes dimensions, même si elles n'ont jamais été directement associées à la résilience, doivent être considérées lors des entrevues puisqu'elles peuvent fournir beaucoup d'information sur la famille, les interrelations entre les membres et possiblement leur résilience.

Définition de la résilience familiale. D'un point de vue familial ou inter individuel, la résilience fait référence : à la souplesse de la famille face aux diverses situations rencontrées et face aux stratégies déployées pour répondre à la situation, au sentiment de contrôle interne qu'elle peut avoir sur les événements qu'elle rencontre, à son ouverture vers le futur, à ses attitudes prosociales, à sa capacité à donner un sens à l'expérience et à ses interrelations entre les membres. Ces attributs lui permettent de rebondir et de croître lorsqu'elle est confrontée à une situation perçue comme un défi ou un stress et nécessitant une mobilisation d'énergie de la part du système familial.

Ainsi, pour nous, la résilience fait référence au processus, suivi par une famille ou un individu confronté à une situation de vie perçue comme un défi nécessitant une mobilisation d'énergie et qui les amène à rebondir ou à croître. De plus, nous inspirant de la perspective systémique, en accord avec plusieurs auteurs (Rayens & Svavarsdottir, 2003; Simon, Murphy, & Smith, 2005; Walsh, 1996, 1998, 2003), nous croyons que la résilience familiale est plus que la somme des résiliences individuelles. Ainsi, l'étude de la résilience familiale nous incite à tenir compte non seulement de la résilience des différents membres d'une famille mais aussi de l'ensemble de cette famille.

Importance du processus de résilience pour la discipline infirmière

Bien que le concept de résilience ait été étudié par diverses disciplines depuis le début des années 1970, qu'en est-il de la contribution de la discipline infirmière à l'avancement des connaissances? Une recension des écrits à partir des mots clés « resiliency » et « nursing » dans CINHAL a permis de noter que les premiers articles recensés datent du début des années 1990. Nous pouvons donc penser que la discipline infirmière en était à ses débuts dans l'étude de la résilience. Nous avons également remarqué que la plupart des références traitant de ce concept datent des années 2000. Nous pouvons donc déduire que la résilience est un concept qui intéresse de plus en plus la discipline infirmière.

Nous avons aussi constaté que plusieurs auteurs traitent des concepts de résilience et de résilience familiale en les présentant sous forme d'un modèle théorique utilisé pour étudier un phénomène. Dans la majorité des études recensées, le modèle de résilience choisi est celui développé par Marilyn A. McCubbin, une infirmière, et ses collaborateurs (Board & Ryan-Wenger, 2000; Callahan, 2003; Chen & Rankin, 2002; Leske, 2003; Mu, 2005;

Robinson, 1997; Rungreangkulkij & Gillis, 2000; White et al., 2002). Ce modèle « *The Resiliency Model of Family Stress, Adjustment and Adaptation* » et la collaboration de McCubbin à son élaboration est, à nos yeux, la plus importante contribution infirmière au développement des concepts de résilience et de résilience familiale. Toutefois, la majorité des écrits infirmiers traitant de la résilience utilise le modèle pour évaluer une intervention ou comprendre le stress vécu par les individus sans pour autant contribuer au développement du concept en soi. Il est d'ailleurs étonnant de constater que cette tendance à étudier la résilience individuelle se présente également dans des études utilisant le modèle développé, dans un premier temps, par McCubbin et Thompson (1987), et ce, même s'il a été construit pour étudier la résilience familiale (Mu, 2005). On peut questionner la pertinence et la justesse d'un tel choix méthodologique. Toutefois, l'apport d'auteurs comme celui de Rungreangkulkij et Gillis (2000) est précieux pour le développement du concept de résilience et pour la discipline infirmière puisqu'on y définit les différents éléments du modèle de McCubbin et Thompson tout en identifiant des avantages pour la discipline infirmière telle la vision familiale et systémique de la résilience.

D'autres infirmières ont également contribué à l'avancement du concept de résilience, et ce, à travers des analyses de concept comme c'est le cas pour Dyer et Minton McGuiness (1996) ou Jacelon (1996). Les trois chercheurs en viennent tous à la conclusion qu'en s'intéressant davantage à la résilience et en développant davantage ce concept, les infirmières pourraient être plus outillées pour accompagner les familles et pour faire de la prévention auprès de diverses populations plus à risque de vivre des périodes difficiles. Toutefois, depuis ces deux articles, il n'y a pas vraiment eu d'autres analyses de concept plus récentes menées sur la résilience individuelle ou familiale, ce qui aurait pu être utile compte tenu de l'évolution constante des concepts.

Par ailleurs, compte tenu du lien entre le concept de résilience individuelle ou familiale et la discipline infirmière, on comprend très bien l'intérêt grandissant d'un nombre croissant de chercheurs dans le domaine des sciences infirmières pour ce concept. D'ailleurs récemment une recherche qualitative en théorisation ancrée a été menée dans le cadre d'une étude doctorale afin de conceptualiser le processus de résilience familiale vécu par les couples dont la conjointe est atteinte d'insuffisance cardiaque (Campagna, 2011). Cette étude menée auprès de 12 couples a permis de constater que le processus de résilience vécu par les couples s'effectue selon deux perspectives. Ainsi les couples rebondissent en faisant face au choc du diagnostic. et ce, en se prenant en main et en tentant de maintenir leur autonomie. De plus, les couples rebondissent en ressortant grandis de l'expérience grâce à la découverte de nouvelles façons de faire et à la capacité de donner un sens à l'expérience. Ainsi, selon cette chercheure, le processus de résilience des couples passe par l'ajustement au diagnostic et ensuite la croissance à travers l'expérience. Cette étude est particulièrement intéressante car elle s'adresse à la résilience inter individuelle comme c'est le cas dans la présente étude.

À la lumière des différents écrits cherchant à définir le concept de résilience, on peut constater que la résilience entretient des liens étroits avec le modèle McGill développé par la discipline infirmière et utilisé par bon nombre d'infirmières. Ainsi, adhérer au concept de résilience incite à mettre l'emphase sur les forces et les ressources de la personne ou de la famille plutôt que sur ses faiblesses et ses problèmes (Rayens & Svavarsdottir, 2003; Silliman, 1998; Simon et al., 2005). Cette conception de la personne ou famille en termes de ressources et de forces est également partie intégrante du modèle McGill. En effet, ce modèle stipule que l'infirmière doit travailler en collaboration avec l'individu et la famille en misant sur leurs forces et ressources afin de les aider à développer leur potentiel de santé (Gottlieb & Rowat, 1987). Ce lien, entre le modèle McGill et la résilience nous permet également d'affirmer que la discipline infirmière est fortement interpellée par le concept de résilience et qu'elle gagnerait à l'approfondir davantage.

Ainsi, grâce aux travaux de Marilyn A. McCubbin et aussi, plus récemment ceux de Pelchat et Lefebvre (2004a) qui, dans le modèle PRIFAM, ajoutent une étape de transformation au processus de deuil, la contribution de la discipline infirmière à l'étude du concept de résilience intra et inter individuelle est très appréciable. Nous avons également constaté que, depuis les années 1990 et plus particulièrement les années 2000, le concept de résilience est de plus en plus présent dans les recherches en sciences infirmières. Cela n'est pas surprenant étant donné le lien étroit entre ce qu'implique le concept de résilience et la discipline infirmière telle que proposé par le modèle McGill.

En conclusion, cette section de la revue de la documentation a permis de constater que les écrits portant sur les concepts de résilience et de résilience familiale sont surtout théoriques. En effet, il existe relativement peu d'études portant sur la résilience familiale et, à notre connaissance, aucune portant spécifiquement sur la résilience familiale suite à un suicide. Cette recension des écrits nous a également permis d'associer le concept de résilience à : la souplesse de l'individu, un sentiment de contrôle interne, une ouverture vers le futur, des attitudes prosociales et une capacité à donner un sens à l'expérience, ce qui permet à un individu ou à une famille de rebondir et de croître face à des situations perçues comme un défi ou un stress nécessitant une mobilisation d'énergie. De plus, on a constaté que la résilience familiale correspond à plus que la somme des résiliences individuelles des différents membres d'une famille. Cette résilience familiale comprend les mêmes attributs que la résilience individuelle auxquels s'ajoutent les attitudes prosociales intra familiales et les interrelations entre les membres de la famille. Quant à la contribution infirmière au développement du concept, nous avons pu constater que certains auteurs clés, comme McCubbin, proviennent de la discipline infirmière. De plus, il apparaît que le concept de résilience s'inscrit bien dans les perspectives du modèle infirmier McGill compte tenu, entre autres, de l'emphase mise sur les forces et les ressources de la famille. Il nous est alors possible de croire que le concept de résilience est non seulement pertinent pour la discipline infirmière mais qu'il peut certainement enrichir la pratique infirmière dans les années à venir.

Modèle McGill

Dans cette section de la recension des écrits, nous présenterons le modèle McGill qui constitue la toile de fond théorique de la présente recherche. Dans un premier temps, nous traiterons de l'historique et des éléments précurseurs à son élaboration. Par la suite, nous allons faire un survol philosophique et présenter la façon dont les concepts du métaparadigme infirmier (santé, personne, environnement et soin) sont définis dans le modèle. Finalement, nous ferons part des éléments-clés qui font que le modèle McGill s'harmonise très bien avec notre projet de recherche.

Survol historique

Le développement du modèle McGill remonte aux années 1960 et son instigatrice est le Dr. Moyra Allen, professeure à l'École des Sciences Infirmières de l'Université McGill (Birot, Dervaux, & Pegon, 2005). Le travail d'élaboration du modèle s'est fait sur plusieurs années et en collaboration avec les étudiants en sciences infirmières de l'Université McGill (Gottlieb & Rowat, 1987). Le contexte sociopolitique dans lequel il s'est développé en est un de bouleversement et de remise en question du système de santé et de la discipline infirmière (Allen & Warner, 2002). Comme l'élaboration des concepts et des postulats est fortement teintée par ce contexte, nous allons en présenter les principaux éléments.

Au cours des années 60, les gouvernements fédéral et provincial amorçaient des changements dans l'organisation des soins de santé en créant un système d'assurance maladie universel afin que toute la population puisse avoir accès à des soins et aux services de santé (Allen, 1997; Allen & Warner, 2002; Birot et al., 2005; Gottlieb & Rowat, 1987). Dans un tel contexte, les infirmières étaient perçues comme le groupe de professionnels pouvant offrir des services sans pour autant qu'il y ait une augmentation trop importante des coûts (Gottlieb & Rowat, 1987). Les infirmières en général avaient alors à redéfinir leur rôle au sein du système de santé. Elles pouvaient envisager deux avenues : jouer un rôle de remplacement et d'assistante du médecin ou bien celui de complémentarité aux autres professionnels de la santé. La deuxième avenue fut privilégiée c'est-à-dire le rôle de complémentarité avec les autres professionnels de la santé et plus particulièrement avec les médecins (Allen & Warner, 2002; Gottlieb & Rowat, 1987). Pour ce faire, les infirmières devaient redéfinir leur rôle dans une perspective d'autonomie tout en développant les fonctions qui s'y rapportaient. C'est dans ce contexte de redéfinition du rôle infirmier qu'Allen et ses collaborateurs ont développé un nouveau modèle infirmier.

Par la suite, au cours des années 70, de nouvelles perspectives voyaient le jour au sein du système de santé canadien. En effet, le Rapport Lalonde publié en 1974 stipulait que le système de santé devait se baser sur les besoins de santé et les ressources de la communauté (Lalonde, 1974). Naissait alors l'idée de la prévention et de la promotion de la santé. Allen et ses collaborateurs ont alors élaboré le modèle McGill en s'inspirant des écrits du Rapport Lalonde qui insistait sur l'importance de miser sur les ressources et les forces des individus, familles ou communautés.

Finalement, un autre contexte sociopolitique ayant eu une influence est le rôle d'accompagnement dans l'apprentissage qui est devenu de plus en plus important pour les infirmières au cours des années 70 et 80 (Birot et al., 2005). En effet, en raison du Rapport Lalonde et des changements au sein du système de santé, l'infirmière était alors de plus en plus invitée à accompagner les familles et à favoriser le développement de leurs connaissances en ce qui concerne la santé. Le modèle qui, comme nous le verrons, mise beaucoup sur l'apprentissage des familles et le rôle de collaboratrice des infirmières a alors été de plus en plus utilisé par différents milieux de soins.

Ce bref aperçu du contexte sociopolitique au cours duquel s'est développé le modèle McGill permet d'en saisir l'influence et aide à mieux en comprendre les postulats et concepts mis de l'avant par Allen et ses collaborateurs.

Principales composantes

Connaissant le contexte qui a influencé l'élaboration du modèle McGill, voyons maintenant ses composantes. Après en avoir présenté les postulats, nous expliquerons la façon dont les auteurs définissent les quatre concepts du métaparadigme infirmier ainsi que l'apprentissage qui est un concept pont selon Allen et ses collaborateurs.

Les postulats. Les postulats qui sous-tendent le modèle McGill sont au nombre de cinq et sont fortement reliés au contexte sociopolitique dans lequel il a été développé. Le premier postulat stipule que la santé d'une nation est sa ressource la plus précieuse (Gottlieb & Rowat, 1987 ; Kravitz & Frey, 1997). Ce postulat émerge d'ailleurs des changements politiques survenus au cours des années 1960 et du Rapport Lalonde publié en 1974.

En vertu de cette croyance, il est alors aisé de comprendre que l'emphase du modèle sera mise sur la santé plutôt que sur la maladie.

Le deuxième postulat, fortement influencé aussi par les changements politiques et le Rapport Lalonde, stipule que les individus, familles et communautés aspirent à la santé et sont motivés à l'atteindre. En eux réside alors le potentiel permettant de développer et d'atteindre un certain état de santé (Gottlieb & Rowat, 1987 ; Kravitz & Frey, 1997). Ce postulat est ce qui permet de comprendre l'accent mis, par les auteurs, sur les forces et ressources de la famille.

Le troisième postulat stipule que la santé s'apprend mieux lorsqu'il y a une implication active des individus ou des familles et lorsque l'apprentissage devient inductif à cause de découvertes personnelles (Gottlieb & Rowat, 1987 ; Kravitz & Frey, 1997). Ce postulat amène donc les infirmières à adopter un rôle d'assistante des familles dans leur apprentissage afin de les aider à développer leur propre potentiel de santé. La pratique infirmière, telle que décrite par le modèle McGill, a d'ailleurs été fortement influencée par ce postulat.

Selon Kravitz et Frey (1997), même si les deux derniers postulats sont moins explicites, ils demeurent importants car ils réfèrent aux concepts du métaparadigme infirmier. En effet, le quatrième postulat stipule que la santé est un phénomène familial (Kravitz & Frey, 1997). Ce postulat permet de comprendre pour quelle raison la famille est l'unité sur laquelle porte le soin infirmier. En effet, comme la santé est un phénomène familial, l'infirmière, étant intéressée par la santé, doit porter une attention particulière à la famille.

Finalement, le dernier postulat qui sous-tend le modèle McGill stipule que le soin infirmier est la ressource de santé primaire des familles et des communautés (Kravitz & Frey, 1997). Ce postulat met de l'avant la place de l'infirmière au sein du système de santé. C'est, entre autres, ce cinquième postulat qui positionne le rôle unique de l'infirmière dans le système de santé.

Ainsi, nous avons pu constater que le contexte sociopolitique influence les postulats du modèle. De la même façon par la suite, les postulats influenceront les auteurs dans l'élaboration des concepts-clés et dans la façon dont ils vont définir les concepts du métaparadigme infirmier.

Les concepts centraux. Les concepts centraux du modèle McGill sont de deux ordres. Tout d'abord, nous présenterons comment ce modèle définit les concepts du métaparadigme infirmier soit la santé, la personne, l'environnement et le soin. Nous conclurons en décrivant l'apprentissage qui est un autre concept central selon Allen et ses collaborateurs.

Santé. Pour le modèle McGill, la santé est ce sur quoi la pratique infirmière met l'emphase. La santé est alors vue comme étant une entité distincte de la maladie. Toutefois, les deux concepts, santé et maladie, peuvent coexister au sein de la même personne puisque les deux évoluent sur des continuums distincts mais perpendiculaires l'un par rapport à l'autre (Birot et al., 2005; Gottlieb & Rowat, 1987; Kravitz & Frey, 1997; Laforêt-Fliesser & Ford-Gilboe, 1997; Murphy, 1997). Ainsi, une personne peut être atteinte d'une maladie chronique comme le diabète mais avoir un état de santé positif puisque le diabète est contrôlé. D'un autre côté, une personne peut n'avoir aucune pathologie mais avoir un état de santé plus ou moins bon si, par exemple, elle se plaint constamment de fatigue, de malaises divers et si elle adopte des comportements de santé négatifs comme le tabagisme.

La santé est également un construit dynamique et multidimensionnel comprenant divers processus dont le coping et le développement. Ce sont ces divers processus qui permettent à l'individu/famille de fonctionner à leur plein potentiel de santé (Allen & Warner, 2002; Feeley & Gerez-Lirette, 1997; Gottlieb & Rowat, 1987; Kravitz & Frey, 1997; Murphy, 1997). Le coping est un processus qui, au sein du modèle McGill, fait référence à l'effort déployé pour gérer certaines situations problématiques (Allen & Warner, 2002; Gottlieb & Rowat, 1987). Le processus de développement est plutôt relié aux habiletés de l'individu à faire des choix ou à poser des actions de façon à atteindre les objectifs de vie visés (Allen & Warner, 2002). Ce processus implique la reconnaissance, le maintien et la régulation des forces et des ressources de chaque individu/famille (Gottlieb & Rowat, 1987). Ces deux dimensions de la santé, que sont le coping et le développement, sont interconnectées, dynamiques et elles évoluent avec le temps (Gottlieb & Rowat, 1987). Ainsi, grâce, entre autres, à la résolution de problèmes facilitée par le coping, l'individu/famille peut envisager se développer.

Pour le modèle McGill, la santé est une façon d'être, une façon de vivre qui s'apprend et se développe au sein de la famille (Allen & Warner, 2002; Kravitz & Frey, 1997; Laforêt-Fliesser & Ford-Gilboe, 1997). Ainsi, selon Murphy (1997), la santé est un processus appris et le premier milieu d'apprentissage est la famille. Par contre, d'autres intervenants, comme l'infirmière, peuvent, par la suite, favoriser cet apprentissage et le développement de la santé en collaborant avec la famille (Allen & Warner, 2002). L'infirmière participe ainsi, avec la famille, au travail de santé « *health work* ». C'est d'ailleurs, selon le modèle McGill, le rôle principal de l'infirmière que d'accompagner la famille dans le développement de son potentiel de santé.

Personne. Pour Allen et ses collaborateurs, l'unité d'intérêt de l'infirmière n'est pas l'individu mais plutôt la famille. En effet, comme la santé s'apprend dans un contexte familial, l'infirmière doit s'intéresser à la famille dans son ensemble (Allen & Warner, 2002; Feeley & Gerez-Lirette, 1997; Gottlieb & Rowat, 1987; Kravitz & Frey, 1997; Laforêt-Fliesser & Ford-Gilboe, 1997; Lindeman, 1997). La famille doit être au centre des préoccupations de la discipline infirmière (Birot et al., 2005). Elle constitue d'ailleurs le concept central du modèle (Kravitz & Frey, 1997). Dans un de leurs plus récents écrits, Gottlieb et Gottlieb (2007) mentionnent que les soins infirmiers s'intéressent à la fois à l'individu et à la famille en ce sens qu'ils s'intéressent à l'individu dans le contexte de la famille et à la famille, elle-même, en tant que système.

Bien que le concept de famille ne soit pas clairement défini par Allen et ses collaborateurs à ses débuts, Gottlieb et Gottlieb (2007) définissent la famille comme étant tous les individus que le patient considère comme sa famille. De plus, selon le Modèle McGill, la famille, tout comme l'individu, possède des forces et des ressources qui lui permettent d'atteindre un potentiel de santé (Allen & Warner, 2002; Gottlieb & Rowat, 1987). L'infirmière doit alors miser sur les forces et les ressources de la famille lorsqu'elle collabore avec elle (Allen & Warner, 2002). De plus, la famille et l'individu sont actifs c'est-à-dire qu'ils peuvent résoudre des problèmes et apprendre de leurs expériences. Ils sont également motivés à assumer des responsabilités, ce qui incite l'infirmière à les impliquer dans le processus de travail de santé (Gottlieb & Rowat, 1987). Il devient alors primordial pour l'infirmière de revoir sa façon de travailler avec les familles afin de les impliquer davantage dans les soins et dans la prise de décision. L'infirmière a donc davantage un rôle de partenariat et de collaboration avec la famille (Gottlieb & Gottlieb, 2007).

Cette vision du concept de personne en termes de famille se rapproche beaucoup de l'approche systémique (Wright & Leahey, 2001). Ainsi, la famille et l'individu sont tous deux des systèmes ouverts en interaction constante. La famille influence l'individu et, de la même manière, l'individu influence l'ensemble de la famille (Gottlieb & Rowat, 1987). De cette façon, la famille influencera la santé de l'individu et un problème de santé chez un individu aura des répercussions sur l'ensemble de la famille. De plus, selon cette approche systémique, chaque individu évolue et se développe tout au long de sa vie alors que ses comportements et ceux de sa famille sont caractérisés par la continuité et la stabilité. De plus, tous les comportements sont dirigés vers un but (Gottlieb & Rowat, 1987). Dans un tel contexte, l'infirmière doit donc travailler en collaboration avec les familles pour atteindre un but commun.

L'environnement. Le concept d'environnement est moins développé dans le modèle McGill que les concepts de santé et de personne. Par contre, il s'inscrit très bien dans la vision systémique qui ressort du modèle. L'environnement devient donc un supra système en interaction constante avec le système familial (Gottlieb & Rowat, 1987). C'est à travers ces interactions que l'environnement constitue un contexte social au sein duquel l'apprentissage de la santé et des comportements de santé peut avoir lieu (Gottlieb & Rowat, 1987; Kravitz & Frey, 1997). Comme l'environnement est un contexte d'apprentissage, l'infirmière a donc pour rôle de créer de nouveaux environnements ou de modifier ceux déjà existants afin d'assister les familles dans leurs apprentissages.

Le soin. Le modèle McGill, fortement inspiré par les changements politiques survenus au cours des années 60 et 70, préconise la promotion de la santé comme but premier du soin infirmier. De plus, étant donné que ce modèle perçoit la santé comme étant apprise, l'infirmière poursuit comme objectif d'amener les familles et les individus à s'engager dans un processus d'apprentissage et de travail de santé en vue d'acquérir des façons de vivre qui soient plus saines (Feeley & Gerez-Lirette, 1997; Gottlieb & Rowat, 1987). De plus, pour solidifier les comportements de santé déjà existants, l'infirmière doit miser sur les forces et les ressources de la famille. Pour sa part, la relation infirmière-famille et infirmière-patient en devient une de négociation, de collaboration et de coordination (Allen & Warner, 2002; Gottlieb & Rowat, 1987; Laforêt-Fliesser & Ford-Gilboe, 1997; Murphy, 1997). Ce partenariat infirmière-famille est possible s'il y a un partage du pouvoir, une ouverture, un respect mutuel, une absence de jugement, une acceptation de l'autre ainsi qu'une conscience de soi (Gottlieb & Gottlieb, 2007). Comme on favorise davantage la participation active de la famille dans les soins, l'infirmière n'a d'autre choix que de laisser une grande place à celle-ci dans l'élaboration des objectifs de soins, dans la prise de décision et dans l'exécution du soin. Le modèle McGill encourage donc une toute nouvelle forme de prestation des soins de santé et de partage du pouvoir entre l'infirmière et la famille. De plus, récemment la notion de *timing* a été ajoutée au concept de soin au sein du modèle McGill (Gottlieb & Gottlieb, 2007; Gottlieb & Carnaghan-Sherrard, 2004). Selon cette notion de *timing,* l'infirmière doit être consciente qu'il existe chez la famille un moment propice et une disponibilité au changement et à l'apprentissage. L'infirmière doit donc tenter d'identifier ce moment avec la famille afin de maximiser les forces de la famille et l'efficacité des soins.

L'apprentissage. Comme dernier concept issu du modèle McGill, nous avons décidé de traiter de l'apprentissage qui fait partie intégrante du travail de santé, et ce, même s'il ne fait pas partie du métaparadigme infirmier. Il nous est apparu essentiel de traiter brièvement de ce concept car, selon Kravitz et Frey (1997), il s'agit du concept qui établit des ponts entre les quatre concepts centraux. Ainsi, la santé se développe grâce à un travail impliquant entre autres un processus d'apprentissage. L'environnement est, quant à lui, le contexte dans lequel l'apprentissage s'effectue. La personne a la capacité d'apprendre et le soin infirmier consiste à favoriser l'apprentissage des comportements de santé et à créer un environnement qui lui soit propice (Allen & Warner, 2002 ; Kravitz & Frey, 1997). Compte tenu de la place que prend l'apprentissage dans le modèle McGill, il nous paraissait essentiel de mentionner ce concept avant de conclure.

Liens du modèle McGill avec la présente recherche

Ayant décrit le contexte sociopolitique dans lequel le modèle McGill et ses principaux concepts ont été élaborés, voyons maintenant les raisons pour lesquelles nous avons choisi ce modèle comme toile de fond théorique pour la présente recherche. Cette toile de fond aura pour effet d'influencer, entre autres, notre façon d'entrer en relation avec les participants.

Dans un premier temps, une des principales raisons qui a influencé notre choix est la vision systémique dont le modèle est imprégné. En effet, comme nous nous intéressons à la résilience des familles, il nous a semblé essentiel de justifier notre étude en nous ancrant à un modèle qui mette de l'avant l'importance de la famille pour la discipline infirmière. C'est d'ailleurs cette vision de la famille qui nous incite à poser des questions systémiques lors des entrevues individuelles. Ces questions nous permettent, entre autres, d'avoir accès à des données systémiques comme les interrelations et les interactions entre les membres de la famille. Nous pouvons ainsi mieux comprendre la résilience familiale qui est plus que la somme des résiliences individuelles.

Par la suite, nous avons aussi constaté que le modèle McGill pouvait s'avérer pertinent pour notre recherche sur la résilience en raison de l'importance accordée à l'apprentissage. En effet, la notion d'apprentissage y est très présente et nous avons souligné précédemment que le concept de résilience fait référence, entre autres, à un apprentissage suite à un événement douloureux. De plus, nous avons pu remarquer, dans le modèle McGill, que la personne pouvait apprendre de ces expériences et que c'est à travers ces apprentissages qu'elle pouvait améliorer son potentiel de santé ce qui rejoint, en partie, la notion de croissance associée au concept de résilience.

Une autre similitude entre le modèle McGill et le concept de résilience est l'accent mis sur les forces et les ressources de l'individu et de la famille. Ainsi, le concept de résilience met l'accent sur les forces et ressources plutôt que sur les faiblesses et les problèmes. Quant au modèle, il stipule que l'infirmière doit travailler en collaboration avec la famille en misant sur ses forces et ses ressources afin de l'aider à développer son potentiel de santé. Pour cette raison, il nous semble que le concept de résilience s'harmonise très bien avec cette dimension du modèle McGill.

Nous croyons également que le modèle McGill, de par la collaboration qu'il préconise entre l'infirmière et la famille, peut très bien être relié à une approche de recherche qualitative comme c'est le cas dans la présente recherche. En effet, lorsqu'on choisit une approche qualitative, la participation active des participants et la collaboration entre le chercheur et les participants sont des éléments essentiels. Allen et ses collaborateurs favorisent d'ailleurs cette participation active des familles. De la même façon, l'utilisation des entrevues semi structurées comme nous prévoyons le faire lors de la collecte des données, rejoint bien cette notion de collaboration et de participation active des familles.

Finalement, en raison des similitudes entre le concept de résilience et la vision proposée par le modèle McGill nous croyons que ce modèle constitue une toile de fond théorique fort pertinente pour notre recherche portant sur la résilience des familles suite au suicide d'un adolescent.

Chapitre 3 - Méthode

Le présent chapitre porte sur la méthode de recherche utilisée pour effectuer cette étude portant sur la résilience des familles endeuillées par le suicide d'un adolescent. Dans un premier temps, le type d'étude choisi pour répondre au but de la recherche, soit la théorisation ancrée, sera présenté. Par la suite, le déroulement de la recherche sera décrit ainsi que l'aspect éthique. Finalement, une présentation des familles rencontrées sera faite, ce qui permettra, entre autres, de mieux saisir leur diversité.

Le type d'étude

Une approche qualitative

Le but de cette recherche étant de proposer une théorie du processus de résilience familiale à partir de ce que vivent des familles endeuillées par le suicide de leur adolescent, une approche qualitative s'est avérée très pertinente. En effet, elle permet de comprendre un phénomène en profondeur et de mieux capter, en termes de processus, l'expérience que vivent des personnes en invitant le chercheur à entrer dans leur monde, dans leur réalité afin d'en saisir le mieux possible les particularités (Streubert Speziale & Carpenter, 2007). De plus, l'utilisation d'une telle approche incite le chercheur à observer, décrire, interpréter et apprécier un milieu et un phénomène tels qu'ils se présentent, et ce, sans chercher à les contrôler (Pires, 1997). Ces caractéristiques sont précieuses pour atteindre le but de la présente étude. Il existe diverses approches qualitatives, celle retenue est la théorisation ancrée. Voyons ce qui en justifie le choix.

La théorisation ancrée

La théorisation ancrée est une approche de recherche conçue par Glaser et Strauss en 1967 pour explorer des processus sociaux complexes comme la résilience familiale, et ce, à partir du vécu des individus (Streubert Speziale & Carpenter, 2007). Selon Streubert et Carpenter (2011), on utilise cette approche lorsque le but est de comprendre en profondeur un processus psychosocial et de l'expliquer par la construction d'une théorie. Comme son nom l'indique, la théorisation ancrée vise ultimement, à partir de données empiriques, l'élaboration d'une théorie de niveau intermédiaire, substantive ou formelle (Wuest, 2007). Pour la pratique infirmière, il s'agit d'une approche méthodologique fort pertinente car, comme l'indique Wuest (2007), elle permet de développer une théorie explicative des comportements humains dans un contexte social, ce avec quoi l'infirmière est souvent appelée à travailler. Afin de bien décrire cette approche méthodologique, après avoir présenté les orientations paradigmatiques, nous décrirons les assises de la théorisation ancrée. Finalement, comme il existe plus d'une vision de la théorisation ancrée, nous présenterons celle adoptée dans le cadre de cette étude, la vision straussienne (Corbin & Strauss, 2008; Strauss & Corbin, 1998).

Orientation paradigmatique. En recherche, un paradigme est une vision du monde adoptée par le chercheur qui influence son ontologie, son épistémologie et sa méthodologie (Denzin & Lincoln, 2008). On distingue quatre grands courants paradigmatiques soit : le positivisme, le post positivisme, le constructivisme et la critique (Denzin & Lincoln, 2008). Au moment de l'ébauche de la théorisation ancrée, dans les années 60, le paradigme influent est alors le post-positivisme (Streubert & Carpenter, 2011; Wuest, 2007). Selon ce paradigme, une théorie unique peut exister même si elle ne peut être comprise que de façon imparfaite par le chercheur. De plus, l'objectivité du chercheur est un idéal à atteindre et il est possible de confirmer les résultats de l'étude en la reproduisant ou en analysant la concordance entre ces derniers et les connaissances actuelles (Wuest, 2007). Toutefois, même si le post-positivisme s'avère le paradigme le plus influent lors de l'élaboration de la théorisation ancrée, nous croyons, tout comme Wuest (2007) ainsi que Corbin et Strauss (2008), que cette approche méthodologique rejoint davantage le paradigme du constructivisme.

En effet, pour le paradigme constructiviste, les réalités sociales sont relatives car il n'existe pas une seule vérité et la subjectivité du chercheur est bienvenue (Corbin & Strauss, 2008; Denzin & Lincoln, 2008). C'est aussi ce qu'on affirme en théorisation ancrée tout en insistant aussi sur la sensibilité théorique du chercheur qui influence la collecte et l'analyse de ses données, ce qui rejoint aussi la position du constructivisme (Corbin & Strauss, 2008; Wuest, 2007). Ce qui crée des liens encore plus étroit entre la théorisation ancrée et le paradigme constructiviste, est le fait que, selon Wuest (2007), la théorie est construite par le chercheur à partir, entre autres, de la vision des participants.

Assises de la théorisation ancrée. Afin de mieux comprendre la théorisation ancrée, il est également nécessaire d'en connaître les assises ou fondements théoriques à partir desquels elle a été élaborée. Tout d'abord, la théorisation ancrée s'enracine dans les préceptes de l'interactionnisme symbolique et du pragmatisme (Corbin & Strauss, 2008; Streubert & Carpenter, 2011; Wuest, 2007). Selon l'interactionnisme symbolique, l'individu agit en fonction du sens qu'il donne aux choses et ce sens se crée à travers l'interaction, il est donc constamment en changement (Wuest, 2007). Ainsi, les acteurs sociaux sont les seuls à pouvoir indiquer au chercheur la signification qu'ils donnent au monde social qui les entoure (Mucchielli, 2004). L'interactionnisme symbolique incite donc le chercheur à s'intéresser à la perception qu'a l'individu de la réalité et à l'influence de ses croyances sur ses actions. L'individu est donc le créateur de sa propre réalité et lui seul peut nous en donner la signification. De plus, le sens que donne l'individu à la réalité et qui lui est spécifique pourra être exprimé sous forme de symboles langagiers comme les mots. Dans cette optique, le chercheur doit donner la parole aux participants, les laissant s'exprimer sur leur vécu en évitant d'orienter leur discours. En ce sens, la collecte des données doit se faire

89

principalement grâce à des entrevues non structurées ou semi-structurées, comme c'est le cas dans la présente recherche.

Quant au pragmatisme, il réfère à la nécessité d'enraciner la théorie dans la réalité et met l'emphase sur l'observation *in situ* (Wuest, 2007). En effet, selon cette philosophie, la connaissance ne peut provenir d'une approche déductive, elle se développe plutôt de façon inductive en ce sens que le chercheur construit une théorie à partir d'observations et de données (Corbin & Strauss, 2008; Strauss & Corbin, 1998; Streubert & Carpenter, 2011). La limite d'une telle procédure est la possibilité que le chercheur construise une théorie à partir de situations exceptionnelles et donc que les résultats ne soient pas transférables, par la suite, à d'autres groupes que celui à l'étude. Pour contrer cette limite, les chercheurs doivent tenter d'obtenir un échantillonnage varié et d'atteindre une saturation empirique des données, (Pires, 1997; Streubert & Carpenter, 2011). Cette saturation empirique survient lorsque le chercheur considère que l'ajout de matériel (documents, entrevues, observations) ne permettrait pas d'ajouter de nouvelles informations à l'analyse (Pires, 1997). De plus, afin de permettre la transférabilité des résultats, une description assez précise des participants, quoique respectueuse de la confidentialité, doit être présente. Pour certains chercheurs plutôt issus des sciences de la nature, l'approche inductive est moins fiable car il est impossible, au cours d'une seule recherche, d'obtenir suffisamment de données pour permettre aux chercheurs d'émettre des certitudes. Toutefois en sciences humaines, les approches déductives peuvent aussi être problématiques car la vérité absolue est, pour ainsi dire, quasi inexistante (Streubert & Carpenter, 2011). D'ailleurs, selon les assises de la théorisation ancrée, il n'existe aucune vérité absolue car cette dernière évolue et se modifie plutôt en fonction des nouvelles découvertes (Wuest, 2007). De plus, comme les recherches en sciences humaines se déroulent généralement dans le milieu naturel, il est difficile de mettre en place toutes les conditions idéales et de contrôler parfaitement les variables comme l'exigent les approches plus déductives.

La vision straussienne de la théorisation ancrée. Bien que la théorisation ancrée ait été, tout d'abord, développée par Glaser et Strauss en 1967, au cours des années qui ont suivi, les deux fondateurs se sont séparés, ce qui a donné naissance à deux visions de la théorisation ancrée. Ainsi, de nos jours il y a la vision classique inspirée des travaux de Glaser et la vision straussienne. Dans le cadre de cette recherche, nous avons opté pour la théorisation ancrée telle que développée plus précisément par Strauss et Corbin (1998) et Corbin et Strauss (2008) puisqu'elle correspond davantage à nos valeurs tout en convenant mieux à un contexte académique de recherche.

La vision straussienne de la théorisation ancrée se distingue de la vision classique à différents niveaux. Tout d'abord, selon Corbin et Strauss (2008), il est possible d'entamer une revue des écrits avant le début de la recherche. Une telle recension, moins recommandée dans la vision classique, permet de répondre aux demandes académiques, d'identifier les connaissances qui existent dans le domaine, de justifier la pertinence de la recherche et d'identifier des questions initiales pour les entrevues (Corbin & Strauss, 2008; Wuest, 2007). Selon cette vision, il est impossible pour le chercheur d'être totalement objectif face au sujet de recherche. Il faut davantage viser une ouverture d'esprit qu'une tête exempte d'idées préconçues (Corbin & Strauss, 2008).

L'échantillonnage théorique est une notion importante en théorisation ancrée. Il s'agit de choisir les participants en fonction de l'apport qu'ils pourront faire aux données en fonction de l'analyse qui se déroule simultanément à la collecte (Corbin & Strauss, 2008; Strauss & Corbin, 1998; Wuest, 2007). Toutefois, selon la vision straussienne, ce type d'échantillonnage peut également se faire même lorsque toutes les données sont collectées. Pour ce faire, Corbin et Strauss (2008) mentionnent que le chercheur doit alors revoir les données obtenues avec un regard neuf et de nouvelles idées en tête pour confirmer ou infirmer, par exemple, une observation faite lors de l'analyse initiale ou préliminaire d'une entrevue réalisée plusieurs semaines ou mois auparavant (Corbin & Strauss, 2008). C'est d'ailleurs une optique intéressante dans le cadre d'une recherche académique qui, en raison de la limite de temps, rend difficile la sélection progressive des participants. Dans le même ordre d'idées, la vision straussienne admet que la saturation empirique des données puisse être difficilement atteignable et que, dans ce contexte, le chercheur doit plutôt viser la profondeur des concepts ou la saturation théorique comme nous avons tenté de le faire dans le cadre de cette recherche (Corbin & Strauss, 2008). En effet la saturation théorique survient lorsque le chercheur considère que les données n'apportent plus de nouvelles propriétés au concept ou à la catégorie qu'il est en train d'analyser (Pires, 1997).

Du point de vue de la collecte des données, la vision straussienne se distingue également de la vision classique. En effet, alors que la vision classique ne considère pas nécessaire l'enregistrement et la transcription des entrevues, la vision straussienne reconnaît leur importance (Wuest, 2007). Comme nous étions novice en théorisation ancrée, le fait d'enregistrer et de transcrire les entrevues permet d'avoir accès à l'ensemble des données au cours de l'analyse. De plus, même si la vision straussienne reconnaît la force des entrevues non structurées pour obtenir les données, elle suggère au chercheur, du moins pour les premières entrevues, d'utiliser une liste de thèmes à aborder afin d'aider le participant qui peut avoir plus de difficulté à s'ouvrir sans toutefois orienter les entrevues (Corbin & Strauss, 2008). Une telle liste doit toutefois être mise à jour au fur et à mesure que les entrevues et l'analyse des données progressent.

Finalement, la théorisation ancrée, qui s'inscrit selon nous dans le paradigme du constructivisme, est l'approche de choix pour proposer une théorie du processus de résilience des familles endeuillées par le suicide d'un adolescent. En effet, cette approche est d'une grande pertinence lorsque le chercheur désire comprendre un processus social complexe alors que peu d'études existent sur ce sujet ou que les résultats ne permettent pas une compréhension satisfaisante du processus en question comme c'est le cas avec la résilience familiale. De plus, la vision straussienne est, à nos yeux, préférable à la vision classique car elle s'adapte mieux à un contexte académique de recherche et répond davantage aux besoins des novices en théorisation ancrée.

Le déroulement de l'étude

Après avoir précisé et justifié le choix méthodologique, nous décrirons le déroulement de l'étude. Dans un premier temps, nous expliquerons brièvement ce que nous appelons la phase préparatoire de la recherche qui nous a aidée, entre autres, à bâtir le canevas d'entretien. Par la suite, après avoir expliqué comment s'est construit l'échantillonnage théorique, seront décrites les étapes de collecte et d'analyse des données. Nous compléterons cette section en traitant des critères de scientificité pour la recherche qualitative.

La phase préparatoire

En théorisation ancrée, il est recommandé de reconnaître ses idées préconçues et de faire preuve de transparence par rapport à celles-ci (Corbin & Strauss, 2008). C'est pourquoi nous présentons la phase préparatoire qui a eu lieu avant le début de la recherche et qui en a favorisé l'élaboration. Cette phase nous a permis, entre autres, une préparation adéquate pour la collecte des données. En effet, afin de favoriser chez les familles endeuillées le partage de leur expérience autour de la résilience, il importe d'être bien préparé à recueillir les données qui documentent le mieux possible le phénomène étudié.

Dans un premier temps, en accord avec la vision straussienne de la théorisation ancrée, nous avons jugé pertinent de lire sur la résilience et la résilience familiale afin d'identifier les connaissances actuelles sur le sujet et certaines pistes pour la collecte des données. Ainsi, une recension critique des principaux écrits portant sur ces deux thèmes a été entreprise et s'est poursuivie, bien sûr, tout au long de l'étude. Cette recension nous a donc permis de constater que les connaissances sur le sujet étaient limitées. De plus, elle nous a permis d'élaborer la liste de thèmes à aborder en cours d'entrevue.

De plus, compte tenu du projet de recherche de notre directrice de thèse, pour lequel nous avons aussi travaillé à titre d'assistante de recherche, nous avons eu accès à des entrevues effectuées avec des proches d'adolescents qui avaient mis fin à leurs jours. Le but de l'étude était de comprendre le sens de ces suicides et pour y arriver, des histoires de vie avaient été construites à l'aide de témoignages de proches incluant ceux des parents et de la fratrie. Comme ces entrevues en profondeur étaient non directives, ces proches ont eu l'occasion de partager ce qu'ils avaient vécu depuis le suicide de leur adolescent. Par conséquent, même si l'intention de l'interviewer n'était pas de cerner la résilience familiale, certains éléments se rapportant à celle-ci transparaissaient dans leur discours et ont été aidants pour organiser, entre autres, notre collecte de données et la liste des thèmes à aborder. D'ailleurs, sans qu'il n'y ait eu de question précise sur ce sujet, certaines familles ont également mentionné avoir changé positivement depuis le suicide, ce qui favorisait la réflexion sur la résilience familiale suite au suicide d'un adolescent.

Cette phase préparatoire à la recherche nous a donc permis de constater que peu d'études existent sur les sujets de la résilience et de la résilience familiale. De plus, cette phase nous a sensibilisée à certains éléments pouvant être associés à la résilience familiale. Il a donc été possible, grâce à celle-ci d'établir une liste des thèmes à aborder lors de nos entrevues semi-structurées.

Le recrutement des participants

Lors du recrutement des participants, malgré les contraintes du contexte académique de la recherche, nous avons tenté de respecter le principe de saturation empirique des données tel que préconisé par la théorisation ancrée (Corbin & Strauss, 2008; Streubert & Carpenter, 2011). C'est d'ailleurs pourquoi nous avons poursuivi le recrutement des participants jusqu'à la toute fin de l'analyse. En effet, une sœur a été rencontrée en fin d'analyse afin de nous permettre d'avoir un autre point de vue sur le vécu de sa famille depuis le suicide. Afin de dresser un portrait complet du recrutement des participants dans le cadre de cette étude, nous allons tout d'abord définir en quoi consiste la famille. Par la suite, les facteurs d'inclusion et d'exclusion seront présentés tout comme les procédures ayant permis le recrutement. Afin de ne pas perdre le fil du déroulement de la recherche, la présentation détaillée des familles ayant participé à l'étude se fera plutôt à la toute fin du chapitre.

Définition de la famille. Dans le contexte social actuel, nous avons décidé d'opter pour la définition de la famille telle que proposée par Wright et Leahey (2001). Ainsi, l'individu lui-même est considéré comme celui pouvant le mieux identifier les personnes qui font partie de sa famille. Dans le cadre de cette recherche, comme il est impossible de questionner l'adolescent suicidé quant aux individus qui font partie de sa famille, nous avons demandé à l'un des deux parents biologiques ou aux deux d'identifier les membres qui, selon eux, font partie de la famille. Ainsi, à la lumière de leurs informations, la famille est constituée des membres vivant ensemble ou ayant vécu ensemble un certain nombre d'années. Ainsi, pour les familles nucléaires, le système familial comprend le père, la mère et les enfants. Lorsqu'il s'agit de famille séparée ou divorcée, la famille de l'adolescent demeure ses parents et les membres de la fratrie. Toutefois, il est possible que deux sous-systèmes se soient développés soit celui composé de la mère et de ses enfants et celui du père avec ses enfants. Finalement, lorsqu'il s'agit de famille recomposée, le nouveau conjoint ainsi que ses enfants, s'il y en a, font eux aussi partie du système familial. Nous verrons, dans la présentation des familles, plus spécifiquement en quoi consistent les différents systèmes familiaux rencontrés.

Facteurs d'inclusion et d'exclusion. Avant de débuter le recrutement, nous avons identifié les facteurs d'inclusion et d'exclusion à notre étude. Comme facteurs d'inclusion, à prime abord, nous avons choisi d'inviter à participer à l'étude les parents et la fratrie de familles ayant vécu le suicide d'un de leur adolescent (suicidé entre l'âge de 12 à 18 ans) depuis au moins un an. Toutefois, suite à une discussion avec notre directrice de thèse et les membres de notre comité d'approbation, nous avons accepté une famille dont l'adolescent s'était suicidé à 19 ans. Nous avons inclus cette famille à l'étude puisqu'au moment de son décès, le jeune vivait toujours avec ses parents et avait un vécu typique d'adolescent. De plus, nous avons choisi de demander un délai d'au moins un an depuis le suicide car nous souhaitions expliquer le processus de résilience familiale de la façon la plus complète possible. Il était donc important que les familles aient franchi certaines étapes du processus de deuil tout en sachant aussi que personne ne vit un deuil de façon identique et qu'il peut y avoir un processus itératif en ce qui a trait aux étapes de deuil. De plus, comme nous devions analyser en profondeur le *verbatim* des participants, nous avons choisi d'inclure uniquement les familles dont les membres pouvaient s'exprimer aisément en français. Comme nous savions que les données provenant de *verbatim* des entrevues allaient être précieuses, la capacité d'expression verbale de nos sujets prenait beaucoup d'importance. Ainsi, en ce qui a trait à l'âge minimal de participation, nous avons décidé d'inclure des frères ou sœurs âgés de 12 ans et plus. En effet, une recension d'écrits sur l'adolescence permet de constater qu'à cette étape de vie la croissance du développement cognitif ainsi que de la capacité d'abstraction donnent, non seulement plus d'habileté à nuancer diverses perspectives, à détecter des situations de plus en plus complexes (Larson & Asmusser, 1991; Abe & Izard, 1999) mais aussi à comprendre la mort comme étant irréversible (Hanus, 1994; Jacques, 1998), ce qui est fort pertinent lorsqu'on s'intéresse à la résilience suite à un suicide. Il était entendu qu'avant de rencontrer ces jeunes de moins de 18 ans, nous allions obtenir le consentement d'au moins un parent en plus de leur propre assentiment. Les parents ont dû également nous confirmer que le jeune connaissait la cause du décès. Nous voulions ainsi éviter de dévoiler un secret, ce qui aurait pu occasionner une souffrance additionnelle. En effet, comme le mentionne Gratton (1999) dans une recension des écrits portant sur le secret et le deuil, il arrive que les parents, compte tenu des particularités du deuil par suicide et voulant protéger les enfants survivants, choisissent de garder secrète la cause du décès.

Pour ce qui est des critères d'exclusion, nous avons choisi de ne pas rencontrer les participants pour lesquels un problème de santé mentale ou toute autre condition médicale pouvant les empêcher de participer à l'étude serait identifié. Pour ce qui est de la santé mentale, nous avons décidé d'exclure les participants pour lesquels un problème de santé mentale était clairement identifié comme la présence d'une psychose ou une dépression pour laquelle les symptômes tels que la tristesse, l'anhédonie, les problèmes de sommeil et ou d'appétit étaient très présents au moment de la rencontre. Étant donné notre expérience en santé mentale et compte tenu que nous sommes infirmière et que, selon l'article 36 de la Loi des infirmières et infirmiers du Québec, l'évaluation de la condition mentale des personnes fait partie des activités réservées de l'infirmière nous étions en mesure d'évaluer l'admissibilité des participants (Québec, mise à jour 2012). De plus, un des comités d'éthique exigeait que les participants complètent un formulaire d'admissibilité avant de débuter les entrevues (Appendice A). Par ailleurs, nous avions également la possibilité de discuter, en cas de doute ou d'incertitude, avec une psychologue de l'Université de Montréal, madame Sylvie Corbeil. Sur le plan éthique, nous voulions ainsi éviter d'accentuer les difficultés de personnes qui seraient particulièrement fragiles. Toutefois, selon une étude de Dyregrov (2004), la participation à des entrevues de recherche s'avère une expérience plutôt positive pour les endeuillés suite à un suicide. En effet, dans cette étude, les endeuillés rapportent que l'opportunité de parler de la personne décédée et de ce qui est arrivé avant, pendant et après le décès est ce qui a été le plus bénéfique pour eux.

Procédure pour le recrutement. Comme la présente recherche requiert la participation des familles endeuillées par suicide d'un adolescent et que le nombre d'adolescents suicidés québécois est limité (et heureusement, bien sûr), le recrutement de ces familles s'est avéré complexe. Après avoir obtenu le certificat d'éthique (nous y reviendrons), notre directrice a envoyé une lettre d'invitation (Appendice B) aux familles qui avaient participé à sa recherche portant sur le suicide des adolescents. Conformément aux exigences du comité d'éthique de la recherche des sciences de la santé de l'Université de Montréal (CERSS), cette lettre les informait du projet de recherche, des modalités de participation et des risques pouvant être associés à cette étude. Aucune pression n'a été mise sur les participants pour qu'ils acceptent de collaborer à la présente étude. Nous avons pu recruter deux familles grâce à ces lettres d'invitation.

Toujours grâce à notre directrice de recherche et ses publications sur le suicide des jeunes, comme certaines familles étaient entrées en contact récemment avec elle par courriel afin de discuter du suicide de leur adolescent, un courriel leur a été envoyé par celle-ci pour les informer de la présente étude auquel était jointe la lettre d'invitation. Encore une fois, les familles étaient libres d'accepter ou non de participer à l'étude. Deux familles ont été recrutées de cette façon.

Simultanément, afin d'avoir accès à un plus grand nombre de familles endeuillées par le suicide d'un adolescent, nous avons établi des collaborations avec des intervenants œuvrant dans les milieux communautaires. En effet, certains centres de prévention du suicide ainsi que des centres de santé et de services sociaux (CSSS) interviennent auprès de groupes de personnes endeuillées par suicide. Ainsi, après avoir obtenu le certificat d'éthique nécessaire auprès d'un CSSS de la grande région métropolitaine nous avons fait parvenir aux groupes d'endeuillées du CSSS des lettres d'invitation qu'ils pouvaient afficher et remettre aux familles bénéficiant de leurs services. Nous avons préalablement rencontré les professionnels œuvrant au sein de ces groupes afin de leur parler de notre étude, du but, des conditions de participation, de notre engagement à respecter la confidentialité ainsi que des conditions d'inclusion et d'exclusion. Suite à cette rencontre, des lettres d'invitation ont également été envoyées par les intervenants à des anciens participants qui, selon eux, pourraient être intéressés à collaborer à la recherche. Ce sont les familles elles-mêmes qui, après avoir pris connaissance de la lettre d'invitation, communiquaient avec nous par téléphone (notre numéro étant inscrit sur l'invitation). Ce contact téléphonique permettait alors de répondre aux questions des familles et de préciser un moment et un lieu de rendez-vous, si la famille consentait à participer. Deux familles ont été recrutées ainsi.

De plus, étant membre d'un centre de recherche sur le suicide qui regroupe, non seulement des chercheurs mais aussi des intervenants dans le domaine du suicide, nous leur avons transmis l'information relative à notre projet de recherche, verbalement lors de réunions et par courriel, en incluant la lettre d'invitation, afin qu'ils puissent nous mettre en contact avec des participants potentiels. Un courriel avec la lettre d'invitation a également été envoyé via le centre de recherche à tous les membres inscrits à la liste de diffusion afin de les informer du recrutement en cours et du projet de recherche. Une famille a été recrutée ainsi.

Même si le recrutement de familles endeuillées par le suicide d'un adolescent n'est pas aisé, nous avons bénéficié de rencontres avec les membres de sept familles ayant vécu le suicide de leur adolescent depuis au moins un an. L'une d'elles avait vécu le suicide de deux de leurs adolescents. Au total, ce sont 17 endeuillés que nous avons pu rencontrer soit de façon individuelle ou en groupe.

Les outils de collecte des données

Dans cette section, nous traiterons des outils de collecte des données que sont : l'entrevue semi-structurée, les documents personnels pertinents, les notes de terrain ainsi que le questionnaire sociodémographique. L'utilisation de diverses sources permet ainsi d'obtenir des données variées afin d'enrichir l'analyse et les résultats de recherche (Laperrière, 1997; Lincoln & Guba, 1985).

L'entrevue semi structurée. L'approche par théorisation ancrée vise à enraciner la théorie dans la réalité et pour y arriver la perspective des acteurs sociaux devient essentielle (Laperrière, 1997). Comme le suggèrent Corbin et Strauss (2008), nous avons choisi, afin d'obtenir le point de vue des acteurs sociaux, de mener des entrevues semi-structurées avec une liste de thèmes à aborder afin d'aider les participants. Il s'agit du canevas d'entretien sur lequel nous reviendrons. Ce type d'entrevue donne la possibilité au participant d'être actif en s'exprimant davantage tout en livrant sa vision personnelle de l'événement (Chenitz & Swanson, 1986; Daunais, 1992). Pour sa part, le chercheur a pour tâche de motiver l'interlocuteur tout en s'assurant que les thèmes essentiels sont abordés, et ce, afin d'obtenir des données pertinentes. Il s'assure d'avoir accès à toutes les composantes importantes du phénomène à l'étude c'est-à-dire le processus de résilience tel que vécu par les familles endeuillées.

Pour amorcer l'entretien, nous décrivions aux familles le but de notre recherche et les raisons ayant mené à notre questionnement. Par la suite, afin d'entamer l'échange, nous leur demandions de nous parler de leur vie de famille avant le suicide de leur adolescent, du moment du suicide ainsi que des jours, semaines, mois et années ayant fait suite au décès. Nous désirions ainsi voir le cheminement parcouru par les familles ainsi que les changements survenus depuis le suicide. Afin de faciliter notre tâche en tant que chercheur et dans le but d'aider certains participants à s'exprimer davantage sur leur vécu, nous avions élaboré un canevas d'entrevue (Poirier, Clapier-Valladon, & Raybault, 1993) à partir d'une liste de thèmes tel que préconisé par Corbin et Strauss (2008). Ce canevas (Appendice C) a été construit à partir de notre recension des écrits en lien avec la résilience, le deuil suite au suicide et l'approche familiale, notre expérience en tant qu'infirmière en pédopsychiatrie et notre réflexion suite à la collaboration au projet de recherche de notre directrice de thèse. En cours de collecte des données, il a été bonifié lorsque certaines familles nous amenaient sur des pistes non prévues comme l'arrivée d'un nouvel enfant au sein de la famille qui pouvait entraîner une peur de l'attachement chez les parents. Suite à cette information livrée lors de la première entrevue, nous nous sommes assurée d'aborder ce thème avec chacune des familles. De plus, lors des entrevues, le canevas était consulté seulement lorsque les participants avaient terminé de s'exprimer librement afin de vérifier si tous les thèmes avaient été abordés. De plus, afin de créer un environnement favorable à l'échange et ainsi encourager les participants à s'ouvrir davantage, nous respections les divers principes de l'entrevue comme la création d'un climat de confiance, le respect du rythme des personnes, l'évitement d'interruption et l'encouragement de l'échange par des signes d'écoute active (Blanchet & Gotman, 1992; Daunais, 1992). C'est également dans le but de créer un environnement favorable à l'échange que nous avons respecté le choix des participants quant au lieu de l'entrevue. Ainsi, alors que, pour la plupart des entrevues, nous nous sommes rendue au domicile familial, deux entrevues ont eu lieu au restaurant. Dans de telles situations, afin d'assurer la confidentialité et la tranquillité tout au long de l'entrevue, nous avons choisi des places en retrait.

Par ailleurs, selon leur désir, les entrevues ont été effectuées auprès des membres de la famille de façon individuelle (10), en couple (2) ou en groupe (1). Les entrevues individuelles permettaient aux participants de se livrer en toute confiance sans crainte du jugement des autres membres de la famille. De plus, comme le suicide est un événement pouvant engendrer, au sein de la famille, des secrets compte tenu, par exemple, de la honte et de la stigmatisation qui peuvent y être associées (Gratton, 1999), nous pensons que les rencontres individuelles favorisaient une expression plus aisée du vécu de chacun. Toutefois, il est à noter que durant les entrevues, et ce, même si nous devions assurer la confidentialité, les participants étaient informés que cette confidentialité ne pourrait être respectée si, dans leurs propos, nous percevions un danger pour eux-mêmes ou pour les autres. Par ailleurs, les entrevues de couple ou de groupe permettaient d'ouvrir la discussion au sein de la famille sur un sujet rarement abordé. De plus, ce type d'entrevue nous a également permis d'observer les interactions entre les membres de la famille ainsi que des comportements non verbaux qui constituaient d'autres données pertinentes pour proposer une conceptualisation de la résilience familiale suite à un suicide d'adolescent. Ces données étaient consignées dans nos notes de terrain. Toutefois, peu importe le nombre de participants présents lors des entrevues, Wright et Leahey (2001) mentionnent que le nombre de participants n'a pas vraiment d'importance si l'infirmière adopte une vision familiale et que les questions qu'elle pose incitent les membres présents à s'exprimer en termes de famille. Nous avons donc tenté de formuler nos questions de façon à faire ressortir les interactions entre les membres afin de mieux connaître le système familial, et ce, même si nous rencontrions les membres de façon individuelle.

Finalement, afin de permettre l'analyse du contenu des entrevues, celles-ci ont, tout d'abord, été enregistrées sur bande magnétique avec le consentement des participants. Par la suite, nous avons transcrit nous-mêmes le contenu de toutes les entrevues intégralement. C'est donc à partir de ces transcriptions que s'est poursuivie l'analyse des données. Par contre, il est arrivé à une reprise que la fin d'une entrevue n'a pu être enregistrée. À ce moment, nous avons immédiatement résumé la fin de l'entrevue sur notre enregistreuse et transcrit ce résumé dans une note de terrain afin de pouvoir utiliser ces informations lors de l'analyse.

Les documents personnels. Les documents personnels sont précieux car ils constituent un type de données variées et riches permettant quelquefois d'appuyer et de mieux comprendre les informations obtenues lors des entrevues. Laperrière (1997) précise qu'ils font référence à tous documents susceptibles d'aider le chercheur à mieux comprendre le phénomène à l'étude qui, pour nous, est la famille et le processus qu'elles ont suivi suite au suicide de leur adolescent. Par exemple, alors que des parents insistaient sur les bienfaits, pour leur cheminement, de l'homélie du prêtre lors des funérailles de leur fille, nous les invitions à partager avec nous cette homélie afin que nous puissions en prendre connaissance pour mieux comprendre leur vécu. Par ailleurs, ils nous ont demandé de ne pas l'utiliser textuellement dans notre recherche afin de respecter le prêtre qui l'avait composé, ce que nous avons, bien entendu, respecté. D'autres participants nous ont permis de consulter leurs journaux intimes ou les albums de photos de leur adolescent. Certains parents avaient participé à des entrevues télévisées en lien avec le suicide de leur enfant et nous ont permis de les consulter et d'utiliser l'information qui y était contenue. Bien sûr, nous avons toujours mentionné aux parents qu'ils n'avaient aucune obligation de nous fournir de tels documents. Finalement, lorsque les participants permettaient la photocopie de leurs documents, les originaux leurs étaient remis la journée même.

Les notes de terrain. Comme autre outil de collecte de données, il y a également les notes de terrain qui constituent le compte-rendu de nos impressions post-entrevues. Elles permettent de rapporter les observations faites durant la rencontre quant au non verbal des participants ou encore aux interactions, alliances et dynamiques présentes au moment de la rencontre lorsque l'entrevue se déroule en présence de plus d'un membre (Wright & Leahey, 2001). Les notes de terrains permettent aussi au chercheur de décrire ses observations, ses hypothèses et ses propos personnels en lien avec ce qu'il vient de vivre durant l'entrevue (Streubert Speziale & Carpenter, 2007). C'est ainsi qu'avant et après chacune des entrevues, nous enregistrions nos commentaires quant au lieu de l'entrevue, les personnes présentes, nos impressions, nos observations, les interactions entre les membres ainsi que tout le non verbal qui n'avait pu être capté par l'enregistrement. De plus, nous émettions parfois certaines hypothèses quand au cheminement vécu par les participants rencontrés et nous faisions des parallèles avec les entrevues précédentes. Nous avons retranscrit chacune de ces notes de terrain afin d'en conserver la trace tel qu'illustré par un exemple (Appendice D).

Le questionnaire sociodémographique. Comme autre outil de collecte des données, un questionnaire sociodémographique (Appendice E) était administré à chacune des familles lors de la première entrevue. Nous pouvons ainsi faire un portrait succinct des familles en étant informée : de l'âge des participants et de l'adolescent au moment du suicide; du délai entre l'entrevue et le suicide; du type de famille au moment du décès soit : monoparentale, nucléaire ou recomposée. Ce questionnaire nous permettait aussi d'assurer une certaine variété entre les familles rencontrées.

Ainsi, les entrevues semi-structurées, les documents personnels, les notes de terrain ainsi que le questionnaire sociodémographique ont permis d'obtenir des données riches et variées.

L'analyse des données

Dans le cadre d'une étude par théorisation ancrée, la collecte et l'analyse des données se déroulent simultanément ce qui fait partie du processus de comparaison constante (Chenitz & Swanson, 1986; Corbin & Strauss, 2008; Laperrière, 1997; Streubert & Carpenter, 2011; Wuest, 2007). Nous avons donc débuté notre analyse dès la première entrevue afin d'adapter notre canevas d'entrevue, incluant la liste des thèmes, et viser la saturation des données. Après avoir fait un survol de l'analyse des données en théorisation ancrée, nous expliquerons comment s'est déroulée la codification des données selon le processus de comparaison constante. Finalement, comme nous avons choisi de poursuivre notre analyse afin de présenter différents idéal-types des familles faisant preuve de résilience, nous expliquerons ultérieurement en quoi ils consistent.

En théorisation ancrée, l'analyse des données se fait en suivant un processus circulaire de codification. Celle-ci a pour but d'élaborer des catégories pertinentes, leurs propriétés et leurs dimensions (Strauss & Corbin, 1998; Laperrière, 1997) pour ensuite pouvoir les lier dans un schéma explicatif que l'on peut qualifier de théorie intermédiaire (Corbin & Strauss, 2008; Paillé,

1994). Cette codification minutieuse et systématique est essentielle non pour atteindre la saturation empirique mais plutôt la saturation théorique (Laperrière, 1997). En théorisation ancrée, l'unité de base de l'analyse est le concept. Lorsque des concepts appartiennent à un univers semblable, ils peuvent être regroupés en catégories conceptuelles. Les faits ou les incidents qui ressortent des entrevues permettent de construire progressivement les concepts qui serviront ensuite à la théorisation (Laperrière, 1997). Tout au long de l'analyse, le chercheur doit s'imprégner constamment de ses données afin de pouvoir les comparer avec chaque nouvelle donnée qu'il obtient (Streubert & Carpenter, 2011). Il s'agit du processus de comparaison constante.

Dans le cadre de la présente étude, nos données ont été analysées en se basant sur l'approche proposée par Strauss et Corbin (1998). De plus, nous avons choisi d'utiliser le logiciel QDA-miner afin de nous aider dans la codification. Ainsi, selon Strauss et Corbin (1998), le processus de comparaison se divise en trois parties soit la codification ouverte, axiale et sélective que nous expliquerons tout en donnant des exemples issus de notre recherche. Toutefois, dans leur dernier écrit, Corbin et Strauss (2008) mentionnent que la codification ouverte et axiale se déroulent conjointement. Afin de faciliter la compréhension nous présenterons les trois étapes de façon distincte mais il importe de se rappeler qu'il s'agit d'un processus circulaire et itératif.

Codification ouverte. Cette première codification permet de faire émerger des données le plus grand nombre de concepts possibles (Laperrière, 1997; Wuest, 2007). Il s'agit en effet de dégager, nommer et thématiser, ligne par ligne, le *verbatim* des transcriptions d'entrevue (Paillé, 1994; Strauss & Corbin, 1998). Afin de favoriser l'élaboration du plus grand nombre de concepts, il est primordial pour le chercheur de ne pas étouffer leur foisonnement (Laperrière, 1997). Ainsi, au cours des premières lectures des transcriptions d'entrevue, le chercheur ne doit pas censurer les concepts qui émergent de son analyse du *verbatim*. De cette façon, plusieurs concepts peuvent ressortir de cette première étape de codification. D'ailleurs, dans le cadre de notre recherche, pour une seule famille, nous avons obtenu jusqu'à 200 codes (Appendice F). Le but de cette étape est de permettre au chercheur de regrouper des événements ou objets similaires sous un même concept. Cette première conceptualisation permettra ensuite un regroupement des concepts qui partagent les mêmes propriétés (Strauss & Corbin, 1998). C'est à cette étape que s'amorcent l'abstraction, l'ancrage et l'enracinement de la théorisation. Pour s'assurer que la conceptualisation soit enracinée, il est primordial que le nom donné aux divers concepts soit suggéré par le contexte ou le *verbatim* de l'entrevue (Strauss & Corbin, 1998; Wuest, 2007). Ainsi, lorsqu'une sœur mentionne : « ce qui m'a pas aidée, ben moi c'est, c'est l'espèce de standardisation là … faut passer par telle étape, telle étape, pis là faut que tu parles de ton toi intérieur » (S.B., sœur, p.197), nous avons choisi de nommer ce concept *la standardisation du deuil*. À cette étape, la sensibilité théorique du chercheur est précieuse. Paillé (1994) la décrit comme : « la capacité de tirer un sens des données, de nommer les phénomènes en cause, d'en dégager les implications, les liens, de les ordonner dans un schéma explicatif, bref de les analyser, de les théoriser » (p.160).   Au cours de cette codification ouverte, le chercheur doit aussi avoir la capacité de porter un regard pénétrant sur le phénomène tout en distinguant ce qui est fondamental du superflu.

Après avoir identifié bon nombre de concepts, le chercheur doit tenter une catégorisation. Il s'agit alors de regrouper certains concepts apparentés afin de créer une catégorie conceptuelle qui, elle, est plus abstraite tout en permettant d'expliquer ce qui se passe. Ainsi, après avoir fait la codification initiale, le chercheur reprend les codes énoncés et le *verbatim* afin de nommer de manière plus riche et plus englobante les phénomènes se dégageant des données (Paillé, 1994; Strauss & Corbin, 1998). Ainsi, à cette étape, nous avons regroupé le concept *standardisation du deuil* avec d'autres concepts tel que *gens qui ferment la porte à la communication* et *phrases toutes faites* sous la catégorie *ce qui est difficile/ce qui nuit au rebondissement*. Cette catégorisation est importante parce qu'elle permet de réduire le nombre de concepts avec lesquels l'analyste devra travailler. De plus, les catégories ont, tout comme les concepts, un pouvoir analytique puisqu'elles permettent d'expliquer et de prédire. Chaque catégorie peut être ensuite définie par le chercheur en termes de propriétés ayant leurs caractéristiques propres et de dimensions variant sur un continuum (Strauss & Corbin, 1998). Une fois ce niveau de conceptualisation atteint, le chercheur est alors en mesure de passer à l'étape suivante, soit la codification axiale.

Codification axiale. Le but de la codification axiale est d'établir des relations entre les catégories conceptuelles en fonction de leurs propriétés et leurs dimensions (Strauss & Corbin, 1998). Pour aider l'analyste à faire ressortir et à établir des liens, Strauss et Corbin proposent un « modèle paradigmatique » (*paradigm model*). Ce modèle aide à mieux circonscrire les composantes d'un processus ce qui est fort pertinent pour la présente recherche puisque la résilience familiale est vue comme un processus. Les principales composantes de ce modèle sont : le phénomène, les conditions, les actions/interactions et les conséquences. Ainsi, le *phénomène* consiste en catégories pouvant répondre à la question « Qu'est-ce qui se passe ». Dans le cadre de notre étude, le phénomène principal est, bien entendu, la résilience des familles endeuillées par le suicide d'un adolescent. Par la suite, les *conditions* sont l'ensemble des événements qui mènent au phénomène et qui permettent d'expliquer pourquoi les individus réagissent comme ils le font. Le chercheur doit s'assurer que les conditions émergent vraiment des données. Ces conditions peuvent être causales, intermédiaires et/ou contextuelles. Elles sont causales lorsqu'elles influencent le phénomène alors qu'elles sont intermédiaires si elles influencent l'impact des conditions causales sur le phénomène. Les conditions contextuelles sont celles qui, regroupées, constituent le problème que les personnes doivent affronter. Une troisième composante du paradigme est *l'action/interaction*. Il s'agit des stratégies et des actions routinières utilisées par les individus pour faire face au problème. Les stratégies représentent des actions délibérées alors que les actions routinières font référence à des habitudes. Les *conséquences* constituent la dernière composante de ce modèle et celles-ci peuvent être prévisibles ou non. Bien que ce paradigme puisse être aidant, il demeure un guide qui doit être utilisé avec souplesse car ce qui compte c'est que les relations établies favorisent une théorisation qui émerge des données et qui permette la meilleure explication possible du phénomène à l'étude. Ainsi, dans le cadre de la présente recherche, nous avons tout d'abord tenté d'identifier le phénomène, la résilience familiale, puis les différentes conditions comme les antécédents familiaux, le contexte émotionnel, le contexte social et les bouées de sauvetage. Par la suite, nous avons déterminé les actions permettant la résilience comme le fait de maintenir vivant le souvenir. Finalement nous avons défini les conséquences de la résilience familiale qui sont l'apprentissage et la croissance (Figure 1).

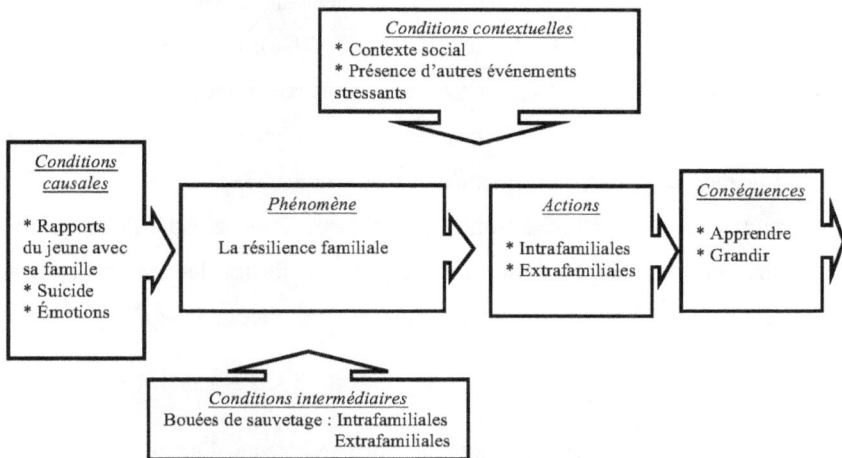

Figure 1. Diagramme préliminaire des catégories d'action

À cette étape de l'analyse, les mémos théoriques sont essentiels et deviennent de plus en plus ciblés (Laperrière, 1997; Paillé, 1994; Wuest, 2007). Les mémos consistent, pour le chercheur, à écrire ses réflexions personnelles, ses ébauches de théorisation et ses premières impressions. Il y consigne également les hypothèses ou propositions théoriques qui émergent durant la mise en relation. C'est à travers ces mémos et ces réflexions que nous avons élaborés, entre autres, les notions de naufrage et de rebondissement/émergence associés à la résilience familiale suite au suicide d'un adolescent. D'autres outils fort utiles, lors de la codification axiale, sont les diagrammes qui permettent de schématiser les relations établies et qui amorcent ainsi la modélisation (Laperrière, 1997; Paillé, 1994; Strauss & Corbin, 1998). Selon Paillé, cette étape de l'analyse est déterminante car les relations établies permettent de passer à un niveau plus dynamique.

Codification sélective. La dernière étape de l'analyse, en théorisation ancrée, est la codification sélective. À l'aide des catégories élaborées précédemment et des relations établies lors de la codification axiale, le chercheur tente d'intégrer le tout, de compléter l'analyse afin de proposer une théorie (Laperrière, 1997; Strauss & Corbin, 1998). Comme le mentionnent Strauss et Corbin (1998), le chercheur, après avoir réduit en concepts les multiples données, construit des énoncés relationnels pour proposer une explication théorique du phénomène. À ce moment, le cœur du phénomène à l'étude peut être synthétisé en quelques phrases. Dans le cadre de la présente étude, nous en sommes venue à envisager la résilience des familles suite au suicide d'un adolescent comme étant l'émergence malgré la blessure indélébile.

Pour réussir cette synthèse, le chercheur tente d'abord de définir la catégorie centrale ou le thème principal de la recherche (Paillé, 1994; Strauss & Corbin, 1998). Une catégorie est centrale lorsqu'elle a le pouvoir de rassembler toutes les autres catégories de façon à former un tout. Pour faciliter cette intégration, le chercheur peut utiliser des diagrammes et des schémas (Paillé, 1994; Strauss & Corbin, 1998; Streubert & Carpenter, 2011). L'étude de ces derniers lui permettra de raffiner le plus possible la théorie en émergence et d'en vérifier la logique interne. C'est à travers cette étape de l'analyse que nous avons développé notre modèle de la résilience familiale comprenant le cataclysme, la période de naufrage influencée par les bouées de sauvetage ainsi que la période de rebondissement et d'émergence comprenant les actions entreprises par la famille et les conséquences de la résilience sur les individus et la famille. À travers nos réflexions et nos discussions avec notre directrice et notre co-directrice, nous avons tenté d'identifier les faiblesses du modèle pour y remédier et ensuite éliminer ce qui est superflu afin de ne conserver que l'essentiel. De plus, afin d'augmenter la validité de la théorie émergente, il est recommandé de faire appel aux cas négatifs, soit les éléments qui infirment les hypothèses explicatives. Ceci amène le chercheur à raffiner sa théorie pour la rendre progressivement capable d'expliquer la plus grande partie des données empiriques (Deslauriers & Kérisit, 1997). Ainsi les cas négatifs lui permettent de vérifier la pertinence et la justesse de la théorie proposée. Nous avons eu la possibilité de rencontrer une famille séparée dont un des sous-systèmes, celui composé de la mère et de ses enfants, n'a pas été en mesure de faire preuve de résilience suite au suicide de l'adolescente. Il s'agissait alors pour nous d'un cas contraire qui nous a aidée à valider notre théorie, entre autres, l'aspect bénéfique des bouées de sauvetage pour les familles durant la période de naufrage. Ainsi, dans le cadre de cette recherche, la codification sélective nous a permis de présenter un modèle théorique de la résilience familiale suite au suicide d'un adolescent.

Idéal-type. Dans une approche en théorisation ancrée, habituellement l'analyse se termine avec la codification sélective et l'élaboration de la théorie en lien avec le phénomène à l'étude soit, dans notre cas, la résilience des familles suite au suicide d'un adolescent. Toutefois, en cours d'analyse, nous avons pris conscience que même s'il existe un processus général de résilience familiale, les familles semblaient avoir suivi des « trajectoires différentes » comme le mentionnent Strauss et Corbin (1998, p.156). Nous avons été incitée à raffiner davantage notre théorie lorsqu'on considérait ces différences entre les familles et plus particulièrement en ce qui a trait aux périodes de naufrage et de rebondissement/émergence. Suite à cette prise de conscience, illustrer ces diverses trajectoires par la construction d'idéal-types nous a semblé très pertinent pour souligner ces différences.

La méthode de l'idéal-type a été principalement développée par un des pères de la sociologie, Max Weber (Paillé & Mucchielli, 2003). Selon cette méthode d'analyse, le chercheur doit tenter de définir les types extrêmes (idéaux) en se basant sur les caractéristiques les plus typiques. C'est à partir de ces cas extrêmes qu'il est ensuite possible de hiérarchiser les cas concrets rencontrés (Paillé & Mucchielli, 2003). De plus, comme la sélection des caractéristiques dépend du choix du chercheur, il est possible de retrouver plusieurs idéal-types pour un même phénomène (Paillé & Mucchielli, 2003).

Dans le cadre de la présente recherche, nous avons identifié que le cheminement des familles rencontrées pouvait varier en fonction de deux dimensions soit la durée de la période naufrage ainsi que la continuité ou discontinuité de la période d'émergence. Nous avons donc identifié quatre types de trajectoires de résilience familiale suite au suicide d'un adolescent. Ces types vous seront présentés dans la deuxième section du chapitre d'analyse.

Ainsi, dans le cadre de la présente recherche, l'analyse des données s'est effectuée selon deux approches. Principalement, dans un premier temps, nous avons utilisé l'approche par théorisation ancrée et sa triple codification afin d'en arriver à proposer un modèle théorique de la résilience familiale suite au suicide d'un adolescent. Par la suite, comme nous avions identifié des trajectoires différentes dans le cheminement des familles, nous avons choisi d'utiliser la méthode de l'idéal-type de Weber afin de proposer une typologie des trajectoires de résilience familiale suite au suicide d'un adolescent.

Critères de scientificité

Toute recherche, qu'elle soit quantitative ou qualitative, se doit d'assurer une validité à ses résultats et une fidélité à ses techniques. Ainsi, il existe des critères de scientificité qui permettent d'assurer la rigueur d'une étude. En quantitatif, les auteurs parlent davantage de fiabilité ainsi que de validité interne et externe alors qu'en qualitatif, des auteurs comme Deslauriers (1991), Lincoln et Guba (1985), Streubert et Carpenter (2011) ainsi que Whittemore, Chase et Mandle (2001) parlent plutôt de crédibilité, d'authenticité, d'intégrité, de transférabilité et de fiabilité comme étant des critères à respecter par les chercheurs.

La crédibilité

La crédibilité est un des critères principaux en recherche qualitative. Il s'agit de démontrer que les résultats décrivent vraiment le phénomène à l'étude et donc qu'ils correspondent à la réalité telle que vécue par les participants. (Deslauriers, 1991; Streubert & Carpenter, 2011; Whittemore et al., 2001). Une façon d'assurer la crédibilité est d'utiliser le *verbatim* des participants pour appuyer notre théorisation. Ainsi, les résultats sont directement en lien avec le vécu des participants, et ce, à partir de leur discours.

Une autre façon de contribuer à la crédibilité de la recherche est d'utiliser la triangulation des données (Lincoln & Guba, 1985). Dans le cadre de notre étude, nous avons assuré cette triangulation grâce, tout d'abord, aux entrevues menées auprès de différents membres d'une même famille puis grâce à la combinaison de ces entrevues avec les données sociodémographiques, les documents personnels fournis par les familles et nos notes de terrain.

L'authenticité

Pour ce qui est de l'authenticité, elle fait référence au respect de la méthode de la recherche qui augmente l'assurance que les données sont analysées et interprétées adéquatement (Whittemore et al. 2001). Ainsi, afin d'assurer l'authenticité des résultats de l'étude nous avons suivi un processus rigoureux de codification tout en visant une saturation théorique des catégories d'analyse. Nous avions d'ailleurs la chance d'être dirigée et co-dirigée par des expertes de la théorisation ancrée. De plus, même s'il peut s'avérer difficile d'atteindre la saturation empirique, surtout dans un contexte académique, nous avons toujours tenté d'y arriver grâce entre autres à une diversification des familles et à la présence d'un cas contraire qui aide à confirmer notre proposition théorique.

Par ailleurs, pour assurer une certaine authenticité des résultats, le chercheur doit être conscient du rôle et de l'impact que sa présence peut avoir durant l'entrevue (Whittemore et al., 2001). Il doit donc faire mention de cette influence dans son rapport de recherche. Dans cette optique, nous avons toujours reconnu que notre recherche est le fruit d'une co-construction avec les familles.

L'intégrité

De son côté, le critère d'intégrité fait plutôt référence à l'analyse des données et au fait que le chercheur, tout en effectuant une analyse subjective des données, demeure préoccupé par la validation de ces interprétations (Whittemore et al., 2001). Pour assurer cette intégrité, le chercheur doit constamment appuyer ses interprétations et ses hypothèses sur les données obtenues durant la collecte des données.

Afin d'assurer l'intégrité de notre recherche, nous avons constamment appuyé notre analyse et nos interprétations sur des *verbatim* issus des entrevues que nous avons menées. En effet, comme nous avons enregistré puis transcrit intégralement chacune des entrevues et que l'analyse a été menée à l'aide du logiciel QDA miner, il nous était aisé de recourir aux matériaux recueillis pour appuyer notre analyse. Notre analyse est d'ailleurs parsemée de nombreux *verbatim* afin, entre autres, d'assurer l'intégrité de la recherche.

La transférabilité

Pour ce qui est de la transférabilité des résultats, celle-ci dépend en grande partie de la congruence entre les divers éléments de la recherche. Il s'agit ici de déterminer si l'articulation entre les éléments de la recherche et les résultats ainsi obtenus peuvent être transférés à un autre groupe d'individus vivant une situation semblable (Streubert & Carpenter, 2011; Whittemore et al., 2001). La transférabilité permet ainsi de déterminer si les résultats ont du sens pour les lecteurs. En qualitatif, plutôt que de parler de généralisation des résultats à l'ensemble de la population, on réfère plutôt à leur transférabilité d'un contexte à l'autre (Deslauriers, 1991). Selon Streubert et Carpenter (2011), ce n'est pas le chercheur lui-même qui peut déterminer si les résultats sont transférables ou non mais bien les lecteurs et les utilisateurs potentiels de la recherche. Le rôle du chercheur est donc de présenter le plus clairement possible les étapes de sa recherche, ce que nous avons fait le plus précisément possible ainsi que le contexte particulier dans lequel elle a été menée afin que d'autres chercheurs puissent évaluer si le contexte est suffisamment semblable pour permettre ce transfert des résultats (Lincoln & Guba, 1985).

Afin de rendre possible cette transférabilité des résultats, nous avons voulu faire connaître les principales caractéristique de nos participants, tout d'abord, en faisant remplir un questionnaire sociodémographique à chacune des familles participantes. Ce questionnaire, ajouté aux informations issues des entrevues, nous a permis d'obtenir un portrait succinct des différentes familles. Par la suite, afin d'informer le lecteur de la situation vécue par les différentes familles et du contexte de chacun des suicides, nous avons choisi de présenter, à la fin de ce chapitre, le portrait de chacune des familles rencontrées tout en assurant la confidentialité. Ces informations permettront aux lecteurs de décider de la transférabilité ou non des résultats.

La fiabilité

La fiabilité est un autre critère de scientificité utilisé dans le cadre d'étude qualitative. Il s'agit alors de déterminer si les procédures ont été bien suivies et si le processus s'est déroulé tel que convenu (Deslauriers, 1991). Pour ce faire, il est nécessaire de laisser une trace de tout ce qui a été fait, *audit trail* selon Lincoln et Guba (1985), et des nombreuses réflexions du chercheur (Streubert & Carpenter, 2011). Il peut aussi être utile d'avoir recours à un expert externe qui fera, occasionnellement ou régulièrement, une relecture de la recherche afin de vérifier si les procédures ont bien été suivies et si le chercheur a bien suivi le processus de recherche tel qu'il l'avait présenté. De plus, une telle relecture permet de déterminer si les résultats concordent avec les données (Deslauriers, 1991).

Dans le cadre de la recherche sur les familles endeuillées par le suicide d'un adolescent, nous avons régulièrement noté nos réflexions et décisions méthodologiques sous forme de mémos théoriques. De plus, nous avons régulièrement participé à des rencontres avec notre directrice et notre co-directrice qui avaient une expertise en théorisation ancrée ainsi que l'accès à toutes nos données. Ces rencontres ont permis, entre autres, de vérifier et de discuter du respect de nos procédures et du processus prévu. Lors de ces rencontres, nous avons également pu discuter de la validité des résultats. De plus, l'arrivée plus tardive de notre co-directrice dans le processus de recherche a permis d'avoir un regard plus externe et plus critique face à la fiabilité de la recherche et des résultats.

Ainsi, afin de nous assurer de la pertinence de notre recherche pour l'avancement des connaissances, nous avons tenté de respecter les différents critères de scientificité, pour la recherche qualitative, énoncés et recommandés par plusieurs auteurs (Deslauriers, 1991; Lincoln & Guba, 1985; Streubert & Carpenter, 2011; Whittemore et al., 2001). Dans cette optique, nous avons eu recours à la triangulation des données (entrevue, documents personnels, questionnaire sociodémographique et notes de terrain). Nous avons également conservé des mémos théoriques permettant d'expliquer nos décisions méthodologiques et nos réflexions. Le fait de participer à des groupes de discussion avec d'autres experts soit notre directrice et notre co-directrice ainsi qu'avec des chercheurs en suicidologie ont également contribué à la validité de nos résultats. Finalement, nous avons également eu l'opportunité de partager certains résultats préliminaires avec une famille. Nous espérons que de cette façon nous avons pu assurer une certaine validité à nos résultats et ainsi favoriser leur utilisation par d'autres chercheurs.

Éthique

Tout projet de recherche doit respecter certains principes éthiques. Lorsqu'il s'agit d'une recherche effectuée auprès de sujets humains, cette dimension est d'autant plus importante à respecter. Dans un premier temps, comme notre projet s'inscrit dans un programme d'études doctorales à l'Université de Montréal, il a dû être accepté par le Comité d'éthique de la recherche des sciences et de la santé de l'Université de Montréal. De plus, comme nous avons collaboré avec un organisme œuvrant auprès des endeuillés par suicide et affilié à un CSSS de la grande région montréalaise, nous avons soumis notre projet au Comité d'éthique du CSSS en question. Tout au long du processus de recherche, nous avons également répondu aux différentes demandes des comités d'éthique afin de maintenir à jour le certificat d'éthique. De plus, afin de répondre aux exigences des comités, nous avons inclus, dans les formulaires de consentement, les modalités de participation à l'étude, les conditions de participation, les avantages, risques et inconforts pouvant être associés à une telle participation, les règles régissant le droit pour le participant de se retirer de l'étude à tout moment ainsi que le dédommagement en cas de préjudice (Appendice G).

Afin d'assurer la participation volontaire à la recherche, après avoir expliqué le but de l'étude, nous avons fait signer le consentement à chacun des participants de 18 ans et plus ainsi qu'aux parents des participants mineurs. De plus, afin de s'assurer que les enfants mineurs, de moins de 18 ans, au moment de l'étude, étaient eux-mêmes intéressés à participer à l'étude, nous leur avons demandé de signer un formulaire d'assentiment. Par contre, pour ce qui est des jeunes mineurs, il s'avérait primordial pour nous d'obtenir l'accord des parents avant de les rencontrer afin de s'assurer, entre autres, qu'ils étaient au courant de la cause du décès et qu'ils étaient en mesure psychologiquement de participer à l'étude. Nous avons également tenu à rassurer tous les participants quant à la confidentialité des données et à préciser les personnes qui auraient accès aux données nominatives soit l'auteure principale de cette étude ainsi que sa directrice et co-directrice de recherche.

Finalement, comme nous étions consciente que la participation aux entrevues pouvait faire émerger des émotions difficiles chez les participants, nous avions préparé une liste des ressources pouvant être proposées à chacun des participants suite à la rencontre, si besoin il y avait. Ainsi, avant le début des entrevues, nous avons consulté l'adresse internet de l'Association

Québécoise en Prévention du Suicide (AQPS) à l'adresse suivante, http://www.aqps.info/ress/ress.html, afin d'identifier les ressources disponibles dans la région des participants. À la fin de chaque entrevue, nous validions avec les participants s'ils connaissaient ces ressources et nous leur laissions la liste lorsqu'ils en faisaient la demande. De plus, sur le formulaire de consentement que tous les participants conservaient, il y avait le numéro d'une ligne d'écoute : comme le 1-866-APELLE. Par ailleurs, nous avons également rappelé chacun des participants dans la semaine suivant la rencontre afin d'assurer un suivi et valider auprès d'eux leur état psychologique suite à la rencontre. Lors de ces appels, nous réitérions la disponibilité des ressources dans l'environnement des familles. Cette référence à un organisme extérieur est essentielle pour nous aider à distinguer notre rôle de chercheur de celui d'infirmière psychiatrique. En effet, comme le mentionne Chenitz et Swanson (1986), le chercheur, durant le processus de collecte et d'analyse des données, n'agit pas en tant que thérapeute. Toutefois, il peut être indiqué, voir même essentiel, de donner quelques informations aux participants sur les organismes communautaires pouvant leur venir en aide comme Tel-Aide et le numéro d'urgence suicidaire qui est disponible et sans frais pour l'ensemble de la province (1-866-APPELLE). Ces informations ont d'ailleurs été inscrites également sur la liste des ressources pouvant être remise aux participants.

Ainsi, nous avons respecté les considérations éthiques associées à toute recherche entreprise auprès des sujets humains tout en assurant le mieux possible le bien-être psychologique des participants.

En conclusion, nous croyons qu'une étude qualitative par théorisation ancrée est d'une très grande pertinence pour bien comprendre et expliquer le processus de résilience tel que vécu par les familles suite au suicide d'un adolescent. La théorisation de ce processus est rendue possible par une analyse des données issues d'entrevues semi-structurées, de documents personnels, de notes de terrain et de questionnaires sociodémographiques. Cette analyse s'est déroulée, dans un premier temps selon la triple codification propre à la théorisation ancrée puis par la construction d'idéal-types. Afin d'assurer une pertinence aux résultats de la recherche, nous avons respecté les divers critères de scientificité que sont la crédibilité, l'authenticité, l'intégrité, la transférabilité et la fiabilité. Finalement, comme nous nous sommes intéressée à des êtres humains tout au long de notre recherche, il était essentiel de respecter certaines règles d'éthique comme la confidentialité et le consentement libre et éclairé de tous les participants.

Présentation des familles

Afin d'aider les lecteurs à juger de la transférabilité des résultats, après avoir présenté une description succincte des adolescents et de leur suicide (Tableau 1) ainsi que des familles ayant participé à l'étude (Tableau 2), nous avons choisi de décrire la situation de chacune des familles rencontrées ainsi que le contexte du suicide. Ces descriptions permettront aux lecteurs de saisir le contexte de la recherche et de mieux comprendre l'analyse, les résultats et la discussion qui suivront.

Tableau 1

Description succincte des adolescents et de leur suicide

Famille	Âge[a]	Sexe[b]	Diag.[c]	Tensions[d]	Lieu[e]	Moyen[f]	Découvert[g]
E[11].	19	M	Ø	Non	DF	Pendaison	Père
O.	17	F	Ø	Non	Métro	Métro	
B.	18	M	oui	Oui	DF	Asphyxie (CO)	Mère
T.	13	F	Ø	Oui	DF	Pendaison	Mère
M.	14	F	oui	Oui	DM	Pendaison	Parents
N.	14	F	Ø	Oui	DF	Pendaison	Mère
S. (L.)	15	M	oui	Oui	DF	Pendaison	Mère
S. (R.)	17	M	Ø	Non	DF	Pendaison	Beau-père

[a]Âge de l'adolescent lors du suicide en année.
[b]Sexe de l'adolescent : M = masculin   F = féminin
[c]Présence d'un diagnostic de santé mentale connue au moment du suicide : Ø = aucun
[d]Présence de tensions au sein de la famille lors du suicide
[e]Lieu du suicide : DF = domicile familial   DM = domicile maternel
[f]Moyen utilisé pour mettre fin à ses jours
[g]Personne de la famille qui a découvert le corps.

---

[11] Afin d'assurer la confidentialité des participants, les initiales des familles et des participants sont toutes fictives.

Tableau 2

Description succincte des familles

Familles	Type[a]	Fratrie[b]	Délai[c]	Participants[d]	Durée[e]	Documents[f]
E.	N	S (21a)	8	P et M	1h10	
O.	N	F (20a) DF	9,5	P et M	2hrs	Ent. TV, Homélie Lettre d'adieu Photos
B.	R	S (20a), DF ½F (31 a)	6,5	P, M et S	4hrs	Ent. TV
T.	M	S (16a), DF	8	M S	2h30 2hrs	Journal intime
M.	R	F (18a), DF ½S (26a) ½F (32a)	6	P B-M ½ S F	1hr 50 min 50 min 1h	
N.	S	S (19a)	10	P S	2h15 1h45	
S. (2 décès)	R	½S (3a; 8a), DF	9 et 4 12 et 7	M ½ S	1h30 1h30	Photos

Total entrevue : 22h20

[a]Type de famille : N = nucléaire R = reconstituée M = monoparentale   S = séparée/divorcée
[b]Composition de la fratrie. Informations sur les membres incluant leur âge au moment du suicide et leur présence au domicile familial (DF) lors du suicide : S = sœur   F = frère   ½F = demi-frère   ½S = demi-sœur
[c]Délai entre suicide et entrevue (en année)
[d]Personnes rencontrées : Étaient ensemble à l'entrevue si elles sont sur la même ligne :   P = Père   M = mère   B-M = belle-mère   S = sœur
F = frère   ½S = demi-sœur
[e]Durée de chaque entrevue
[f]Documents personnels remis par les familles

Famille E.

La famille E. est une famille nucléaire, composée des parents et de deux enfants, une fille et un garçon. Dans le cadre de la présente étude, nous avons eu la chance de rencontrer les deux parents au cours d'une entrevue de couple qui s'est déroulée au restaurant. L'aînée de la famille a préféré ne pas participer à l'étude. Toutefois durant l'entrevue les parents nous ont un peu parlé de son vécu à elle depuis le suicide de son frère. Nous avons pu entrer en contact avec cette famille grâce à notre directrice de thèse qui avait déjà eu des contacts avec la mère suite au suicide de son fils.

Selon les parents, leur famille était très unie et ouverte à la discussion avant le suicide. Cinq ans avant le suicide, la famille avait déménagé dans la grande région métropolitaine créant une certaine distance avec leur réseau social d'origine et leurs familles élargies. Pour eux, le suicide de leur adolescent fut une surprise, et ce, même si les parents sentaient que leur fils était plus taciturne depuis quelques semaines. Mais ils le comprenaient compte tenu de la séparation amoureuse que leur fils venait de vivre.

Le suicide a eu lieu à la fin des années 1990 au domicile familial. L'adolescent avait alors 19[12] ans, était travailleur et vivait avec ses parents. La sœur aînée était en appartement à cette époque. Le père a trouvé son fils qui s'était pendu alors que la mère était au travail. Lorsqu'elle est arrivée à la maison, la police était déjà sur les lieux et avait pris possession de la lettre d'adieu. Il fut difficile pour les parents de rejoindre leur fils à l'hôpital, les policiers refusant de les accompagner. Au cours de cette

---

[12] Le comité d'éthique a approuvé la décision d'inclure cette famille dans l'étude malgré l'âge du participant qui est de 19 ans au lieu de 18 ans comme prévu dans les critères d'inclusion.

période, la famille devait composer également avec le décès du grand-père paternel et les difficultés professionnelles du père.

Famille O.

La famille O. est, elle aussi, une famille nucléaire composée des parents et de deux enfants, un garçon et une fille. Dans le cadre de la présente étude, nous avons eu l'opportunité de rencontrer les parents à leur domicile familial, le même où les enfants ont grandi. Ce sont les parents qui sont entrés en contact avec nous suite à l'invitation qu'ils avaient reçue par courriel de la part du centre de recherche auquel nous sommes affiliée. Durant l'entrevue, les parents ont accepté de nous remettre l'homélie du prêtre ainsi que la lettre d'adieu de leur fille qui, selon eux, sont deux documents importants dans leur cheminement. Ils nous ont aussi permis de regarder les albums de photos constitués suite au décès de leur fille. Par ailleurs, les parents nous ont mentionné en cours d'entrevue avoir participé à une émission où ils parlaient de leur deuil suite au suicide de leur fille. Ils nous ont permis d'utiliser l'information contenue dans cette émission.

Selon les parents, leur famille était très unie et ouverte à la communication au moment du suicide. Les quatre membres de la famille habitaient alors au domicile familial. Les parents percevaient de la tristesse chez leur fille au cours des mois précédents son suicide qu'ils interprétaient comme liée à son passage du secondaire au cégep et à une rupture amoureuse. Pour eux, comme leur fille avait déjà eu des difficultés avec les périodes de transition, il s'agissait d'une période de crise normale. De plus, étant donné que leur fille avait retrouvé son sourire dans les jours qui ont précédé le suicide, ils ont été très surpris par le geste fatal de leur adolescente.

Le suicide a eu lieu à la fin des années 1990 alors que l'adolescente était âgée de 17 ans. Elle s'est enlevé la vie en sautant devant un métro. Pour les parents, il s'est avéré réconfortant d'apprendre que leur fille avait choisi une station qu'ils ne fréquentaient jamais. Au moment de l'annonce du décès, les deux parents étaient au travail. C'est le père qui, le premier, a appris le suicide de sa fille. Il en a fait l'annonce à sa femme et à son fils. Le père était d'autant plus surpris d'apprendre le décès de sa fille qu'il lui avait parlé au téléphone au moment du dîner et qu'elle semblait bien se porter. De plus, comme ils n'avaient vu que des photos de leur fille lors de l'identification du corps, il s'avérait important pour eux qu'il y ait exposition du corps lors des funérailles.

Famille B.

La famille B. est une famille recomposée qui comprend le père, son fils de 31 ans issu d'un premier mariage, la mère ainsi que les deux enfants du couple, une fille et un garçon. Au moment du suicide, les parents ainsi que les deux plus jeunes habitaient au domicile familial. L'aîné de la famille vivait dans un autre pays depuis quelques années et entretenait peu de contact avec la famille. Le père, la mère et la sœur aînée ont été rencontrés au domicile familial, le même où le suicide a eu lieu. Nous avons pu entrer en contact avec eux grâce à notre directrice de thèse qui avait eu des contacts avec le père de famille suite au suicide de son fils. Au cours de l'entrevue, le père nous a parlé d'une entrevue télévisée à laquelle il avait participé et qu'il nous suggérait de visionner afin d'obtenir plus d'information sur le vécu de la famille. Ce que nous avons fait.

Les membres de la famille précisent qu'ils vivaient des difficultés familiales depuis au moins deux ans avant le suicide soit depuis l'apparition des premiers symptômes de maladie bipolaire chez l'adolescent. Ainsi, la famille était déjà sous tension au moment du suicide.

De plus, dans les mois précédant son geste fatal, l'adolescent avait tenté de se suicider à deux reprises faisant en sorte que la famille vivait sur le qui-vive. Le suicide a donc éventuellement eu pour effet de diminuer la tension au sein de la famille. Au moment de son décès, l'adolescent ne fréquentait plus l'école. Avec l'accord de ses parents, il avait choisi de prendre une année sabbatique. Il revenait d'ailleurs tout juste d'un voyage outre-mer d'un mois dans sa famille paternelle.

Le suicide a eu lieu au début du millénaire actuel alors que l'adolescent était âgé de 18 ans. Ce dernier s'est enlevé la vie par asphyxie au monoxyde de carbone. La mère a trouvé son fils dans le garage du domicile familial alors qu'elle revenait dîner avec lui. Comme il était étendu sur un matelas, elle croyait qu'il dormait. Ce n'est que lors de l'arrivée des ambulanciers qu'elle a pris conscience du décès de son fils. Le père, la mère et la sœur ont eu l'opportunité de voir l'adolescent alors qu'il était à l'hôpital.

Famille T.

La famille T. est une famille monoparentale composée de la mère et de ses deux filles. Au moment du suicide, elles habitent en appartement. Les parents se sont séparés alors que les filles étaient en bas âge. Ces dernières ont toujours continué à avoir des contacts avec leur père mais de façon plus ou moins régulière. Pour l'aînée de la famille, les relations avec son père étaient plus tendues alors que la cadette avait tendance à être plus proche de ce dernier. Nous avons eu la chance de rencontrer, au cours de deux entrevues individuelles, la mère et l'aînée de la famille. Le père a refusé de participer à l'étude. Nous avons pu entrer en contact avec cette famille grâce à notre directrice de thèse qui avait déjà rencontré la mère et la fille lors d'une recherche précédente.

Autant la mère que la fille mentionnent que l'adolescente décédée a toujours eu un caractère plutôt difficile. En effet, elle demandait beaucoup d'attention et pouvait même être agressive vis-à-vis sa sœur. Ainsi, même si le suicide a été difficile pour tous, il a eu pour effet de diminuer certaines tensions au sein de la famille. Dans les mois qui ont précédé le suicide, autant la mère que l'aînée avaient tenté de venir en aide à l'adolescente en lui proposant des services d'aide professionnelle. Elles sentaient toutes les deux qu'elle vivait une période difficile. Le suicide fut donc plus ou moins une surprise. Dans les années précédant le geste fatal, la famille avait également vécu plusieurs événements difficiles comme le décès de la grand-mère maternelle et un problème de santé mentale chez la mère. De plus, les relations avec la famille élargie étaient plus ou moins distantes surtout depuis le décès de la grand-mère et en raison du caractère de l'adolescente qui occasionnait des conflits.

Le suicide a eu lieu à la fin des années 1990, peu de temps après le décès par suicide de Gaétan Girouard et juste avant la semaine de relâche scolaire, alors que l'adolescente était âgée de 13 ans. Cette dernière a mis fin à ses jours par pendaison au domicile familial. La mère a découvert sa fille lors de son retour du travail. Madame a toujours cru que sa fille avait posé un geste d'appel à l'aide car, lors de son arrivée, un peu plus tardive qu'à l'habitude, le décès n'était pas encore certain. D'ailleurs, elle a trouvé très difficile de voir son domicile envahi par les policiers et les ambulanciers alors qu'elle ne savait toujours pas si sa fille était décédée. Elle n'a d'ailleurs pu accompagner cette dernière à l'hôpital, ce qu'elle a toujours regretté amèrement. La sœur ainée, qui avait des activités à l'extérieur de la maison au moment du suicide, a vécu difficilement l'annonce de cette mort par pendaison de sa sœur cadette qui, le matin même, lui avait demandé de lui montrer à faire des nœuds. Pendant un certain temps, elle fut envahie par de la culpabilité associée à cette demande.

Famille M.

La famille M. est, pour sa part, une famille recomposée. Au moment du suicide, le père vivait avec son fils et sa nouvelle conjointe. Les deux enfants aînés de cette dernière, qui avaient déjà habité avec le reste de la famille, vivaient quant à eux en appartement mais maintenaient des contacts réguliers avec la famille. L'adolescente décédée vivait pour sa part avec sa mère mais voyait régulièrement son père et son frère. Dans le cadre de cette recherche nous avons eu la chance de rencontrer, de façon individuelle, le père, la belle-mère, la demi-sœur et le frère. Toutes les entrevues se sont déroulées au domicile familial. C'est le père qui est entré en contact avec nous pour participer à l'étude, il avait reçu l'invitation de la part d'un centre de prévention du suicide. Dans le cadre de la présente recherche, nous allons donc parler du sous-système paternel composé du père, de son fils, de la conjointe du père et des enfants de cette dernière ainsi que du sous-système maternel composé de la mère et de ses deux enfants.

Au moment du suicide, l'adolescente était suivie médicalement pour un problème de santé mentale. Elle avait d'ailleurs été hospitalisée à quelques reprises pour cette raison. Compte tenu de ces hospitalisations, elle ne fréquentait plus l'école mais était scolarisée via le centre hospitalier. En raison de ses problèmes, l'adolescente exigeait beaucoup d'attention de la part de l'ensemble de la famille. Elle avait d'ailleurs fait une tentative de suicide trois à quatre mois avant son décès en plus de consommer plus ou moins régulièrement de la drogue. Malgré ces signes précurseurs, le suicide de l'adolescente a pris un peu la famille par surprise puisqu'elle semblait aller mieux dans les semaines qui ont précédé le geste fatal. L'adolescente habitait avec sa mère, au moment du suicide, et ce, depuis quelques années. Au moment du divorce des parents, alors que les enfants étaient en bas âge, ces derniers ont été pris en charge par une gardienne qui est devenue tutrice de l'adolescente. Lorsque le père a été en mesure de reprendre la garde des enfants, l'aîné a choisi d'habiter avec son père alors que la cadette a préféré demeurer avec la gardienne. Puis, trois ans avant le suicide, la gardienne est décédée subitement obligeant la jeune fille à aller habiter avec son père, son frère, la conjointe de son père et les enfants de cette dernière. À ce moment, la mère a également tenté de reprendre des contacts plus réguliers avec ses enfants amenant l'adolescente à choisir d'aller habiter avec elle. Le frère, pour sa part, à préféré continuer à vivre avec son père. Ainsi, le frère et la sœur ont habité ensemble très peu de temps faisant en sorte que la relation entre eux était devenue moins proche comme nous l'a mentionné le jeune homme. Malgré la séparation, les parents avaient conservé des relations surtout afin de venir en aide à leur fille. Ils participaient d'ailleurs ensemble au plan de traitement de leur fille.

Le suicide a eu lieu au début des années 2000 alors que l'adolescente était âgée de 14 ans. Cette dernière a mis fin à ses jours par pendaison dans sa chambre à coucher au domicile de sa mère. Ce sont les parents qui ont découvert leur fille alors qu'ils revenaient d'une rencontre avec une thérapeute du centre hospitalier afin de les aider dans l'accompagnement de leur fille. Le père était rentré avec la mère afin d'avoir une discussion avec leur fille quant à son plan de traitement. Le père a d'ailleurs tenté des manœuvres de réanimation sur sa fille avant l'arrivée des ambulanciers. Les parents se sont rendus ensemble au centre hospitalier. Au moment du suicide, comme le frère était au travail, ses parents biologiques sont venus lui annoncer le décès de sa sœur à la fin de sa journée. Selon le père, le décès de l'adolescente a été plus difficile à prendre pour la mère étant donné sa propre fragilité et le fait que le matin du suicide, sa fille et elle s'étaient disputées. D'ailleurs, madame s'est elle-même enlevée la vie environ cinq ans après le suicide de sa fille, ce qui fait en sorte que le sous-système maternel n'existe plus et donc n'a su faire preuve de résilience familiale suite au suicide de l'adolescente.

Famille N.

La famille N. est une famille qui, au moment du suicide, est en processus de séparation. Ainsi, lors de ce drame, le père et la mère n'habitaient plus ensemble depuis quelques mois, leur fille aînée habitait à l'extérieur pour ses études alors que la cadette qui s'est suicidée vivait avec sa mère au domicile familial. Les grands-parents paternels, de qui l'adolescente était très près, habitaient à côté du domicile. D'ailleurs, au moment de l'entrevue avec le père, nous nous sommes rendue au domicile familial, en milieu rural, et avons pu constater que les grands-parents demeuraient toujours à côté. Ces derniers ont été importants dans le cheminement de leur fils suite au suicide. Ainsi, dans le cadre de l'étude nous avons eu l'opportunité de rencontrer, individuellement, le père et sa fille aînée, chacun à son domicile. Nous avons pu entrer en contact avec cette famille grâce à notre directrice de thèse qui les avait déjà rencontré lors d'une recherche antérieure.

Au moment du suicide, la famille était donc un peu dispersée. Les tensions entre les parents persistaient depuis quelques mois mais ces derniers étaient en processus de médiation familiale au moment du décès. Les relations étaient également tendues entre les filles et leur père. L'aînée décrit d'ailleurs cette période comme un moment de guerre froide au sein de la famille. À cette époque, le père vivait également des tensions au travail, ce qui a eu pour effet de le rendre plus fragile au moment du suicide. De plus, ce dernier avait également traversé une période d'épuisement professionnel quelques années auparavant. Pour tous les membres de la famille, le suicide de la cadette fut une surprise. En effet, cette dernière, malgré son caractère parfois difficile, ne semblait pas différente ou plus malheureuse avant son suicide.

Le suicide est survenu à la fin des années 1990 alors que l'adolescente avait 14 ans. Cette dernière s'est enlevée la vie par pendaison dans le garage du domicile familial. C'est sa mère qui a découvert le corps alors qu'elle revenait d'une séance de médiation familiale. L'adolescente avait revêtu des vêtements appartenant à son père au moment de son décès. Pour le grand-père paternel, il y a eu un certain sentiment de culpabilité car il avait vu de la lumière dans le garage durant la soirée sans toutefois aller voir ce qui s'y passait. Pour le père et la sœur, le fait que le suicide ait eu lieu à une date mémorable et durant la semaine de prévention du suicide, fait en sorte qu'ils ont un rappel constant de la date anniversaire, ce qu'ils trouvent difficile.

Famille S.

La famille S. est une famille recomposée comprenant la mère, ses deux fils issus d'une union précédente, son nouveau conjoint et la fille née de cette dernière union. Tous habitaient ensemble au moment des suicides. Le beau-père avait d'ailleurs adopté officiellement les deux garçons alors qu'ils étaient en bas âge. Ces derniers avaient des contacts très occasionnels avec leur père biologique. Dans le cadre de la présente recherche, nous avons eu la chance de rencontrer, dans un premier temps, la mère seule, dans un restaurant, puis trois ans plus tard la mère et sa fille au domicile familial. Il s'agit d'ailleurs du domicile où a eu lieu le deuxième suicide. Nous avons eu l'opportunité de rencontrer cette famille grâce à notre directrice de thèse qui les avait rencontrés lors d'une recherche antérieure.

Cette famille a eu à composer avec le suicide des deux garçons à quatre ans d'intervalle. Le premier suicide fait donc référence à celui de l'aîné et le deuxième à son jeune frère. Au moment du premier suicide, une certaine tension existait au sein de la famille. En effet, l'adolescent qui souffrait d'un problème de santé mentale refusait de prendre sa médication et présentait des problèmes de comportements. Il était d'ailleurs suivi par la DPJ[13] et avait été quelques temps dans un centre de répit. Même si le suicide de cet adolescent a été une surprise pour la plupart, la mère mentionne qu'elle savait depuis toujours que son fils ne deviendrait pas adulte. D'ailleurs, dans les six mois qui ont précédé le geste, elle s'est beaucoup inquiétée pour son fils et a eu de la difficulté à dormir. Pour le frère cadet, qui admirait beaucoup son aîné, le suicide de ce dernier a été bouleversant. C'est à partir de ce moment-là qu'il a commencé à vivre sur du temps emprunté selon la mère. Cette dernière a alors fait plusieurs démarches pour obtenir du soutien de la part des professionnels de la santé et du milieu scolaire. Elle n'a donc pas été tellement surprise lors du suicide de son cadet. De plus, comme elle avait fait une dépression majeure suite à la naissance de son deuxième fils, elle pouvait très bien comprendre leur détresse ayant mené à leur suicide.

Le premier suicide a eu lieu à la fin des années 1990 alors que l'adolescent avait 15 ans. Et le second au début des années 2000 alors que l'adolescent avait 17 ans. Les deux garçons se sont enlevés la vie par pendaison au domicile familial. Lors de ces deux décès la jeune sœur avait trois et huit ans, ce qui fait en sorte qu'elle a moins de souvenir de son frère aîné et du suicide de ce dernier. Lors du premier suicide, c'est la mère qui a fait la découverte du corps. Elle a alors demandé à son autre fils de venir l'aider à décrocher son frère. Elle a ensuite entrepris des manœuvres de réanimation. Par la suite, elle a regretté d'avoir imposé à son cadet la vision

---

[13] Direction de la protection de la jeunesse

de son frère décédé mais, à ce moment, elle ne pensait qu'à le sauver. Lors du deuxième suicide, c'est le beau-père qui a fait la découverte en allant chercher l'adolescent pour le souper. Pour la jeune sœur, même si elle ne réalisait pas trop ce qui arrivait, elle sentait que quelque chose n'allait pas. Elle a grandement apprécié toutefois que ses parents demeurent toujours honnêtes avec elle.

En conclusion, ces résumés de chacune des familles nous permettent de dresser un portrait des participants que nous avons rencontrés dans le cadre de la présente recherche. Il est donc possible de constater la variété des familles rencontrées ayant vécu le suicide de leur adolescent à des moments différents. De plus, le fait de pouvoir rencontrer des familles provenant de culture et de milieux différents (rural et urbain) a permis de contribuer à la richesse et à la transférabilité des résultats. Par ailleurs, le fait que, pour certains, le suicide fut une surprise alors que pour d'autres il fut prévisible peut également influencer le processus de résilience des familles. Nous verrons donc l'impact de cette variété lors de l'analyse des données qui suivra.

Chapitre 4 - Résultats

Dans le présent chapitre, les résultats issus de l'analyse approfondie des données seront présentés. Pour atteindre le but de l'étude, dans une première partie, une schématisation du processus de résilience tel que vécu suite au suicide d'un adolescent sera présentée. Afin d'ancrer cette théorie dans la réalité, les résultats seront constamment appuyés sur des *verbatim* issus des entrevues menées auprès des participants. Dans une deuxième partie, comme l'analyse des données nous a incitée à aller plus loin, nous proposerons une typologie des trajectoires de résilience de ces familles.

Première partie : Le processus de résilience familiale

Le cataclysme

Pour les familles, le suicide d'un adolescent représente sans équivoque un événement pénible à vivre: « c'est une injustice » (D.E., mère, p.131), « la nature de la vie voudrait qu'on parte avant nos enfants » (H.E., père, p.132), « t'as personne à haïr ... c'est très difficile » (H.E., père, p.118). Cette première partie du processus de résilience, le cataclysme, vise à dépeindre en quoi le suicide de l'adolescent est un évènement perçu comme bouleversant par les familles et comment il est à l'origine d'un stress nécessitant une mobilisation d'énergie. Différents éléments peuvent influencer l'impact du cataclysme sur le système familial comme c'est le cas du contexte familial antérieur, du contexte social entourant le suicide, du suicide lui-même et des émotions vécues au sein de la famille.

Contexte familial antérieur au suicide

Le contexte de vie de la famille avant même le suicide peut influencer la perception de l'évènement. Ainsi, l'analyse incite à penser que les rapports du jeune avec les membres de la famille ainsi que la présence simultanée, au cours de la période entourant le suicide, d'autres évènements stressants dans la famille interviennent dans la souffrance associée à cette mort volontaire.

Les rapports du jeune avec les membres de la famille. Les rapports de l'adolescent avec les membres de sa famille peuvent influencer les réactions des proches et de la famille suite à son suicide. L'intensité du lien entre le jeune et les autres membres de la famille ainsi que le caractère et les comportements de l'adolescent avant son suicide sont deux éléments pouvant teinter les rapports au sein de la famille.

L'intensité du lien avec le jeune. L'intensité du lien, qui réfère à la qualité et à la profondeur de la relation entre l'adolescent décédé et les autres membres de la famille, semble influencer les réactions suite au suicide. Bien entendu, il s'agit de l'intensité de la relation telle que perçue par les membres des familles qui ont été rencontrés.

Les propos de certains membres de la famille tendent à démontrer qu'un lien intense, entre eux et l'adolescent suicidé, exacerbe la souffrance, comme le confirme cette mère : « nous étions très très très proches … moi quand j'ai perdu [mon fils] j'ai perdu … une grosse partie de moi-même[14] » (D.E., mère, p.19-20).

À l'inverse, certains endeuillés considèrent, pour diverses raisons, avoir des liens moins intenses avec l'adolescent avant que ce dernier ne mette fin à ses jours. C'est le cas, entre autres, d'une belle-mère pour qui le fait de ne pas avoir de lien biologique avec l'adolescente semble amoindrir sa douleur surtout lorsqu'elle la compare à celle de son conjoint, le père biologique : « Pis c'est normal que le choc soit pas le même pour … chaque

---

[14] Nous avons choisi de conserver les paroles telles qu'énoncées par les participants afin de respecter la charge émotive qu'elles contiennent et la culture du participant.

personne ... Moi c'est pas ... mon enfant de sang ... c'est pas mon enfant proche ... autant que [son père] » (L.M., belle-mère, p.16-17). Au sein de cette même famille, l'adolescente n'habitait pas avec son frère à temps plein au cours des 10 années précédant son suicide, rendant ainsi leurs contacts peu fréquents : « on était dans deux endroits séparés ... je la voyais pas si souvent que ça pis j'étais plus content de voir ma mère que ma sœur » (M.M., frère, p.3 et 5). Il nous semble donc que cette distance physique quotidienne entre le frère et la sœur soit un élément qui ait pu amoindrir l'intensité de leur relation.

Les comportements de l'adolescent. La qualité des rapports du jeune avec les membres de sa famille peut aussi être influencée par ses comportements dans les mois et années précédant son suicide. En effet, dans certains cas, l'adolescent a un caractère conflictuel et présente des comportements inquiétants qui ont pu rendre le suicide plus prévisible pour la famille. D'autres adolescents, à l'inverse, sont décrits par leur famille comme étant doux et faciles, ce qui a rendu le suicide plus imprévisible et surprenant.

Un adolescent conflictuel ou inquiétant : suicide prévisible. Dans certaines familles, les comportements de l'adolescent, avant son suicide, suscitent bon nombre de conflits. À la longue, tous les membres de la famille se sentent épuisés et dépassés par les tensions créées par ces conflits: « ...les quelques mois avant, je sentais que j'étais pour péter ... tellement qu'A. [sa fille] venait me chercher du jus ... de la chicane chez nous y'en a eu là, c'était épouvantable ... tout le temps, tout le temps, c'était toujours une tension » (C.T., mère, p.23). Les comportements agressifs de certains adolescents peuvent, eux aussi, occasionner des tensions et compliquer les rapports au sein des familles comme le souligne ce père : « Pis y était très violent ... Pis très agressif envers ... tout le

monde là … [sa sœur] avait peur … [sa mère] aussi … en avait assez là »
(X.B., père, p.21).

Pour d'autres familles, ce sont les comportements en lien avec les
symptômes, créés par la maladie de leur adolescent, qui occasionnent de
l'épuisement. Le père d'une adolescente souffrant de trouble alimentaire
mentionne à cet effet : « C'est sûr que toute la période [où le trouble
alimentaire était présent] … c'était rock'n'roll là … [ma fille] prenait toute
la place … même [mon fils] était tanné des bouttes » (J.M., père, p.43), «
j'étais épuisé » (J.M., père, p.72). Une sœur endeuillée mentionne
également que depuis l'annonce du diagnostic de trouble mental de son
frère, la famille vit une rupture de fonctionnement : « ça été deux ans avant
qu'il meurt [moment de l'annonce du diagnostic de bipolarité] que là, on
n'avait plus de famille » (S.B., sœur, p.138). Pour eux, le moment de crise
a donc débuté avant même le suicide du jeune.

De plus, certains de ces adolescents avaient également fait des
tentatives de suicide avant de mettre fin à leurs jours. Ces tentatives avaient
suscité beaucoup de crainte dans la famille qui redoutait continuellement
une issue fatale comme le rapporte ce père : « Et moi, après le deuxième
suicide [il parle plutôt de la seconde tentative], je craignais tout le temps
que [mon fils] meurt. C'est … une hantise là » (X.B., père, p.71). Cette
appréhension continuelle d'un passage à l'acte a pu influencer le rapport à
l'adolescent et potentiellement la réaction de la famille au suicide.

Vivre de telles situations familiales fait en sorte que, même si le
suicide provoque beaucoup de douleur chez les membres de la famille, il a
été un peu moins déstabilisant comme le confirment ce père et cette sœur: «
même si … sa mort nous a fait quelque chose on s'y on s'y … attendait quoi
» (X.B., père, p.71), « On n'a pas été déstabilisés là » (S.B., sœur, p.59).

Un adolescent doux, « facile » : suicide imprévisible. Il en est autrement pour les familles d'adolescents dont les comportements sont perçus comme plutôt harmonieux et stables avant le suicide. Ces familles décrivent leurs relations avec le jeune comme inchangées dans les mois et semaines précédant le suicide. Elles ne perçoivent aucun nouveau problème particulier chez l'adolescent : « j'veux dire pas de problématique, une adolescence … là aussi je reviens toujours au mot normal … pas de problématique de drogue, de fugue » (L.O., mère, p.6). Une mère mentionne aussi que, jusqu'à la toute fin, elle perçoit la relation avec son fils comme étant très proche et marquée par la confiance : « on s'est beaucoup parlés tout le long … y me parlait de tous ses problèmes » (D.E., mère, p.19). Dans de telles situations, le suicide est davantage vécu comme un événement imprévisible : « on sait rien … a l'a pas averti » (M.O., père, p.48), et tellement déstabilisant pour la famille que certains décrivent alors vivre une sensation de paralysie au moment du drame : « le choc est trop grand pis tu … gèles » (L.O., mère, p.46), voire même de prostration causée par une douleur extrême : « quand je suis rentrée dans la maison, j'ai vu mon mari prostré » (D.E., mère, p.8). Il se pourrait que dans ce contexte, il soit plus difficile, éventuellement, pour les familles de trouver un sens au geste de leur adolescent : « ça se peut pas [nomme son adolescente]… pourtant t'avais une belle vie » (L.O., mère, p.171).

Ainsi, les relations entre les membres de la famille et l'adolescent suicidé peuvent avoir une influence sur la perception des familles face au suicide mais également sur les réactions et le vécu des endeuillés. Ces relations peuvent être influencées, entre autres, par l'intensité du lien les unissant à l'adolescent(e) mais aussi par ses comportements avant son décès.

La présence simultanée d'autres évènements stressants. La présence d'autres situations stressantes durant la même période que le suicide peut également exacerber les réactions de la famille à la perte de leur adolescent. En effet, lorsque d'autres évènements difficiles mobilisent l'énergie de la famille, cette dernière peut se sentir surchargée émotionnellement. Une telle surcharge émotive peut amplifier la souffrance que provoque le suicide. Ainsi, pendant un certain temps, la famille peut se sentir dépassée et percevoir ses ressources comme insuffisantes. Les familles ont mentionné divers types d'évènements pouvant s'ajouter au suicide comme des deuils, des difficultés relationnelles, des difficultés au travail et des difficultés financières.

Deuils. Au cours des mois précédant ou suivant le suicide de l'adolescent, si le décès d'une autre personne significative pour la famille survient, il peut y avoir exacerbation des émotions. En effet, comme le mentionne une demi-sœur, ces pertes peuvent alourdir l'impact du suicide sur la famille : « Y a eu mon grand-père … j'ai eu mon oncle pis y a eu [le suicide] faque ça faite … j'étais comme, gazée de d'ça là … En un an et demi là genre, trois personnes … proches … c'était comme un peu trop » (C.M., demi-sœur, p17-18.).

Difficultés relationnelles. Des difficultés relationnelles, comme des ruptures amoureuses, peuvent aussi surcharger émotionnellement certains membres de la famille. Lorsque la rupture survient avant le suicide, les individus et la famille peuvent voir leur énergie grandement diminuée au moment du drame, rendant ainsi plus difficile leur cheminement, ce que décrit bien ce père de famille : «Donc, au mois de juin [3 mois avant le suicide] [ma femme] décide de demander le divorce » (M.N., père, p.26), « la demande de divorce m'avait complètement rachevé [pour expliquer, en partie sa fragilité au moment du suicide] » (M.N., père, p.43).

Si la rupture survient après le suicide, celle-ci peut aussi exacerber les émotions associées au suicide, compliquant alors le cheminement comme l'explique la sœur d'un adolescent suicidé : « j'ai eu ... une rupture pas très longtemps après [3 mois après] ... Faque j'ai vécu les deuils en même temps, ma relation amoureuse et [le suicide de mon frère] ... on dirait que toute a pété en même temps là » (S.B., sœur, p.178 et 180).

Difficultés au travail. Les difficultés reliées au travail, lorsqu'elles surviennent durant la même période que le suicide, peuvent, elles aussi, entraîner une surcharge émotive pour la personne qui y est confrontée ainsi que sa famille. En effet, résoudre des difficultés vécues au travail exige une mobilisation d'énergie qui peut faire défaut à la famille éprouvée par le suicide. Ainsi, une famille explique que les difficultés du père au travail ajoutées au suicide du fils ont fait en sorte qu'il a dû consulter en psychiatrie : « y a eu professionnellement ça été tough ... c'est arrivé en même temps [que le suicide] (D.E., mère, p.30-31), « C'est là que je suis allé en psychiatrie » (H.E., père, p.14). Dans une autre famille, le père souligne, qu'au moment du suicide de sa fille, il se sent déjà fragilisé en raison des pressions indues, voire du harcèlement, qu'il subit depuis un certain temps à son travail : « mon patron m'en demandait beaucoup à l'ouvrage là ... y me mettait, selon son expression là, tu mets pas quelqu'un à porte, tu le mets dans marde pour qui s'en aille ... C'est comme un espèce de harcèlement » (M.N., père, p.30). Cette fragilité du père au moment du suicide a pu faire en sorte qu'il réagisse très fortement au moment de l'annonce du décès : « J'ai fait une crise de nerf pis me suis ramassé à l'hôpital ... j'étais, trop en état de choc » (M.N., père, p.51-52).

Difficultés financières. Les difficultés financières peuvent, à elles seules, provoquer de la détresse au sein des familles. Si elles surviennent dans la même période que le suicide de l'adolescent, la famille peut se sentir démunie face à cette demande additionnelle d'énergie. Comme le mentionne un père, ces difficultés financières représentent une préoccupation supplémentaire alors qu'ils sont dans une étape de leur vie remplie de difficultés : « ça me dérangeait psychologiquement là ... Comment ça que j'ai fait des mauvais placements? D'habitude j'en fais des bons ... Tout ça ensemble arrivait là ... tout convergeait là [environ 3-4 mois avant le suicide] » (M.N., père, p.23-24).

Différents éléments propres à la famille peuvent donc influencer la façon dont celle-ci vivra le suicide de son adolescent. Ainsi, la présence simultanée d'autres évènements exigeants émotionnellement comme des deuils, des difficultés relationnelles, des difficultés au travail et des difficultés financières peuvent surcharger les familles. Dans de tels contextes, la souffrance peut être exacerbée rendant leur vécu post-suicide plus complexe.

Contexte social entourant le suicide

Sur le plan social, les familles ont également mentionné avoir été parfois confrontées à des tabous et à une certaine stigmatisation en lien avec le suicide de leur jeune. Ces deux éléments ont pu amplifier leur souffrance au moment du décès.

Les tabous. Certains participants soulignent avoir ressenti le tabou, marqué par la loi du silence, entourant un geste comme le suicide : « y a quelqu'un ... qui [me] dit ... un très bon ami : « mais on le dira pas ... que c'est un suicide là » » (X.B., père, p.47). À son retour au travail, un père rapporte également avoir ressenti un malaise de la part de ses collègues : « j'm'en souviens au travail là, le monde là, si y pouvait rentrer entre le giproc pis la peinture y l'aurait faite ... Y a des gens qui ... détournaient la tête carrément ... j'travaillais pis y a pas un mot qui se disait, personne qui parlait » (M.O., père, p.111). Même les proches peuvent, sans le vouloir, faire vivre une sensation de tabou aux endeuillés. Ainsi, une mère rapporte qu'une amie s'était fait plus distante suite au suicide de sa fille en raison de son malaise et de son impuissance : « une amie très proche … Je l'ai sentie très très distante … A m'appelait pas … était tellement dévastée devant ça, a savait tellement pas quoi faire avec moi » (L.O., mère, p.210-211). Un tel tabou et un tel malaise entourant le suicide, peuvent empêcher des familles d'exprimer ce qu'elles ressentent et les amener à vivre, par conséquent, un certain isolement : « J'aurais aimé … [qu'avec des individus] qui sont proches de moi … je puisse échanger avec eux, mais … il [un ami] est mal à l'aise » (X.B., père, p.196).

Des éléments culturels, tel le fait d'appartenir à une communauté ethnique qui condamne le suicide, peuvent aussi avoir un impact sur le tabou entourant le suicide. En effet, une famille issue d'une autre communauté ethnique mentionne avoir vécu ce tabou culturel ce qui peut faire en sorte que les échanges avec les pairs soient plus difficiles pour les membres : « dans la [culture d'origine du père] … c'est encore plus tabou qu'ici le suicide » (A.B., mère, p.47) ce que confirme un père : « mes amis [d'une autre culture] … tu peux pas leur parler de ça [le suicide]» (X.B., père, p.195).

La stigmatisation. Suite au suicide de leur adolescent, des familles soulignent avoir perçu de la stigmatisation ou une certaine forme de jugement, d'étiquetage dans le comportement et les propos de leur entourage : « je suis pas mal sûr que oui ça dû jaser autour là … les mots se répandent là » (M.M., frère, p.60), et même parfois de la part d'inconnus : « ben c'était super fatiguant là … prendre l'autobus de la ville là, pis les chauffeurs d'autobus [en parlaient] … veut veut pas ça, ça en parlait … un petit peu partout » (M.T., sœur, p.101-102).

De plus, le milieu de vie des familles et les croyances véhiculées par celui-ci face au suicide peuvent influencer la façon dont l'entourage jugera les proches de l'adolescent suicidé. Ainsi, le père d'une adolescente mentionne avoir ressenti de la stigmatisation, dans son village, face au geste de sa fille : « tsé, je me sentais comme un criminel un moment donné là. Je [me] sentais ... comme responsable, pas rien que responsable mais coupable » (M.N., père, p.54). Il mentionne également provenir d'un milieu où la religion catholique, qui rejette le suicide, est encore très présente ce qui peut avoir influencé les jugements sociaux : « en plus dans un milieu tribal là... C'est très grégaire là... un petit coin là pis tsé, le curé est encore très présent » (M.N., père, p.148).

Par ailleurs, dans certaines situations, ce sont les parents eux-mêmes qui craignent d'être jugés quant à leurs qualités parentales : « t'as toujours peur au jugement ... qu'est ... [ce] que le monde vont dire » (M.O., père, p.114). Ils peuvent aussi redouter que leurs autres enfants soient victimes de cette stigmatisation entourant le suicide. C'est ce qu'exprime cette mère qui craint que sa fille soit rejetée par les autres jeunes et par leurs parents compte tenu du suicide de ses deux demi-frères : « ma crainte c'était que les parents des amies de ma fille y veulent pu laisser les enfants venir jouer avec ma fille » (D.S., mère, p.53). Toutefois, cette peur s'est rapidement volatilisée puisque la famille a plutôt bénéficié du soutien et de la présence d'autres parents de l'entourage : « Mais au lieu de ça, tous les parents sont venus me voir ... on est là pour vous autres, pis on est là pour la petite » (D.S., mère, p.53). Dans cette situation, la stigmatisation était donc plus anticipée que réelle.

La présence de fausses croyances comme par exemple, que le suicide est quasiment toujours prévisible et que les proches devraient être capables d'identifier les signes avant-coureurs peut également jouer sur la stigmatisation perçue par les familles endeuillées : « le discours de, y faut être attentif aux gens … y a toujours des signes, on a une responsabilité … encore aujourd'hui ça ça m'agace un peu parce que mes parents y ont tellement … travaillé fort » (S.B., sœur, p.198). Ce que confirme également la mère d'un l'adolescent : « j'ai de la misère … à accepter … [certaines] interprétations du suicide là » (A.B., mère, p.158). De tels discours peuvent être très blessants et inciter certaines familles à s'isoler et à se culpabiliser du geste comme le mentionne cette mère : « Ça contribué à notre refuge … en étant comme ça on a, on n'a pu à confronter ces jugements-là » (D.E., mère, p.72-73).

Ainsi, les tabous sociaux entourant le suicide et la stigmatisation, réelle ou anticipée, que peuvent vivre les familles sont des éléments sociaux susceptibles de les amener à vivre cet événement dans le silence, ce qui risque d'amplifier leur détresse.

Le suicide

Certains éléments propres au suicide lui-même comme le lieu, le moyen, le moment et le contexte de la découverte peuvent également interférer sur la souffrance des familles et leur cheminement par la suite. De plus, la prise en charge par les premiers répondants, peut, de son côté, influencer la façon dont les familles vont envisager par la suite le soutien formel.

Les caractéristiques contextuelles du suicide. *Lieu du suicide.* Pour la plupart des familles, le suicide a eu lieu au domicile familial : « pendu dans la maison là » (H.E., père, p.2). Lorsque le suicide survient au domicile familial, les familles peuvent avoir de la difficulté à se défaire du souvenir de la scène du suicide car elles y sont constamment confrontées, du moins pendant un certain temps. Pour cette raison, certaines familles ont même préféré déménager peu de temps après le suicide comme c'est le cas de la famille E. : « la maison on l'avait vendue [après le suicide de leur fils] » (H.E., père, p.16) et de la famille S. qui, elle, a décidé de se construire une nouvelle maison après le suicide de leur premier garçon : « on venait de se reconstruire une maison différente parce que [leur premier garçon] l'a faite [se suicider] dans l'autre maison » (D.S., mère, p.3). Certaines familles ont, pour leur part, préféré demeurer au domicile familial mais en éliminant, autant que possible, les principales traces du suicide : « la tondeuse … on s'en est débarrassée … pis bon on a jeté le matelas aussi là [deux éléments en lien avec le suicide de leur fils] » (A.B. et X.B., mère et père, p.216-217). C'était une façon pour eux de mettre à distance les souvenirs négatifs associés au suicide de leur fils.

Moment du suicide. Le moment du suicide peut aussi avoir un impact sur le cheminement des familles. En effet, comme le mentionne une mère, lorsque le geste létal est survenu très peu de temps avant la découverte du corps de l'adolescent, un questionnement persiste quant au désir réel de mort. D'ailleurs, dans cette situation, au moment du départ de l'adolescente en ambulance, le décès n'était pas confirmé ce qui peut avoir pour effet d'amplifier l'ambiguïté face au désir de mourir : « Pourquoi c'te journée-là j'suis arrivée 15 minutes [de retard] … Mais je suis convaincue qu'elle l'a faite [son suicide] à peu près, entre 15 minutes et 30 minutes avant que j'arrive … faque pour moi ma fille c'est un cri à l'aide » (C.T., mère, p.106). De plus, une endeuillée a dû composer avec le fait que le matin même du suicide, sa sœur lui a demandé de lui enseigner la technique pour faire un nœud coulant : « Pis le matin [du suicide], sa sœur [l'adolescente qui s'est suicidée] avait été la voir pour y demander eh comment faire des nœuds » (C.T., mère, p.78). Cela a pu avoir pour effet d'exacerber le sentiment de culpabilité chez celle-ci et du même coup complexifier son vécu post-suicide.

Moyen utilisé. Dans certains cas, le moyen utilisé par le jeune pour mettre fin à ses jours peut influencer les souvenirs des proches et éventuellement leur cheminement. Ainsi, une mère a l'impression que son fils fait semblant de dormir, pour lui jouer un tour, lorsqu'elle le découvre dans le garage suite à son intoxication au monoxyde de carbone. L'image qu'elle conserve de la découverte est alors, pour elle, apaisante. Elle attribue même à son fils l'intention d'avoir voulu protéger sa famille par le choix d'un tel moyen: « Mais faut dire que [mon fils] s'est ménagé beaucoup, y nous a ménagés parce que y avait l'air à dormir là » (A.B., mère, p.215). Dans ce contexte, le souvenir du suicide peut être moins troublant pour la famille et ainsi aider à son cheminement.

Il en est tout autrement du souvenir que conserve cette famille dont l'adolescente a choisi de mettre fin à ses jours en se jetant devant un métro. Ayant eu accès à des photos d'elle suite à ce drame, les parents gardent un souvenir douloureux de ces dernières images de leur fille : « On avait eu juste une photo … c'était pas très beau … c'est parce qu'était comme brûlée là » (M.O., père, p.72). Toutefois, ils sont reconnaissants que cette dernière ait pris soin de choisir une station de métro peu ou pas fréquentée par eux, leur évitant ainsi d'être trop souvent confrontés à ce souvenir : « dans notre lettre, a nous a donné un détail [elle] a dit … ne vous inquiétez pas, j'ai choisi une station de métro que vous [ne] fréquentez pas, a l'a toute pensé [à ça] » (M.O. et L.O., mère et père, p.52).

Découverte. L'analyse nous incite aussi à tenir compte de l'impact que représente le fait d'être la personne qui découvre l'adolescent décédé. Celle-ci doit vivre à tout jamais avec cette image comme le mentionne cette mère qui a découvert son fils suicidé dans le garage et qui y repense encore présentement (6 ans et demi plus tard): « j'y … ai pensé longtemps, des fois même j'y pense encore en rentrant dans le garage » (A.B., mère, p.216). Il semble d'ailleurs que les membres de la famille ayant découvert l'adolescent ont de plus grandes difficultés lors de leur cheminement par la suite.

En effet, bien que cet exemple soit extrême, une mère, dont les deux fils se sont suicidés, soupçonne l'influence néfaste qu'a pu avoir sur son fils cadet (suicidé cinq ans plus tard) le fait qu'il ait aidé sa mère à « décrocher » son frère aîné suicidé par pendaison : « y [son fils cadet] m'a aidée à le décrocher [son fils aîné] … Faque ça ça l'a marqué ça j'm'en suis voulu » (D.S., mère, p.16). Le cadet a d'ailleurs choisi le même moyen que son frère pour mettre fin à ses jours.

Sans généraliser, bien sûr, les difficultés semblent aussi s'être traduites par des arrêts de travail assez longs chez les parents de notre étude qui avaient découvert le corps de leur enfant. Ainsi, cette mère qui trouve sa fille pendue dans la salle de bain et qui doit même aider les ambulanciers à transporter son corps est incapable de travailler pendant un an suite au décès : « j'étais même pas capable d'aller travailler … j'ai pas travaillé pendant un an » (C.T., mère, p.79-179). La situation est semblable dans la famille E. où le père, qui fait la découverte, doit cesser de travailler pendant 2 ans : « moi j'ai été deux ans en congé de maladie » (H.E., père, p.29).

Ainsi, il semble que certains éléments propres au suicide puissent influencer le cheminement des familles comme le lieu et le moment du suicide, le moyen utilisé et la découverte de l'adolescent. Il semble, à la lumière de ce que nous ont rapporté les familles, que ceux-ci peuvent avoir, dans certains cas, une influence sur la souffrance vécue.

Le contact avec les premiers répondants. L'attitude des premiers répondants, policiers et ambulanciers, semble aussi avoir un rôle à jouer dans l'impact qu'a le suicide sur les familles et sur l'évaluation de celles-ci quant au soutien pouvant être offert par les professionnels ultérieurement.

Tout d'abord, comme le mentionne une mère, les familles peuvent se sentir envahies dans leur intimité lors de l'arrivée des policiers et des ambulanciers : « tous les policiers qui sont rentrés chez-nous ... je me souviens de tous ces policiers-là ... qui se promenaient partout, pis qui regardaient partout » (C.T., mère, p.27-28). Les policiers recherchent, entre autres, des indices ou des écrits dans la maison qu'ils conservent ensuite comme pièces à conviction, ce qui empêche certains parents de consulter ces documents le jour même. Un père mentionne d'ailleurs que, sans la présence d'un télécopieur à la maison, sa conjointe n'aurait pu lire, immédiatement après le suicide, la lettre d'adieu rédigée par son fils : « y avait laissé des lettres ... Sont partis avec tout ça là ... Elle [sa conjointe] les a même jamais vues ... Heureusement j'avais un fax à la maison [il a pu faire des copies avant départ des policiers, permettant à sa conjointe de lire la lettre d'adieu] » (H.E., père, p.5-6).

De plus, lorsque les ambulanciers quittent la maison avec la dépouille de leur adolescent, des parents mentionnent s'être sentis dépossédés de leur enfant étant donné que, lors d'un suicide, le corps appartient au coroner pour fin d'autopsie : « Savez-vous ce qui nous ont dit ? Qu'à partir du moment ... que ça se passait [le suicide] que le corps de notre enfant appartenait au gouvernement du Québec ... Au coroner. Pis on avait p[l]us un mot à dire » (H.E., père, p.4).

Certains parents ont également rapporté avoir ressenti un manque de compréhension et de sympathie de la part des premiers répondants au moment de la découverte du corps. En effet, des parents qui veulent rejoindre leur fils à l'hôpital mais qui se sentent incapables de conduire se voient refuser le transport par les policiers : « Mais je voulais le voir ... nous n'étions pas dans un état pour nous rendre de nous-mêmes ... jamais les policiers ont accepté de nous conduire à l'hôpital » (D.E., mère, p.3). Pour eux, ce refus de les accompagner à l'hôpital a été très pénible à vivre comme le mentionne la mère : « Ça j'ai trouvé ça extrêmement pénible » (D.E., mère, p.4). Selon une autre mère qui, elle aussi, n'a pu accompagner sa fille à l'hôpital, le refus des policiers serait lié au fait qu'en tant que proches, ils sont les premiers suspects : « je suis leur première suspecte ... Faque ma fille est partie toute seule » (C.T., mère, p.30). Pour elle, ce refus est d'autant plus pénible qu'au moment du départ de sa fille elle ne sait pas encore si cette dernière est bel et bien décédée : « Tu la laisses partir toute seule. Tu sais pas encore si elle est vivante [ou] si elle ne l'est pas » (C.T., mère, p.31).

Certaines familles ont, par contre, eu de belles expériences avec les policiers. Une mère de famille rapporte avoir rencontré des policiers attentionnés qui lui ont permis de se sentir comprise et entourée : « Y a pris le temps de venir me voir dans [cette] salle-là pis y m'a dit « Cherche pas à comprendre. Ne te tue pas à chercher à comprendre, accepte-le.... Et continue à vivre » » (D.S., mère, p.83).

Il semble donc que le réconfort offert par les policiers et les ambulanciers, lors des premiers contacts avec les familles, puisse avoir un rôle à jouer sur le vécu des familles. En effet, pour certaines, ce premier contact est vécu plutôt négativement surtout lorsqu'elles ne se sentent pas comprises et soutenues par les premiers répondants. Par contre, le contact devient une expérience positive lorsque ceux-ci prennent le temps d'écouter la souffrance et de valider l'expérience des familles.

Les émotions vécues

Les divers éléments d'ordres familial, social et instrumental ajoutés au suicide lui-même vont susciter, chez les membres des familles, un amalgame d'émotions. Ces émotions vécues simultanément à des degrés divers font en sorte que les familles ont l'impression de vivre une véritable situation de crise qu'elles comparent à un tremblement de terre ou à l'explosion d'une bombe dans leur vie : « c'est que ce séisme-là [le suicide de leur fils] fait des ravages physiques » (D.E., mère, p.118), « C'est comme une tonne de briques qui te tombent [sur la] tête » (L.O., mère, p.63), « Faque ça, [le suicide de sa fille] ça été comme une bombe pour moi là » (C.T., p.80).

Les émotions vécues par les familles sont variées mais surtout négatives comme on peut s'y attendre dans de telles situations. Au moment de la découverte du suicide, la surprise est la principale émotion rapportée par les familles. D'autres émotions comme la tristesse, la culpabilité, la colère et la peur peuvent également êtres présentes dans les jours, semaines, mois et même années suivant le suicide. Même si ces émotions sont présentées de façon linéaire, elles peuvent coexister tout au long de cette expérience. De plus, tout dépendant de chaque individu et de chaque famille, il n'y a pas de séquence prédéterminée dans l'apparition de ces émotions

Surprise. La surprise en soi n'est pas nécessairement une émotion négative, elle peut être soit positive ou négative selon le contexte dans lequel elle survient. Par contre, lorsqu'il s'agit de la surprise associée au suicide de son adolescent, il s'agit d'une émotion négative qui peut entraver pendant un certain temps le cheminement des familles. Elle fait référence au choc lié au suicide, au déni du décès et à l'incompréhension du geste.

Choc. Plusieurs endeuillés mentionnent avoir vécu une période de brouillard pendant laquelle ils n'ont plus conscience vraiment de ce qui se passe autour d'eux : « Mais ... c'est comme, tu vois pis tu vois pas ... ce boutte-là (la découverte de sa fille) pour moi ... c'est comme flou » (C.T., mère, p.25 et p.27), « on a toute faite ça [organiser les funérailles] ... presque comme un zombie » (M.O., père, p.75). D'ailleurs, un père mentionne ne plus se souvenir du premier mois suivant le suicide de sa fille : « Moi j'ai perdu la mémoire ... entre le soir qu'à s'est ... pendue, pis le mois qui a suivi là, je peux pas te conter cinq minutes de ma vie ... j'ai essayé de faire des efforts pour m'en souvenir là ça faisait trop mal » (M.N., père, p.35-36). Cette période d'amnésie est reliée, comme il le mentionne, à la douleur vive et au choc causés par le suicide.

De plus, le choc causé par l'annonce du suicide peut avoir des conséquences physiques sur les endeuillés. En effet, une sœur affirme avoir eu un malaise physique lors de l'annonce du décès de sa cadette : « les jambes me ramollissent ... Y ont dit ta sœur a eu un accident, floc à terre » (A.N., sœur, p.39). De son côté, un père se demande même comment il a fait pour fonctionner dans les premiers jours suivant le décès compte tenu de cet état de choc : « j'étais ... tellement affecté par le décès ... que je n'ai pas su ... ce qui m'a tenu jusqu'à ce que le lendemain je me réveille » (X.B., père, p.34)

Déni. Dans les premiers instants, suite à l'annonce du décès, certains endeuillés nient la mort comme le rapporte une sœur : « Pis là ma mère dit ... c'est fini, y est vraiment mort ... je l'ai comme pas cru » (S.B., sœur, p.13). Le déni peut être tellement présent que, malgré une odeur forte de gaz dans le garage, une mère croit que son fils est endormi et non pas décédé : « j'lui dis ... voyons L. [son fils] j'ai failli t'écraser ... qu'est-ce que tu fais là [en voyant son fils étendu dans le garage] ... pis là j'lui dis : «

voyons là arrête de niaiser j'vas être obligée d'appeler le 911 là on va avoir l'air fou … quand tu vas te lever » … c'était vraiment du … déni » (A.B., mère, p.4). D'autres, comme le mentionne un père, croient qu'il s'agit plutôt d'un rêve et que l'adolescent finira par revenir : « quand j'me suis réveillé le lendemain matin j'ai dit, c't'un rêve … j'ai dit on a eu un cauchemar … c'est pas arrivé » (M.O., père, p.62).

Le déni du décès peut être d'autant plus important lorsque des membres de la famille ne cohabitent pas quotidiennement avec l'adolescent décédé comme c'est le cas de cette sœur : « comme ma sœur était pas dans le quotidien … je pense que je suis restée dans le déni longtemps … je le vivais pas au quotidien » (A.N., sœur, p.55). Pour eux, la concrétude de la perte n'est pas aussi présente puisqu'ils ne sont pas confrontés constamment avec l'absence. Ils peuvent donc conserver plus longtemps l'illusion que le décès n'a pas eu lieu.

Incompréhension. L'incompréhension face au geste suicidaire fait partie intégrante de l'émotion de surprise vécue par les familles endeuillées. Peu importe que le jeune ait ou non laissé des signes préalables à son geste, la plupart des familles mentionnent, qu'à prime abord, elles ne comprennent pas le geste ou ce qui a pu y conduire : « mais [elle] comprenait pas le geste … c'est ça qu'[elle] m'a expliqué [en parlant de sa fille endeuillée] » (C.T., mère, p77.), « Mon père, la seule chose qui peut dire c'est qu'il comprend pas » (A.N., sœur, p.135), « C'est toujours encore un peu … de l'incompréhension … à savoir que quelqu'un peut en arriver … à faire ça » (L.M., belle-mère, p.76). C'est d'ailleurs, fort probablement, cette incompréhension qui entraîne par la suite une période de questionnement et de recherche de sens dans la plupart des familles rencontrées.

Tristesse. La tristesse est une émotion généralement très présente, voire même envahissante, chez les familles : « Mais t'as tellement de peine » (C.T., mère, p.114) « Tellement de peine que ça prend toute la place » (M.O., père, p.118). Selon un père, la tristesse est si profonde dans les mois suivant le suicide de son adolescente qu'elle s'apparente au désespoir : « Mais, j'ai senti … ben gros de désespoir » (M.N., père, p.64). D'ailleurs, une mère mentionne déranger son entourage à cause de sa grande souffrance : « … on m'a dit ta peine est trop grande … on la sent, on la palpe … pis ça nous dérange … quand tu nous parles … tu viens trop nous chercher … y en avait pour plusieurs jours à s'en remettre après » (C.T., mère, p.73-74).

La tristesse vécue par des familles est également reliée à la nostalgie et à l'ennui de ne plus avoir accès à la présence physique de l'adolescent comme le rapporte cette mère et cette sœur : « C'est vraiment la nostalgie … de plus avoir de sœur » (M.T., sœur, p.160), « moi ce qui me manque des fois c'est son corps … c'est elle … j'aimerais ça l'avoir en chair et en os » (L.O., mère, p.146-147).

Culpabilité. La culpabilité est une émotion qui peut également être très présente chez les familles. La culpabilité est souvent causée par leur impression de ne pas avoir su protéger l'adolescent contre l'irréparable : « Pour elle, ça été très dur parce qu'a l'avait toujours dans tête qu'elle aide tout le monde mais a l'a pas été capable d'aider sa sœur [une mère en parlant de sa fille endeuillée] » (C.T., mère, p.78), « Ben on s'en veut parce qu'on n'a pas vu venir » (H.E., père, p.64), « Mais où j'me suis culpabilisée j'me suis demandée comment ça se fait que j'ai pas saisi la profondeur de sa détresse » (L.O., mère, p.100). Pour une autre mère, la culpabilité est plutôt liée aux exigences qu'elle a imposées à son fils avant son suicide : « Mais veux veux pas tu te sens coupable, j'aurais pas dû chicaner pour ci, j'aurais

pas dû le forcer à faire ça ... j'aurais pas dû imposer ou être si drastique »
(D.S., mère, p.42).

Colère. La colère ressentie par les familles peut être occasionnée par
différents éléments comme le jeune suicidé lui-même, les intervenants et
l'entourage.

Envers le jeune suicidé lui-même. Pour certaines familles, la colère
est orientée vers leur jeune suicidé lui-même comme le mentionne cette
sœur : « J'y en ai voulu vraiment beaucoup [en parlant de sa sœur suicidée]
» (M.T., sœur, p.160). Les endeuillés reprochent, entre autres, aux
adolescents de ne pas avoir pensé aux conséquences à long terme qu'aurait
le suicide sur la famille. Ils éprouvent de la colère contre leur adolescent
qui, en se donnant la mort, a choisi de les abandonner en leur laissant toute
la souffrance et les problèmes liés à ce geste : « Le geste d'A. [ma fille] me
fâchait ... parce que tu réalises finalement qu'enfin partie, elle est bien ...
mais toi t'es poignée avec un maudit problème » (C.T., mère, p.128), « Pis
y a même une fois [elle] était [en parlant de sa fille endeuillée] très en
colère surtout par rapport à R. [son frère], pourquoi qu'y a pas pensé à moi,
y m'a laissée toute seule » (note de terrain[15] entrevue A.S., p.5).

Envers les professionnels. Pour ce qui est de la colère envers les
divers professionnels impliqués auprès des familles, une mère mentionne
être fâchée contre les policiers qui ont envahi l'appartement et qui ont
refusé qu'elle accompagne sa fille à l'hôpital : « je me suis sentie comme
un chien ... pourquoi qu'on m'a pas laissée y aller ... j'étais fâchée eh, la
façon d'agir des policiers » (C.T., mère, p.33-34 et128).

---

[15] Il s'agit ici d'une partie d'entrevue qui n'a pas été enregistrée. Nous avons donc fait le résumé de ce qui
avait été dit une fois la rencontre terminée dans une note de terrain.

De plus, certaines familles ressentent de la colère envers les professionnels qui ont suivi l'adolescent avant son suicide et qui n'ont pu prévenir son geste : « j'en ai voulu énormément aux intervenants … [il] y a tellement d'intervenants qui gravitaient autour de ma sœur, comment ça se fait que personne a rien vu … [il] y a du monde a qui j'avais clairement dit qu'[elle] était en danger pis c'est arrivé … j'étais, en furie » (M.T., sœur, p.48). Une autre mère mentionne avoir ressenti de la colère envers la science en général qui n'a pu empêcher le suicide de son deuxième fils alors que, selon elle, tous les professionnels qui l'avaient côtoyé devaient savoir qu'il finirait par mettre fin à ses jours. C'est d'ailleurs ce qu'elle a expliqué à son médecin lorsqu'il lui a dit qu'au moins elle avait su prolonger, de quelques années, la vie de cet enfant : « Ah j'étais enragée noire … on l'a pas sauvé … j'étais enragée, … j'étais bleu marin la … science est pas encore assez évoluée pour nous aider à les sauver » (D.S., mère, p.11).

Cette forme de colère peut avoir pour effet de décourager certains endeuillés à avoir recours au soutien de ces professionnels comme le mentionne cette mère : « Pis moi, la seule place où on pouvait me référer c'était le CLSC X. J'ai eu beau dire à tout le monde … je peux pas aller là … j'ai dit qu'est-ce que vous allez faire pour m'aider, vous n'avez pas pu aider ma fille » (C.T., mère, p.200).

Envers l'entourage. La colère des endeuillés peut aussi être dirigée contre les gens de l'entourage. Ainsi, une sœur rapporte ressentir de la colère contre ses parents qui, selon elle, sont responsables, en partie, du geste de sa sœur : « … mais j'étais en christ là. J'ai dit mes parents ont été tellement égoïstes tout l'été tabarnack c'est elle qui a payé pour » (A.N., sœur, p. 40). Cette colère envers ses parents, et principalement son père, a d'ailleurs privé cette adolescente du soutien de ce dernier immédiatement après le suicide : « j'y parlais pas [en parlant de son père] … au début, j'étais même pas capable de le voir … je me sentais pas à l'aise avec lui » (A.N., sœur, p.59).

D'autres ont également ressenti de la colère envers certains proches qui, une fois l'adolescent décédé, se disent tristes de la perte sans avoir été présents alors que ce dernier était vivant et qu'il pouvait bénéficier de leur présence: « J'étais en maudit contre ceux qui avaient [ou prétendaient avoir] plus de peine … alors qui ont jamais voulu s'occuper d'elle » (A.N., sœur, p.50), « … la maison était pleine [lors du suicide] … ça [elle] l'a pas pris [en parlant de sa fille endeuillée] … est venue me voir pis [elle] m'a dit, [il] a ben fallu que ma sœur meure pour que la maison se remplisse » (C.T., mère, p.47-48).

De plus, en raison des contacts plus fréquents suite au suicide, il arrive que des conflits familiaux ressurgissent ce qui peut occasionner de la colère chez certains. En effet, une mère mentionne avoir été choquée de constater que les membres de la famille élargie profitaient de la période entourant les funérailles pour régler certains de leurs conflits : « Y avait beaucoup de chicane dans ma famille à c'te période-là … quand qui sont arrivés chez nous … le lendemain, un ment donné j'ai vu des regards…comme prête à s'attaquer … j'ai dit là … si vous êtes ici pour laver votre linge sale, j'ai pas besoin de personne, aller vous en toute » (C.T., mère, p.44).

Il arrive également que les familles endeuillées ressentent de la colère face aux proches qui leur signifient qu'après un certain temps, elles doivent passer à autre chose, que le deuil a assez duré : « L'autre affaire qui m'a enragé c'est … l'idée qu'un deuil après six mois t'es correct, tu passes à autre chose » (H.E., père, p.72). Se faire dire qu'ils vont grandir d'une telle expérience peut aussi entraîner de la frustration dans les premiers temps suivant le décès : « Moi je peux te dire que ce qui m'a mis en maudit pis qui m'a bloqué pendant des années c'est que … on essaie de te montrer que tu vas grandir à travers ça … J'voyais pas pourquoi j'avais besoin de ça pour grandir » (H.E., père, p.71-72). Cette frustration peut les amener à éviter les contacts sociaux et donc se priver d'une certaine forme de soutien.

Finalement, certains endeuillés vont également ressentir de la colère vis-à-vis certaines personnes qui ne sont pas présentes pour eux au moment du suicide. C'est d'ailleurs ce que mentionne une sœur qui n'a pu compter sur la présence de ses amis au moment des funérailles : « ma meilleure gang de chums là, avec qui j'étudiais à Québec, sont pas descendus y avaient un party … Pis je me suis fait dire que j'avais gâché le party parce que y avaient pas l'esprit à la fête c'te soir là … c'était super » (A.N., sœur, p.49).

Peur. Suite au suicide, plusieurs peurs semblent émerger tel celle de vivre une autre perte et celle d'établir de nouvelles relations.

De vivre une autre perte. Le suicide d'un proche fait prendre conscience de la précarité de la vie, ce qui peut engendrer, chez les membres de la famille, la peur de vivre une autre perte. Ainsi, peu de temps après le suicide de son frère, une sœur a fortement réagi lorsqu'en revenant à la maison, elle a vu un camion de pompier devant le domicile familial. Immédiatement, elle a cru qu'un malheur était arrivé à son père : « … [elle] lâche le volant … était pas encore sur le stop, [elle] ouvre la porte, complètement désorganisée parce que le camion des pompiers étaient devant … qu'est-ce qui est arrivé à papa » (A.B., et X.B., mère et père, p. 67). Un père relate, de son côté, s'inquiéter davantage pour son fils depuis le suicide de sa fille : « l'inquiétude y vas-tu y arriver un accident … une maladie » (J.M., père, p.65).

De plus, dans les familles, lorsqu'on constate que certains membres sont profondément affectés par le suicide, les autres proches expriment la crainte qu'un autre suicide se produise. C'est d'ailleurs ce que rapporte cette mère en nous parlant de son conjoint : « c'est là que moi j'ai connu véritablement la peur, la peur de perdre … Je partais le matin pis je l'appelais en arrivant au bureau » (D.E., mère, p.30). Dans le même contexte, une jeune endeuillée mentionne avoir ressenti ce type d'inquiétude de la part de sa mère au cours des mois suivant le suicide de sa sœur : « ma mère était inquiète aussi … même si a m'avait jamais dit … j'ai peur que tu passes à l'acte toi aussi … je le savais, dans sa façon d'être, d'agir » (M.T., sœur, p.26 et 33). Au moment de l'entrevue, elle précise, avec du recul, comprendre cette inquiétude alors qu'au moment du suicide, cette attitude l'a non seulement choquée mais a été nuisible dans sa relation avec sa mère : « ça me fâchait … ça m'écœurait des fois, je m'impatientais là » (M.T., sœur, p.26 et 33).

Cette peur pour les proches et les membres de la famille peut, pour certains, perdurer plusieurs années. C'est le cas de certains membres de la fratrie, qui, une fois parents, craignent pour la vie de leurs propres enfants. Ainsi, une sœur mentionne que depuis la naissance de ses filles, sa pire crainte est que celles-ci répètent le geste de leur tante : « j'ai une phobie c'est que ma, que mes filles se pendent » (A.N., sœur, p.97).

D'établir de nouvelles relations. Après avoir vécu la douleur associée à la perte d'un proche, certains membres des familles mentionnent avoir développé une peur d'établir de nouvelles relations. Ce type de peur peut prendre davantage d'ampleur lorsque les parents apprennent l'arrivée d'un membre d'une nouvelle génération. C'est d'ailleurs ce que vit un père de famille au moment de l'annonce de la grossesse de sa fille. À ce moment, l'émotion qui prédomine chez lui est la crainte de se ré-attacher en raison du risque, qui en découle, de perdre et de souffrir à nouveau : « Ben de me réattacher encore à quelqu'un … si je l'aime pis y part j'vas vivre deux fois la même chose … [s'il] fallait [qu'il] arrive de quoi … on est plus craintif, c'est sûr » (H.E., père, p.32-33). Toutefois, lorsque l'enfant naît, l'attachement se crée avec ce membre d'une nouvelle génération.

Ainsi, une variété d'émotions co-existent chez les endeuillés suite au suicide de leur adolescent notamment la surprise, la tristesse, la culpabilité, la colère et la peur. Ces émotions, vécues simultanément et à des degrés divers, peuvent surcharger les familles. De plus, comme la famille est un système composé de plusieurs membres, le vécu émotif de chaque individu aura un impact sur l'ensemble du groupe, ce qui peut complexifier le processus de résilience familiale. Ainsi, une mère mentionne que, sur le plan émotif, elle et sa fille se sont influencées mutuellement : « on prenait la peine de l'autre » « Si moi je voyais qu'a l'avait de la peine je me remettais à pleurer … Pis si elle a voyait que j'avais de la peine … ça l'a dérangeait » (C.T., mère, p.98 et 121-122). De plus, comme le mentionne un père, la proximité du couple peut parfois avoir pour effet d'amplifier les émotions négatives : « quand tu pleures pis … t'es deux à pleurer, y a personne pour t'aider là … on appelle ça un genre de folie à deux » (H.E., père, p.50.

Ainsi, en raison de différents éléments d'ordre familial, social, instrumental et émotionnel, la famille se retrouve dans une période de grand bouleversement, de cataclysme, suite au suicide de leur adolescent (Figure 2). Ce cataclysme entraîne une certaine rupture de fonctionnement, un naufrage, qui incite, éventuellement, les familles à entreprendre diverses actions favorisant leur émergence.

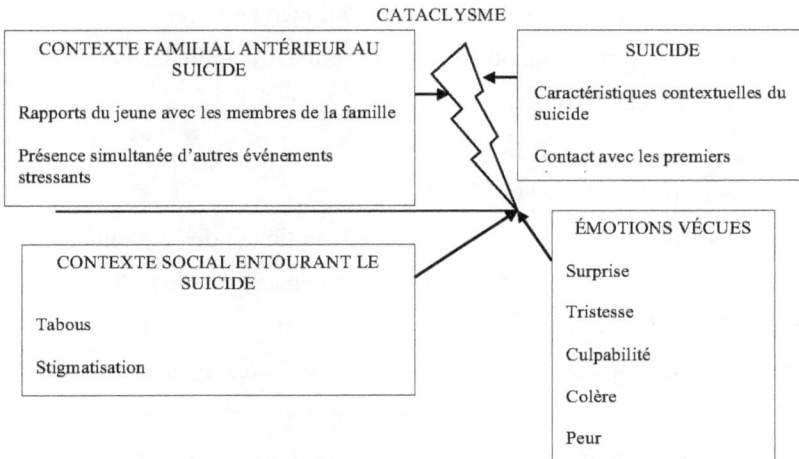

Figure 2. Le cataclysme

Le naufrage et les bouées de sauvetage

Suite au cataclysme occasionné par le suicide, les familles vivent une rupture de fonctionnement appelée le naufrage. Certains parlent de cette période comme étant une véritable descente aux enfers : « ça été la … descente aux enfers … de mon conjoint et de ma fille » (D.E., mère, p.10). Comme le but de la présente recherche est de proposer une théorie du processus de résilience des familles nous n'aborderons pas en profondeur le type de naufrage vécu et l'ampleur de celui-ci. Nous nous attarderons plutôt aux différents éléments que nous nommerons les bouées de sauvetage, permettant de tempérer ce naufrage et, du même coup, favoriser le processus de résilience.

Différentes bouées de sauvetage peuvent influencer le naufrage vécu par les familles suite au cataclysme occasionné par le suicide de leur adolescent. Les bouées de sauvetage sont des éléments déjà présents dans l'environnement des familles et auxquels ces dernières s'accrochent pendant un certain temps pour arriver à rebondir. Ces bouées peuvent être intrafamiliales, comme la cohésion entre les membres, les expériences antérieures et les forces individuelles ou encore extrafamiliales comme la disponibilité du soutien et le facteur temps.

Bouées de sauvetage intrafamiliales

Parmi les bouées intrafamiliales susceptibles de minimiser le naufrage et d'encourager le rebondissement et l'émergence de la famille, il y a tout d'abord la cohésion familiale qui se traduit par le respect et le soutien entre les membres. Les expériences antérieures ayant permis aux familles d'apprendre et de développer certaines forces et compétences sont aussi des bouées de sauvetage intrafamiliales. Ces expériences comprennent à la fois les coups durs vécus par la famille ainsi que les expériences positives avec les professionnels de la santé. Bien que ce ne soit pas toujours le cas, chez nos participants, ces expériences semblent avoir influencé aussi les croyances de la famille face à la vie de façon générale. Finalement, des forces individuelles peuvent également inciter les familles à entreprendre certaines actions leur permettant de tempérer le naufrage.

La cohésion familiale. Pour certaines familles, ressentir la cohésion entre les membres face à une expérience aussi éprouvante que le suicide favorise le processus de résilience familiale : « Le fait aussi d'avoir été solidaires les uns des autres et de nous parler [en faisant référence à ce qui a été aidant] » (D.E., mère, p.84). Comme le mentionne également une sœur, vivre dans une famille qui offre présence et soutien est, en soi, aidant : « ça aide là … quand t'as les … racines ben ça permet … d'avancer pis de savoir que peu importe ce qui arrive tu vas pouvoir … te sortir des choses [des épreuves] » (S.B., sœur, p.180). La cohésion familiale peut se traduire par différents éléments dont le respect et le soutien entre les membres.

Respect. Le respect entre les membres de la famille fait partie, en quelque sorte, de la cohésion familiale. Se sentir respecter par les autres membres de la famille est un élément souvent mentionné comme ayant été bénéfique suite au suicide car ceci permet de maintenir les relations familiales : « Mais le respect ... du rythme ... la façon que l'autre vit ça [dit par la mère] ... ça aide beaucoup [père complète la phrase] (A.B., mère et X.B., père, p.240), « je pense que ce qui a permis aujourd'hui que, oui elle [sa fille] est là, c'est qu'un moment donné j'ai décidé de la respecter dans ... sa façon de faire [de vivre son deuil] » (C.T., mère, p.188). Il s'agit du respect, à la fois, des émotions de l'autre mais aussi de ses réactions et de son rythme. De plus, comme l'exprime une mère, le respect c'est également apprivoiser la façon d'être et de faire de l'autre : « on a chacun notre façon et c'est d'apprivoiser sa façon à lui de réagir versus ma façon à moi » (D.S., mère, p.33). D'ailleurs, même au sein d'un couple en instance de séparation au moment du suicide, un père souligne l'importance de respecter son ex-conjointe et de prendre sa défense face à sa fille endeuillée : « J'ai jamais dit un mot contre elle ... tsé je prends la défense de sa mère ... parce que je trouve que c'est important» (M.N., père, p.47-48). Un autre exemple de respect mutuel au sein d'un couple est celui de cette mère qui, connaissant le nom de la station de métro où sa fille s'est enlevée la vie, respecte le choix de son conjoint qui refuse de le savoir et, par conséquent, de l'accompagner lorsqu'elle s'y rend pour porter des fleurs à la date anniversaire du suicide: « moi j'ai jamais voulu savoir à quelle station de métro, elle a le sait ... Pis a me l'a jamais dit ... Mais a dit pas ben voyons donc faut que tu le saches ... faut que tu viennes avec moi pis » (M.O., père, p.106-107).

Soutien disponible entre les membres. La disponibilité du soutien entre les membres de la famille est aussi partie prenante de la cohésion familiale et peut prendre différentes formes. Il peut s'agir de la perception qu'ont les membres de la famille du soutien offert entre conjoints, entre parents et enfants ainsi qu'entre membres de la fratrie.

Soutien entre conjoints. Au sein du couple, sentir que la relation est harmonieuse et qu'elle favorise le soutien mutuel est bénéfique pour le processus de résilience. C'est d'ailleurs ce que mentionne cette mère dont la relation avec son conjoint a été déterminante pour elle : « Moi ce que j'ai apprécié le plus de mon conjoint c'est … quand j'avais juste besoin d'une caresse il m'la faisait pis y m'laissait pleurer ou quand je faisais un cauchemar y était là à côté de moi … y me réveillait … y disait c'est … correct » (D.S., mère, p.34) et elle ajoute : « alors ça été un gros … cheminement [suite aux suicides de ses fils]… mon mari a aidé énormément » (D.S., mère, p.24). Ce que confirme aussi leur fille en soulignant : « On a tout le temps resté uni, mon père y l'a jamais lâchée [sa mère] » (A.S., sœur, p.32).

Dans le même sens, un père, qui se décrit comme introverti, mentionne la présence et la pertinence des questions de sa conjointe comme éléments ayant favorisé le cheminement du couple : « Ben elle a parlé beaucoup, c'est sûr qu'elle va parler, elle va questionner … Si ça avait été deux personnes qui parlent pas … ça aurait pas bien été [en parlant du cheminement du couple qui n'aurait pas été aussi positif si sa conjointe avait été aussi introvertie que lui] » (J.M., père, p.54-55). Grâce à elle, il a pu tranquillement s'ouvrir et exprimer ce qu'il vit.

De plus, même lorsqu'un couple est en instance de divorce au moment du suicide, les ex-conjoints peuvent s'influencer dans leur relation parent-enfant, donc, du même coup, jouer un rôle dans le processus de résilience familiale. L'exemple suivant n'illustre pas directement le soutien entre conjoints mais puisqu'il s'agit de parents qui, récemment, formaient un couple, nous l'avons tout de même choisi. Un père de famille, qui n'avait plus vraiment de contact avec sa fille depuis le suicide, mentionne que, grâce à son ex-conjointe, il a reparlé à sa fille, ce qui a eu un impact positif sur le processus de résilience de cette famille : « Peut-être que [mon ex-conjointe] … a m'a aidé un peu [à reprendre contact avec sa fille] … a m'a appelé, a m'a dit faudrait acheter un cadeau pour [notre fille] » (M.N., père, p.68). En effet, par cette simple suggestion, l'ex-conjointe a amené le père à appeler sa fille et, progressivement, à renouer contact avec cette dernière.

Lorsque les parents ne vivent plus ensemble, le soutien conjugal peut être remplacé par celui provenant d'autres proches. Telle est la situation de ce père en instance de divorce, qui bénéficie plutôt du soutien de ses parents, surtout de sa mère, suite au suicide de sa fille : « j'ai été ramassé par ma mère … fallait que j'aille déjeuner dîner souper … a me flattait la tête … a me lâchait pas » (M.N., père, p.41).

Soutien entre parents et enfants. Tout d'abord, de part sa présence et ses actions, l'enfant survivant peut représenter une forme de soutien pour ses parents. Ainsi, une mère de famille mentionne qu'elle et son conjoint ont été aidés par la présence de leur aîné suite au suicide de leur adolescente : « Mais y a été très présent pour nous … Y nous a beaucoup aidés, beaucoup soutenus » (L.O., mère, p.67). Une mère et sa fille aînée ont également vu leur relation s'intensifier suite au suicide de la cadette : « on comptait beaucoup une sur l'autre » (M.T., sœur, p.138), « on a vécu l'une pour l'autre » (C.T., mère, p.96). Toutefois, comme nous le verrons plus loin, même si dans les premiers temps cette intensification de la relation mère-fille est bénéfique pour celles-ci, lorsque la fusion persiste cela peut devenir malsain et nécessiter des réajustements.

De plus, bien que les parents soient très affectés par le suicide de leur enfant, tout en vivant leur deuil, la plupart demeurent tout de même disponibles pour leurs autres enfants comme le démontrent les propos de cette sœur : « je … savais que mes parents étaient là pour moi, que si j'avais des affaires qui pouvaient sembler super futiles comme problèmes, y allaient m'écouter quand même » (S.B., sœur, p.38).

Soutien fraternel. Lorsque la fratrie est composée de plus de 2 enfants au moment du suicide, les membres survivants peuvent s'offrir du soutien mutuel. Le type de relation de chacun des membres avec l'adolescent suicidé peut influencer le soutien offert. Ainsi, une demi-sœur, connaissant la proximité psychologique et physique de son demi-frère avec l'adolescente suicidée, lui offre spontanément son soutien afin de l'aider à traverser cette épreuve : « je me suis garochée toute suite sur [mon demi-frère] … tout de suite, tout de suite, tout de suite, c'était juste lui … que j'avais en tête » (C.L., demi-sœur, p.16).

En conclusion, notre analyse nous permet de penser que la cohésion familiale exerce une influence positive sur le processus de résilience des familles. En effet, elle permet d'atténuer l'ampleur du naufrage et encourage le rebondissement et l'émergence de la famille. Cette cohésion se manifeste surtout par le respect et le soutien perçu par les membres, et ce, qu'il s'agisse du soutien entre conjoints, entre parents et enfants ou entre les membres de la fratrie.

Les expériences antérieures sources d'apprentissage. Certaines expériences antérieures vécues par les familles sont sources d'apprentissage et peuvent influencer la façon dont elles font face à la perte et cheminent à travers le processus de résilience. Les expériences bénéfiques qui ressortent dans le discours des familles sont les suivantes : avoir réussi à surmonter des coups durs dans les années précédant le suicide, avoir vécu des expériences positives avec des professionnels de la santé et adhérer à des croyances facilitantes au sein de la famille.

Avoir surmonté des coups durs. Au cours de leur vie, la plupart des familles mentionnent avoir surmonté des coups durs. De façon générale, le fait de surmonter positivement des épreuves aide les individus et les familles à développer une force intérieure leur permettant de continuer à vivre comme le mentionne cette sœur en parlant de sa mère : « elle a surmonté vraiment beaucoup d'événements difficiles dans sa vie … pis est encore debout aujourd'hui [en faisant état des forces de sa mère malgré les épreuves] » (M.T., sœur, p.141-142).

Certains coups durs concernent des problèmes de santé. Ceux-ci peuvent faire référence à des troubles de santé mentale comme la dépression et le *burn-out* ou à des problèmes de santé physique occasionnant une souffrance physique et morale. Tout d'abord, le fait d'avoir vécu un trouble de santé mentale comme une dépression peut faciliter la compréhension de la détresse vécue par l'adolescent, ce qui éventuellement aide à donner un sens au suicide comme le mentionne une mère : « j'ai fait une dépression majeure après mon deuxième [enfant] … j'ai fait un gros post-partum pis ça m'a pris deux ans à m'en sortir. Donc être au bas, au fond du baril je savais c'était quoi » (D.S., mère, p.13). De plus, le fait d'avoir vécu un trouble ou un problème de santé mentale peut avoir obligé les individus à entreprendre un travail sur soi qui leur est utile au moment d'un coup dur subséquent comme le suicide : « quand j'ai faite ma dépression majeure, j'ai … travaillé sur comment s'en sortir finalement donc j'ai bâti [elle a travaillé sur son vécu et sa philosophie de vie] » (D.S., mère, p.76). Par ailleurs, lorsque les problèmes de santé sont plutôt d'ordre physique et qu'ils occasionnent une souffrance physique et morale, il arrive que les individus développent des moyens permettant de faire face à cette souffrance. Ces moyens peuvent être réutilisés par la suite au moment du suicide afin de faire face à la souffrance occasionnée par la perte comme le mentionne cette sœur : « J'ai eu des problèmes de santé quand, j'étais … au secondaire … je souffrais tellement à cette époque-là … j'avais commencé à méditer pis à prier … j'ai continué ça après le décès de ma sœur » (M.T., sœur, p.111à 113).

Dans le même ordre d'idées, d'avoir eu à résoudre des problèmes d'ordre matériel peut amener l'individu à développer des ressources qui lui permettront de surmonter des épreuves subséquentes et favoriser, du même coup, le processus de résilience. Ainsi, une mère, qui a tout perdu à l'adolescence en raison d'un feu, mentionne que cette expérience lui a appris à être combative face aux épreuves : « j'ai passé au feu quand j'avais 16 ans, on a tout perdu, on a rebâti, donc j'suis habituée de me battre » (D.S., mère, p.32).

Avoir vécu des expériences positives avec les professionnels de la santé. Avant le suicide de leur adolescent, plusieurs familles avaient déjà eu des contacts avec des professionnels de la santé. Lorsque ces expériences sont positives, cela peut les encourager à consulter de nouveau après le suicide et ainsi les aider dans leur processus de résilience. Ces expériences antérieures, vécues avant le suicide de l'adolescent, font partie des bouées de sauvetage intrafamiliales.

Ainsi, une mère et sa fille ont consulté au moment de la dépression de madame quelques années avant le suicide : « j'ai faite deux groupes de thérapie aussi » (C.T., mère, p.41), « je suis allée voir quelqu'un pis j'en ai parlé [de la dépression de sa mère] avec cette personne-là » (M.T., sœur, p.109). Lors du suicide, possiblement que ces expériences positives avec les professionnels de la santé les ont incitées à retourner consulter ce qui a alors été bénéfique pour elles : « les thérapies m'ont aidée [suite au suicide de sa fille] » (C.T., mère, p.135). Dans une autre famille, l'expérience positive de la belle-mère avec les thérapeutes, lors de sa dépression, a amené cette dernière à encourager son conjoint à consulter suite au suicide de sa fille : « Pis j'ai été en consultation pendant un certain temps … c'est là que … je l'ai évacué … c'est peut-être pour ça aussi que pour moi je trouvais ça très … important [que son conjoint consulte] » (L.M., belle-mère, p.78-79).

D'un autre côté, le fait d'avoir consulté par le passé et d'avoir bénéficié de la relation avec le thérapeute peut faire en sorte qu'au moment d'une épreuve subséquente le suivi est perçu comme moins nécessaire comme le mentionne cette mère ayant survécu au suicide de ses deux fils : « Au deuxième [suicide], je te dirais peut-être deux séances, trois séances mais elle [la thérapeute] m'a dit : « écoutez, vous savez exactement comment dealer avec, je peux rien faire pour vous » » (D.S., mère, p.2). Dans le même sens, une demi-sœur qui a consulté, pour un *burn-out*, quelques années avant le suicide, mentionne qu'au moment du décès elle a pu réutiliser les outils que son thérapeute lui avait donné lui permettant alors de cheminer seule cette fois-ci : « quand que ça c'est arrivée [le suicide] … je me suis garochée, sur lui [le thérapeute] qu'est-ce qui me disait … y m'avait faite remplir … un cahier … Pis je prenais des notes … je l'ai rouvert … Pis c'est peut-être pour ça que je l'ai faite toute seule » (C.M., demi-sœur, p.81-82).

Adhérer à des croyances facilitantes au sein de la famille. À la lumière de leurs expériences antérieures, certaines familles en viennent à adhérer à des croyances facilitantes qui semblent guider leur compréhension et leurs actions lors de situations difficiles comme le suicide de leur adolescent. Ces croyances réfèrent, entre autres, au fait que la mort ne signifie pas la fin, que les ressources familiales sont à la hauteur des épreuves qu'elles subissent et que la fatalité est responsable du suicide.

La mort ne signifie pas la fin. Les croyances face à la vie après la mort peuvent être diverses. Certaines familles croient que la personne décédée continue d'être présente auprès d'eux suite à sa mort. Pour une mère, cette croyance l'a d'ailleurs aidée à accepter la perte de ses fils en lui permettant de maintenir un lien avec eux : « moi je le sais qu'y a quelque chose après … ça m'aide à passer … au travers et j'ai eu des contacts avec eux autres après [leur décès] » (D.S., mère, p.49).

Pour d'autres, ce type de croyance permet de conserver l'espoir qu'un jour ils pourront retrouver leur adolescent puisque ce dernier continue à vivre mais sous une autre forme une fois décédé : « pour moi … les morts ne sont pas morts. Si je meurs pis je ne vois pas L. [nom de son fils], au moins pendant que je vis, j'ai l'espoir » (X.B., père, p.213-214), « je sais que [mon fils] est à quelque part et que je vais aller le rejoindre » (D.E., mère, p.70).

Les ressources familiales sont à la hauteur des épreuves rencontrées. Une autre croyance susceptible d'aider les familles consiste à croire que les épreuves qui nous affligent sont à la mesure des ressources que nous avons pour les surmonter. Une telle croyance permet, entre autres, de rester positif et confiant en ses capacités face aux épreuves. C'est d'ailleurs ce que pense cette mère : « Le bon dieu y … m'a donné tellement d'épreuves mais tellement d'outils pis on n'est pas supposé d'avoir d'épreuve si on n'est pas capable de s'en sortir ... si tu le prends comme ça tu travailles à t'en sortir» (D.S., mère, p.76). Ce type de croyance incite les familles à utiliser leurs ressources et leurs forces face aux épreuves et à être actives devant les événements difficiles.

La fatalité est responsable du suicide. Une autre croyance qui peut être présente chez certaines familles est celle voulant que la mort de l'adolescent est, en fait, une fatalité c'est-à-dire inscrite dans le destin de ce jeune. Cette croyance peut être facilitante pour certains puisqu'elle diminue l'effet de surprise occasionné par la mort du jeune. Ainsi, une mère qui a toujours été convaincue que ses deux fils n'atteindraient jamais l'âge adulte n'est pas vraiment surprise de leur mort même si le suicide de ceux-ci est très souffrant pour elle : « Et y a une chose qui est certaine, depuis qu'ils [ses fils] étaient bébés je le savais qu'ils étaient pas pour être adultes ... Ça m'enrageait là de savoir ça mais j'ai aucune crainte pour ma fille » (D.S., mère, p.49). Cette croyance est donc aussi facilitante pour cette mère puisqu'elle lui permet de se convaincre que sa fille cadette est protégée et qu'un troisième suicide ne surviendra pas. De plus, cette croyance en la fatalité du suicide peut aider à diminuer la culpabilité des parents qui sentent que peu importe leurs actions, le suicide aurait eu lieu : « [Mon fils] peu importe ... ce qui arrivait ... y aurait posé le geste pareil [propos de la mère] » (note de terrain entrevue A.S., p.6).

Ainsi, pour les familles, avoir surmonté des coups durs dans les années précédant le suicide peut leur fournir des outils permettant de cheminer par la suite. De plus, les différentes expériences positives avec les professionnels de la santé peuvent influencer l'ouverture des endeuillés face à l'aide offerte suite au suicide. À travers les expériences antérieures vécues, certaines familles peuvent également en venir à adhérer à des croyances facilitantes qui permettront, par la suite, de tempérer le naufrage causé par le suicide.

Les forces individuelles. Certaines forces individuelles semblent également pouvoir influencer positivement le processus de résilience familiale. Il en est ainsi du leadership, de la flexibilité, de l'optimisme et de la motivation à vivre.

Leadership. Au sein des familles, le fait d'avoir un membre doté d'un leadership positif semble favoriser le processus de résilience en aidant la famille à reprendre pied plus rapidement. C'est d'ailleurs ce que souligne ce père lorsqu'il décrit de quelle façon le leadership de sa conjointe a permis à la famille de ne pas sombrer complètement : « c'est son caractère … tête forte … parce que [notre fille] a … tombé, moi j'ai tombé pis elle a tenu la famille par les cheveux là » (H.E., père, p.68).

Le leadership peut aussi se traduire par un certain dynamisme et un sens de l'organisation qui incite les familles à se mettre rapidement en action lorsqu'elles sont confrontées à une épreuve comme le suicide de leur adolescent. C'est d'ailleurs ce que mentionne un couple qui se décrit comme étant des gens d'action et d'organisation : « On a toujours été des gens très … organisateurs … On prend les affaires en mains, on décide d'une affaire ça se fait » (L.O., mère, p.77). Cette force peut amener la famille à être pro-active, à rechercher plus rapidement les pistes de solution pouvant leur permettre de rebondir et d'émerger suite au naufrage et à accepter que la vie continue malgré le cataclysme.

Flexibilité. La flexibilité fait référence, entre autres, à la capacité d'envisager et d'utiliser différentes stratégies de résolution de problème lorsque confronté à une épreuve, ce qui est favorable au processus de résilience. Un père fait d'ailleurs état de cette force lorsqu'il mentionne que lorsqu'il est confronté à un problème, il tente de le solutionner mais tout en étant flexible : « j'sais pas moi, je roule avec les bosses ... On règle, pis on continue » (J.M., père, p.82). Cette caractéristique incite également à devenir actif dans la résolution de problème et dans le processus de résilience.

Optimisme. L'optimisme est une autre force qui favorise le processus de résilience car elle permet de conserver un espoir face à l'avenir. Comme le mentionne une mère, son optimisme lui permet de croire que, malgré l'épreuve en cours, un jour tout ira mieux : « mon père ... trouve toujours du positif ... dans la vie tout en ayant ... une bonne capacité d'analyser les choses ... y est, pas naïf, mais [il] sait prendre les choses du bon côté et je pense que ... j'ai hérité de ça ... une propension au bonheur » (A.B., mère, p.157-158). Cet optimisme encourage donc l'individu à faire face à l'épreuve et à conserver une vision positive de l'avenir.

Motivation à vivre. La motivation à vivre est, elle aussi, une force qui encourage l'individu à se battre face à l'adversité. Cette motivation aide aussi à accepter que, malgré le cataclysme, la vie continue. Différents éléments peuvent influencer cette motivation chez les parents endeuillés dont, entre autres, le fait d'avoir un autre enfant. En effet, certains parents mentionnent que la présence d'un autre enfant les a amenés à vouloir rester présents et disponibles psychologiquement pour eux : « [Ma fille] a été extrêmement ... importante dans ma ... guérison ... mon cheminement ... a l'a le droit d'avoir la présence psychologique de sa mère » (A.B., mère, p.63). Un couple précise même que la présence de leur fille les a empêchés de mettre à exécution leur projet suicidaire : « Nous deux ... on avait déterminé la manière ... [mais ce qui les a arrêtés] ... c'est l'idée de faire ça à [notre fille] ... mais si on n'avait pas [notre fille] c'est sûr [qu'ils se seraient suicidés] » (D.E., mère, p.60). Ils voulaient éviter de lui faire revivre une telle souffrance une deuxième fois : « on voulait ... pas faire connaître ça à [notre fille] » (D.E., mère, p.60-61). Ainsi, le fait d'avoir une telle motivation à vivre peut faire en sorte que les endeuillés cherchent, par tous les moyens, à rester en vie, à rebondir et à émerger suite au naufrage.

Finalement, comme la famille est un système composé de plusieurs individus qui s'influencent mutuellement, les forces de certains membres, comme le leadership, la flexibilité, l'optimisme et la motivation à vivre peuvent influencer le processus de résilience de l'ensemble de la famille.

Différentes bouées de sauvetage propres à la famille comme la cohésion familiale, les expériences antérieures et les forces individuelles peuvent ainsi tempérer le naufrage et influencer positivement le processus de résilience du système. Toutefois, comme la famille ne vit pas en vase clos, des bouées extérieures s'ajoutent aux bouées intrafamiliales pour influencer le processus de résilience familiale.

Bouées de sauvetage extrafamiliales
Le naufrage des familles peut également être tempéré par des bouées de sauvetage extrafamiliales comme la disponibilité du soutien et le facteur temps. Ces bouées, combinées à celles intrafamiliales, vont également favoriser le rebondissement et l'émergence de la famille.

Disponibilité du soutien. L'analyse permet de penser que, pour les familles, pouvoir disposer de soutiens informel et formel représente un atout, minimise le naufrage et ultimement favorise le rebondissement et l'émergence comme le mentionne cette sœur : « la maison était pleine ...

tout le temps ... d'après moi c'est ce qui nous a tenus là dans le fond »
(S.B., sœur, p.35).

Soutien informel. Le soutien informel réfère à la présence, perçue comme aidante, de personnes issues de l'entourage des familles. Pour être bénéfique, ce soutien doit, entre autres, être empreint de respect comme le souligne cette mère : « Le respect des gens, les gens qui sont au courant ... ça c'est le plus beau ... le respect » (D.S., mère, p.52). Le soutien offert aux familles peut prendre différentes formes, il peut s'agir d'un soutien psychologique ou instrumental.

Soutien psychologique. Le soutien psychologique permet, comme son nom l'indique, de répondre aux besoins psychologiques de la famille et de ses membres. Pour les familles, le fait de profiter d'un lieu pour exprimer ses émotions, de disposer d'une présence réconfortante et de bénéficier d'exutoires sont des formes de soutien psychologique pouvant être offert par l'entourage.

Tout d'abord le soutien psychologique peut passer par le fait de profiter d'un lieu pour exprimer ses émotions souvent nombreuses suite au suicide. Une mère rapporte que lorsque sa fille se sentait triste, elle pouvait compter sur le soutien d'un ami qui lui permettait de vivre cette émotion : « ... ma fille des fois à s'isolait pis à s'mettait à pleurer. Pis là, y a un p'tit garçon en particulier qu'y allait la voir [et disait], tu penses à ton frère c'est correct on est là » (D.S., mère, p.94). Les membres de l'entourage peuvent ainsi offrir une écoute attentive et permettre à la famille de discuter de son vécu. Ainsi, selon une mère, des intervenants du milieu scolaire, telles les éducatrices du service de garde qui ne sont pas officiellement désignées pour offrir un soutien formel mais qui sont en contact constant avec les enfants, ont permis à sa fille d'exprimer ce qu'elle vivait : « surtout avec ...

l'éducatrice à l'école ... a s'est ouverte énormément » (D.S., mère, p.27-28). Certains proches ont également fait profiter la famille de leur écoute en restant avec eux pour un certain temps comme c'est le cas de cette cousine : « il y a une de mes cousines ... qui est restée avec nous ... Pis elle écoutait, elle écoutait, elle écoutait ... elle est restée une semaine » (X.B., père, p.80-81).

Par ailleurs, la seule présence de certains proches peut également être synonyme de soutien psychologique pour les familles compte tenu de l'aspect réconfortant et chaleureux de celle-ci. Une mère mentionne avoir reçu un tel soutien de la part de son beau-frère dans les jours suivant le suicide : « mon beau-frère y est venu me voir ... y m'a dit ... qu'est-ce que tu voudrais ... [je lui réponds] que tu me serres fort, c'est ça que j'ai besoin ... C'est ça qui a faite ... Y venait me voir pis eh, y me prenait dans ses bras » (C.T., mère, p.46-47). De son côté, un père qui se sentait très démuni suite au décès de sa fille, a pu compter sur la présence de son frère qui venait coucher chez lui à tous les soirs : « Pis mon frère ... qui reste quand même assez loin, y venait coucher tout les soirs avec moi » (M.N., père, p.42). Lorsque la présence physique est impossible, la présence téléphonique peut aussi avoir un effet réconfortant comme le mentionne cette mère : « ma sœur J. ... a été pour moi extrêmement soutenante ... elle nous (elle et sa fille) a appelées tous les jours pendant 4 mois » (D.E., mère, p.12).

Pour les membres de la fratrie, la présence d'un amoureux peut représenter un soutien psychologique fort bénéfique comme le mentionne cette sœur : « même si je savais que je ferais pas ma vie avec lui [son amoureux de l'époque]... c'était essentiel qui soit là [à ce moment-là] » (M.T., sœur, p.19). Une autre sœur a, elle aussi, poursuivi une relation amoureuse durant quelques années puisque celle-ci lui permettait d'obtenir le soutien de son copain et de la famille de celui-ci : « en fait, je suis restée avec mon ex neuf ans … dont sept ans à cause de ça … parce qu'y avait un réseau … pis que c'était un réseau qui me soutenait » (A.N., sœur, p.43 et 83).

La présence des proches peut aussi offrir aux endeuillés des moments de distraction leur permettant de se changer les idées et d'avoir des oasis de bonheur dans leur période de naufrage. Une mère mentionne d'ailleurs que ce sont ses amis qui lui ont permis de retrouver le sourire suite au suicide de ces deux fils : « une de mes copines … m'a amenée en voyage avec un autre copain et … c'est là que j'ai retrouvé mon rire [suite au suicide de son premier fils] … Pis pour R. [son deuxième fils] je l'ai pas perdu [son sourire] parce y a un couple d'amis qu'y [sont] venus nous épauler c'te soir là pis y s'est arrangé pour me faire rire » (D.S., mère, p.15 et 91). Pour la fratrie, surtout à l'adolescence, les amis peuvent représenter un exutoire permettant de sortir du deuil familial comme le mentionne cette sœur : « mes amis … y ont servi à décontaminer aussi … comme faire un peu d'humour pour juste comme me faire oublier, pis juste être là … je me sentais comme super protégée avec eux » (M.T., sœur, p.92). La présence des amis permet donc de mettre, temporairement, le deuil à distance.

Soutien instrumental. Le soutien informel peut aussi être d'ordre instrumental en répondant à des besoins concrets, de nature matérielle, de la famille au cours de la période qui suit immédiatement le suicide. Ces besoins peuvent être en lien avec le suicide lui-même ou avec les activités de la vie quotidienne (AVQ).

Immédiatement après le suicide, certaines familles ont, tout d'abord, besoin d'aide de leur entourage pour se rassembler. Des collègues de travail peuvent alors répondre à ce besoin en offrant un service de transport, comme c'est le cas pour cette famille : « un médecin qui travaille avec moi a connaissait [ma femme], pis a connaissait [mon fils] pis est allée les chercher au métro parce que moi … aller là [je n'étais pas capable] … j'savais pas quoi faire » (M.O., père, p.44). Les proches, comme cet ami, peuvent également aider à faire l'annonce du décès à l'entourage ce qui est très apprécié par la famille et évite ainsi d'avoir à constamment répéter la même histoire : « l'ami a dit ben j'vas commencer à téléphoner … il avait … le triste mandat de téléphoner aux gens pis de l'annoncer » (A.B., mère, p.6 et 48). Une sœur a également pu bénéficier de l'hospitalité d'une intervenante de son centre de bénévolat le soir du suicide alors qu'elle se sentait incapable de retourner chez-elle : « l'éducatrice [du centre de bénévolat] … on a suivi l'ambulance jusqu'à l'hôpital … après ça elle a m'a ramenée chez nous … pis je suis allée coucher chez eux … Je voulais pas rester chez moi » (M.T., sœur, p.89-90). Dans les jours qui suivent, la famille peut également bénéficier du soutien de l'entourage pour l'organisation des funérailles : « ils [les membres de l'entourage] ont formé un comité … Pour organiser … les funérailles » (X.B., père, p.71-72).

Compte tenu du cataclysme vécu, les familles peuvent également avoir besoin du soutien de l'entourage pour les aider dans l'accomplissement de leurs AVQ. Les familles peuvent beaucoup apprécier, entre autres, que les proches apportent de la nourriture étant donné que leur souffrance peut les amener à oublier de manger : « C'est des petits détails … y a quelqu'un qui est venu avec une soupe pis … un autre avec un pâté chinois … C'est des détails que, faut que tu te renourrisses mais … tu penses plus à ces affaires-là » (M.O., père, p.117). Une mère qui s'inquiétait de l'entretien ménager de sa maison a pu compter sur ses amis pour mettre la maison en ordre avant l'arrivée des proches pour les funérailles : « j'ai dit ben non là le ménage de la fin de semaine est pas faite tu peux pas recevoir de la visite … [un ami lui répond] : « non non inquiète-toi pas … nos amis … y vont venir demain matin pis y vont faire du ménage. » » (A.B., mère, p.6).

Ainsi, le soutien informel peut prendre différentes formes. Il peut s'agir de soutien psychologique ou instrumental. Il peut être offert par la famille élargie, les amis, l'amoureux, le milieu de travail, le milieu scolaire ou la communauté. Pour qu'il soit perçu positivement par les familles, il s'avère important que ce soutien soit empreint de respect.

Soutien formel. Le soutien formel se concrétise par le soutien professionnel disponible et dont peuvent bénéficier les familles. Il peut s'agir d'un soutien individuel, parental ou de groupe. Dans la présente section nous traiterons du soutien formel disponible pour les familles suite au suicide sans qu'elles n'aient à faire de démarche pour y avoir accès. En fonction de ses besoins et de ses préférences, la famille fera ensuite des choix quant au soutien formel dont elle aura besoin. Ces choix seront traités dans la prochaine section portant sur les actions de la famille.

Soutien individuel. Lorsque les endeuillés sont déjà suivis par des médecins avant le suicide, ces derniers peuvent leur offrir un soutien formel suite au décès. Un père, suivi antérieurement pour un trouble bipolaire, a pu bénéficier d'un suivi plus régulier avec ses médecins suite au suicide de son fils, ce qui lui a été très bénéfique : « ce qui m'a aidé c'est que je voyais mon médecin de famille … une fois par mois … y a un psychiatre aussi ... qui me suivait … si je n'avais pas eu ce support-là ça m'a aidé à, progressivement … à avoir le contrôle » (X.B., père, p.176). Une mère a également pu bénéficier du soutien de son médecin de famille qui l'a encouragée à retrouver son sourire et son rire pour son bien et celui de sa famille : « Pis mon médecin y a eu la sagesse de dire … t'as le droit de rire, t'as le droit d'avoir du plaisir pis t'as le droit d'avoir du bonheur.

T'as droit d'être heureuse avec ton mari pis ta fille. Pis prends tous les p'tits bonheurs que tu peux à chaque jour » (D.S., mère, p.91).

Soutien parental. Lorsque l'adolescent souffrait d'un trouble de santé mentale au moment de son décès, des parents pouvaient suivre une thérapie afin d'être aidés dans leur relation avec leur jeune. Dans certains cas, cette relation thérapeutique peut être poursuivie suite au suicide afin de les aider à répondre à leurs nombreuses questions comme c'est le cas de cette famille qui recevait de l'aide compte tenu du trouble alimentaire de leur fille : « on a continué à suivre … l'intervenante qui suivait la famille … le couple … faque on a réponse si on peut dire … des pistes » (J.M., père, p.96-97).

Soutien de groupe. Pour ce qui est du soutien de groupe offert aux membres de la famille, il s'agit principalement des programmes de postvention[16] mis en place dans les milieux scolaire et communautaire fréquentés par la famille. Ainsi, comme le mentionne une sœur, l'école et le centre de bénévolat qu'elle fréquentait, ont organisé des rencontres avec ses amis permettant ainsi d'ouvrir la discussion, ce qu'elle a grandement apprécié: « y [l'école secondaire] ont faite une réunion ... sont allés chercher toutes mes amies dans leur cours … y ont pris, un psychologue … y nous ont assis ensemble … pis on a comme parlé de qu'est-ce qui était arrivé » (M.T., sœur, p.90-91), « ça été super aidant … y [le centre de bénévolat] ont faite venir des gens [d'un organisme en prévention du suicide]… pis y ont faite une rencontre … ça brisé les tabous » (M.T., sœur, p.98 à 100).

---

[16] Dans le domaine du suicide, la postvention comprend toutes les interventions faites auprès des personnes touchées par le suicide. Il est possible de retrouver de tels programmes, entre autres, dans les milieux scolaires et certains milieux de travail.

Ainsi, certaines familles peuvent se voir offrir, spontanément, du soutien formel à un niveau individuel, parental ou de groupe. Nous verrons toutefois que, peu importe que le soutien formel soit disponible ou non, certaines familles vont choisir d'y avoir recours alors que d'autres vont préférer ne pas bénéficier d'un tel service.

Avec le temps. La plupart des familles mentionnent qu'avec le temps leur douleur et l'intensité de leurs émotions s'estompent : « ça va et ça … revient … la douleur mais de façon … moins intense ou moins longue avec les … années » (A.B., mère, p.156). Ainsi, même si leur tristesse est toujours présente, ils sont plus en mesure de la gérer : « Moi je me surprends au volant de mon auto tout seul à pleurer … mais ça m'arrive quoi une fois par deux semaines … avant c'était tout le temps … on y pense moins, c'est moins présent » (H.E., père, p.74-75). Un père mentionne également qu'avec le temps la culpabilité face au geste de sa fille diminue, ce qui est apaisant pour lui : « C'est comme la culpabilité … c'est moins intense … c'est pas aussi intense qu'au début » (J.M., père, p.53). Le passage du temps peut donc permettre aux familles d'apprivoiser la perte et les émotions qui peuvent y être associés ce qui aide à tempérer le naufrage vécu.

Ainsi, différentes bouées de sauvetage extérieures à la famille comme la disponibilité du soutien et le passage du temps aident à tempérer le naufrage familial suite au cataclysme occasionné par le suicide (Figure 3). Ces bouées, intra ou extrafamiliales, teinteront également les actions entreprises par la famille durant la période de rebondissement et d'émergence qui suivra.

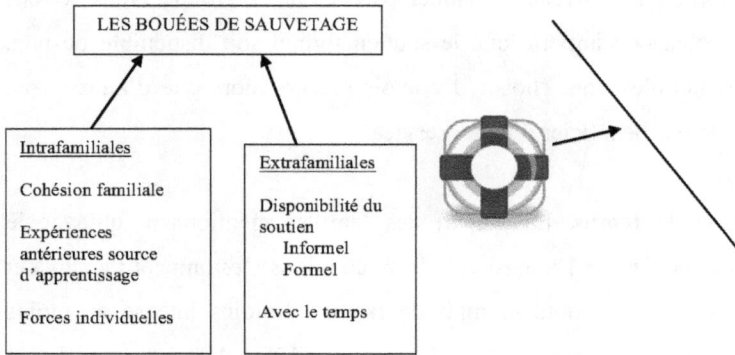

Figure 3. Le naufrage

Le rebondissement et l'émergence

La troisième partie du processus de résilience familiale suite au suicide d'un adolescent correspond au rebondissement et à l'émergence des familles suite au naufrage. Dans un premier temps, diverses actions entreprises par la famille permettront son rebondissement. Par la suite, les familles apprennent et grandissent à travers l'expérience, ce qui constitue son émergence. Tout dépendamment des éléments permettant de tempérer les effets du naufrage vécu par les familles et des actions entreprises par la famille, ce rebondissement se produira plus ou moins rapidement suite au suicide. Pour certaines familles, le rebondissement peut se faire de façon spectaculaire et très rapidement après le suicide alors que pour d'autres le rebondissement est plutôt absent. Suite à ce rebondissement, les familles entreprennent alors une émergence qui éventuellement va les amener à apprendre et à grandir. Cette période d'émergence peut être soit continue ou parsemée d'interruptions. Dans la présente section nous traiterons des actions qui permettent aux familles de rebondir ainsi que des conséquences de l'émergence qui s'en suit. Les différences entre le rebondissement précoce et tardif ainsi qu'entre l'émergence continue et discontinue seront plutôt présentées dans la prochaine section d'analyse.

Actions intrafamiliales permettant de rebondir et d'émerger

Dans les jours, les semaines, les mois et même les années suivant le suicide de leur adolescent, les familles entreprennent différentes actions et interactions afin de rebondir et éventuellement d'émerger. Ces actions leur permettent d'apprendre et de croître à travers l'expérience du suicide : « on a grandi là-dedans ... on a aimé, on a perdu mais on a grandi là-dedans » (L.O., mère, p.220). Les actions et interactions entreprises peuvent avoir lieu au sein de la famille ou être extérieures à celle-ci. À la différence des bouées de sauvetage, les actions font références aux initiatives que les familles entreprennent, créent et qui nécessitent un effort additionnel de leur part.

Certaines actions entreprises suite au suicide peuvent se dérouler principalement au sein même des familles. Ainsi, les familles peuvent vouloir maintenir vivant le souvenir de leur adolescent afin de conserver un lien positif avec lui. De plus, compte tenu du déséquilibre familial occasionné par le suicide, elles peuvent ressentir le besoin de retrouver l'homéostasie, l'équilibre, au sein du système familial. Finalement, même si la recherche de sens peut se faire en présence d'autres personnes que les membres de la famille immédiate, c'est principalement au sein de celle-ci que cette action se déroule.

Maintenir vivant le souvenir de l'adolescent. Afin de maintenir vivant le souvenir de leur adolescent et de conserver un lien avec lui, les familles peuvent prendre part à des rituels et tenter d'organiser un espace pour l'adolescent au sein de la famille. Toutefois, malgré le désir de préserver ce lien, les familles doivent apprivoiser la perte et apprendre à vivre sans l'adolescent afin de poursuivre leur vie.

Prendre part à des rituels. Les rituels, qu'ils soient familiaux, individuels ou culturels, permettent de perpétuer le souvenir de l'adolescent décédé. Ils sont souvent perçus par les familles comme apaisants.

Les rituels familiaux. Les funérailles sont généralement le premier rituel familial à avoir lieu. Elles permettent de se réunir pour penser à l'adolescent. Dans certaines situations, l'organisation des funérailles devient une période favorisant le maintien et le resserrement des liens entre les membres de la famille. C'est ce que mentionne cette sœur en précisant que cet événement a, entre autres, permis d'atténuer la tension entre ses parents divorcés : « y avait une tension entre mes parents pis après … le décès de ma sœur veux veux pas y ont pas eu le choix … en tout cas y ont faite le choix de s'asseoir ensemble … pour les arrangements » (M.T., sœur, p.127). Une autre sœur précise que l'organisation des funérailles est devenue un projet commun qui a permis, dans les premiers temps, de maintenir le lien entre les membres de la famille : « le lien qu'on avait beaucoup c'était dans la préparation justement des … funérailles … c'est à peu près … le [seul] projet qu'on avait en commun » (S.B., sœur, p.17-18).

Les funérailles permettent également de se rappeler collectivement du jeune. D'ailleurs, pour une famille qui n'avait pas eu l'occasion de voir l'adolescente suite à son décès, l'exposition du corps était importante : « une chose qu'on voulait absolument c'était qu'a soit exposée … j'voulais la revoir là, j'l'avais pas revue … On avait eu juste une photo pis … c'était pas très beau là » (M.O., père, p.72). Des familles souhaitent d'ailleurs rendre cet événement à l'image de l'adolescent afin de rappeler son souvenir aux membres de l'assistance comme le mentionne cette sœur : «

c'était très important pour nous que ce soit vraiment à son image ... fallait trouver des ... symboles pour lui » (S.B., sœur, p.36).

L'organisation des funérailles peut également permettre aux familles de reprendre un certain contrôle sur la situation comme le soulignent ces parents : « y a une effervescence là où t'es pas vraiment toi-même ... t'es dans le tourbillon pis tout ça [suite au suicide] ... tsé les détails aussi niaiseux que après ... on va faire faire un buffet pis on va le faire faire à telle place ... on s'est comme repris en mains là » (M.O., père, p.77-78).

Pour la plupart des familles, le souvenir qu'ils conservent de cette célébration est apaisant. En effet, une famille mentionne que l'homélie du prêtre qui a comparé la vie de leur fille à une œuvre d'art inachevée fait partie des éléments les plus apaisants pour eux suite au suicide : « Cette homélie-là elle est magnifique ... il y compare la vie de notre fille avec un chef d'œuvre inachevé ... ça apaisé tout le monde dans l'église ... ça nous a fait du bien d'entendre ça » (L.O., mère, p.88 et 90). La présence et les témoignages des proches, lors des funérailles, sont aussi perçus positivement par les familles : « je me souviens de la plupart des ... gens, je me souviens des conversations ... des anecdotes ... qu'on racontait à propos de [notre fils] ... c'est un grand privilège là je trouve que, ça, ça aide ça » (A.B., mère, p.184).

Les dates anniversaires, que ce soit celle du décès ou celle de la naissance, sont aussi des moments propices aux rituels familiaux. Ainsi, une famille a voulu commémorer le cinquième anniversaire de décès de leur adolescent en publiant sa photo dans le journal local : « Le 5ème [anniversaire de décès] ... on a mis une photo » (S.B., sœur, p.127). Pour d'autres, afin d'éviter de se retrouver dans les mêmes conditions qu'au moment de l'annonce du suicide, la date anniversaire du décès est une journée de congé pendant laquelle ils prennent du temps pour eux : « les premières années j'essayais de travailler le jour du décès … pis là j'essaye même pu, je prends congé » (A.B., mère, p.156), « le [date du suicide] moi j'm'étais dit que pu jamais j'vas travailler … on fait toujours une activité moi pis [ma conjointe] … on va toujours dehors » (M.O., père, p.168).

Certaines familles, pour leur part, continuent de célébrer l'anniversaire de naissance du jeune, comme c'est le cas de la famille O. qui, pour les 20 et 25 ans de leur fille, ont organisé une grande fête à sa mémoire : « Elle aurait eu 25 ans … on a fait … une fête … une réunion de famille … Pis là tout le monde a laissé aller son ballon … plein de gens qui nous disent que ça leur fait du bien » (M.O., père, 143-148-149), « On l'a fait aussi pour les 20 ans » (L.O., mère, p.144). Pour cette famille, entre autres, il s'agit d'un moyen de garder vivant le souvenir de leur fille et maintenir un lien avec elle malgré son absence physique : « nous, on veut pas que les gens oublient … ça fait une occasion … d'en reparler » (M.O., père, p.144 et 149).

Les vacances en famille et en couple peuvent aussi être une autre forme de rituel familial. En effet, un couple effectue ce qu'ils nomment un pèlerinage très peu de temps après le suicide de leur fils afin de revivre des souvenirs avec lui. Ils décident d'aller aux mêmes endroits que ceux fréquentés lors des vacances familiales antérieures : « On est retournés au lieu de vacances … où on était allés avec les enfants … on appelle ça un pèlerinage … on est allés manger le *clam chowder* comme on faisait avec les enfants, on est allés remanger de la crème glacée au café comme on faisait, à même place » (D.E., mère, p.108-109), « L'année passée on a fait un autre étape d'un pèlerinage, on est allés … où on est allés quand y étaient adolescents » (H.E., père, p.110). Toutefois, avec le temps, le besoin de créer de nouveaux souvenirs, moins chargés émotionnellement, peut se faire sentir ce qui les amène à voyager vers de nouveaux horizons : « Là cette année là on essaie quelque chose de complètement nouveau ... On va là où on est jamais allés ... on est tannés d'aller ... marcher sur les même rails » (H.E., père, p.110-111).

Les rituels individuels. Certains rituels, pour leur part, sont davantage individuels. Telle est la situation de cette mère qui se rend, seule, annuellement à la station de métro où sa fille s'est enlevée la vie. Elle y dépose une fleur et se recueille en sa mémoire : « mais moi à chaque [date du suicide] j'vais à la station de métro en question avec une fleur ... je reste là, quelques minutes, j'ferme les yeux » (L.O., mère, p.107).

Les visites au cimetière peuvent être un rituel familial, de couple ou individuel. Nous avons choisi d'en parler avec les rituels individuels car pour certains il s'agit d'un moment de recueillement qui permet de se reconnecter individuellement avec la personne décédée comme c'est le cas pour cette sœur : « Quand [notre fille] a appris qu'elle était enceinte ... le premier geste qu'elle a fait c'est d'aller au cimetière ... Dire à son frère [qu'elle était enceinte] » (X.B., père, p.84-85). Pour certains, la possibilité d'aller se recueillir sur la tombe de leur adolescent a pris une telle importance qu'ils ont choisi un lieu d'inhumation facile d'accès pour eux : « on l'avait mis à côté de ma mère [au moment de l'enterrement] ... puis eh, j'aimais pas ça, [son conjoint] non plus. Faque on l'a déplacé pis ... on l'a mis en terre [près du domicile] ... On passe devant sa tombe à tous les jours » (D.E. et H.E., mère et père, p.123-124), « Nous on a choisi qu'a soit enterrée ici ...on voulait l'avoir à côté de nous autres ... pis quand on veut aller la voir on va [la] voir à pied » (L.O. et M.O., mère et père, p.91-92). Comme le mentionne ce père, certains vont régulièrement au cimetière afin de se recueillir et de rétablir le lien avec l'adolescent : « je vais là-bas, je donne un bec à sa pierre tombale eh pis je prie ... pour nous ... c'est

important » (X.B., père, p.84). D'autres y vont plutôt de façon spontanée :
« C'est assez spontané d'habitude [d'aller au cimetière] » (M.T., sœur,
p.162). Par contre, certains endeuillés choisissent de s'abstenir d'aller au
cimetière pour éviter de raviver leur souffrance : « J'y vais pas au cimetière
… Parce que je veux pas gratter le bobo » (M.N., père, p.134), « je suis
allée eh, une fois pis c'était pas par choix … pis j'ai pas aimé ça pantoute »
(A.N., sœur, p.117). Il s'agit donc généralement d'un choix personnel que
d'aller ou non au cimetière.

Les rituels culturels. Même si les rituels culturels s'étendent aussi à
l'environnement extra-familial, nous préférons en traiter dans cette section
portant spécifiquement sur les rituels. Ceux-ci permettent à l'entourage et à
la famille de se remémorer le jeune à des moments bien précis durant le
deuil. Ainsi, une famille dont le père appartient à une culture autre que
québécoise a tenu à respecter certains rituels culturels comme
l'organisation d'une célébration 40 jours après le décès : « y faut célébrer
40 jours j'pense après la … mort faut qu'on fasse une fête, une célébration »
(S.B., sœur, p.49). De tels rituels ont permis à cette famille de recevoir le
soutien de la communauté à plus long terme, ce qui leur a été très
bénéfique comme l'indique cette sœur : « c'est un beau souvenir associé à
cet événement… terrible parce que, après ça, mes grands-parents sont
revenus, ma famille est revenue de partout » (S.B., sœur, p.49), « les rituels
ça … beaucoup contribué à ce qu'on fasse notre … deuil pis à ce que ça
l'aille bien » (S.B., sœur, p.56).

Réserver un espace à l'adolescent décédé. Une autre façon de
maintenir le lien avec l'adolescent est d'alimenter son souvenir en lui
réservant un espace au sein de la famille. Cela peut se faire en conservant
certains souvenirs, en créant un lieu symbolique en sa mémoire ou en
intériorisant sa présence.

Conserver des souvenirs de l'adolescent. Les familles peuvent choisir de conserver certains objets ayant appartenus à l'adolescent. Il peut s'agir d'objets qui pour eux représentent l'adolescent ou de sa chambre qu'ils désirent conserver intacte ou non.

Comme dans d'autres situations de deuil, la plupart des familles choisissent de conserver des objets qui, à leurs yeux, représentent l'adolescent. Les objets conservés sont souvent choisis minutieusement et acquièrent une valeur symbolique : « y a des choses de [notre fils] que je trouve sacrées là, surtout ... son djembe ... Pis j'ai gardé une partie de [ses] cheveux » (X.B., père, p.105), « c'est clair que je vais tout le temps le garder, y a personne qui va toucher à ça ... c'est le coffret ... des *Smashing Pumpkins* ... [parce que] ma sœur a tenait beaucoup à l'avoir » (A.N, sœur, p.101). Les familles ont tendance à choisir des objets en fonction des souvenirs qu'elles désirent conserver : « J'ai rien ... gardé de négatif, j'ai gardé des souvenirs [positifs] » (D.S., mère, p.57). Ces objets deviennent alors très précieux, voire même intouchables comme le mentionne cette mère : « j'ai encore tout son linge ... Écoute c'est intouchable. On a encore sa guitare ... on a rien débarrassé de tout ça » (D.E., mère, p.43).

Certaines familles choisiront aussi de conserver photos et vidéos où apparaît le jeune : « J'ai une photo des trois [enfants] ... c'est ... la dernière photo ... c'est magnifique comme photo » (D.S., mère, p.21). Étant donné la cause de la mort et du malaise que celle-ci peut causer, les photos ne sont pas nécessairement exposées comme le mentionne cette mère : « j'ai été longtemps avec des photos ... dans ma chambre ... jusqu'à, y a deux ans ... Pis un ment donné ça s'est mis à me déranger ... je l(es) ai envoyées dans le tiroir » (C.T., mère, p.159 à 161). Toutefois, certaines familles choisissent de rassembler les photos dans des albums ou des scrapbooks qui permettent de retracer la vie de l'adolescent et qu'elles consultent au besoin : « j'avais commencé à faire … un petit scrapbook … sur ma sœur … c'était comme … ma façon [d'] immortaliser ça … [de] m'en souvenir » (M.T., sœur, p.63-64), « ces albums [de photos de leur fille] sont magnifiques … de sa naissance jusqu'à [maintenant] … J'ai demandé des photos à tout le monde, à ses amis, j'[ai] annoté ça … sont dans sa chambre, sur son bureau, deux beaux albums ben épais … je regarde ça… me réconforte » (L.O., mère, p.171). Pour ce qui est des vidéos, un père a choisi d'en créer un à la mémoire de sa fille pour le premier anniversaire de sa mort : « Mon père … y a comme mis des photos sur Power Point y a fait un DVD avec ça … pour les un an [de son décès] » (M.T., sœur, p.157). Toutefois, certaines familles se disent encore incapables de regarder des vidéos dans lesquels apparaît l'adolescent mais espèrent bien pouvoir le faire un jour sans ressentir une trop grande tristesse : « J'aimerais ça un jour être capable de le revoir parce que … on a des … vidéos pis tout ça … Pis, jusqu'à maintenant, j'ai jamais été capable » (S.B., sœur, p.205).

La chambre de l'adolescent est un lieu qui contient également beaucoup de souvenirs rattachés au jeune. Certaines familles choisissent de la conserver intacte afin de maintenir un lien avec lui comme le mentionne ce père : « la chambre est encore faite … c'est encore sa chambre » (M.O., père, p.109). Toutefois, compte tenu des émotions suscitées par la vue de la chambre vide lors des premiers jours, certaines choisissent de fermer la porte pendant quelque temps : « c'est comme pour la porte de sa chambre … plusieurs jours là … [son père] y voulait pas qu'on ouvre la porte de la chambre. Y voulait pas voir sa chambre … y voulait pas voir son lit, ses affaires » (L.O., mère, p.108-109).

À l'inverse toutefois, pour certaines familles, le fait de faire disparaître rapidement, de sa chambre, toute trace de l'adolescent les aide à reprendre pied et à rebondir : « une des choses principales pour accélérer le

190

deuil c'est de vider la chambre le plus vite possible » (D.S., mère, p.3). Une famille a, pour sa part, décidé de détruire complètement la chambre afin d'agrandir le salon. Cette rénovation leur a permis de créer de nouveaux souvenirs en lien avec ce lieu : «Sa chambre ça été vite [la détruire]... On a dit ça agrandirait ... [maintenant] c'est le salon » (M.M., père, p.69 et 71), « C'était plus difficile avant qu'il l'enlève [la chambre] ... Parce que pour moi y a été un bout où ... quand je passais dans le cadrage de porte là, je la voyais là [debout dans sa chambre] » (L.M., belle-mère, p.53-54). D'autres ont choisi d'utiliser la chambre à d'autres fins, ce qui n'est pas toujours une décision facile à prendre car, comme le mentionne une mère, cela peut engendrer un sentiment de trahison vis-à-vis du jeune : « Mais au début c'était comme le ... trahir ... quand je voulais changer la couleur de sa chambre » (A.B., mère, p.135-136). Le choix de conserver ou non intacte la chambre de l'adolescent afin de préserver les souvenirs qui y sont associés dépend donc de chaque famille et de ses besoins.

Créer un lieu symbolique. Le fait de créer un lieu symbolique à la mémoire de l'adolescent est une autre façon de conserver vivant le lien avec le défunt. Certaines familles ont choisi de créer un espace spécial dans leur jardin à la mémoire de leur adolescent où elles peuvent se recueillir au besoin : « au fond du jardin y a un petit coin où elle ... a planté des arbres ... des vivaces pis tout ça ... C'est son coin comme pour se ressourcer elle » (note de terrain entrevue A.S., p.5). D'autres ont choisi de planter un arbre à la mémoire de l'adolescent afin de garder vivant le souvenir du jeune et de le voir continuer à vivre à travers l'arbre : « y [une collègue de travail] nous a donné l'arbre [un magnolia] ... ça fait une seule fleur ... y est boiteux comme [notre fils] ... pour moi c'est ... [notre fils] ... [ça] ferait de la peine ... si ça [l'arbre] mourrait ... donc on arrose » (X.B., père, p.129 à 131). Une sœur mentionne que sa mère a aussi fait sculpter une statue qu'elle a déposée sur le terrain en souvenir de sa fille décédée : « y a un artiste qu'y a faite une statue … y [sa mère] ont mis ça sur le terrain, avec un poème à ma sœur » (A.N., sœur, p.99). La présence de tels lieux permet donc aux familles d'avoir un endroit spécifique leur permettant de maintenir la relation avec l'adolescent décédé.

Dans le but de conserver tous les souvenirs associés à l'adolescent dans un même lieu facilement accessible, plusieurs familles opteront pour la création d'un coffre qui devient alors le coffre de vie de l'adolescent : « On a mis ça dans des coffres là … des beaux coffres là … c'est le trésor … extrêmement précieux » (H.E. et D.E., père et mère, p.43-44), « on a faite … son coffret de vie … Plein d'affaires de sa vie dans ce beau coffre-là. C'est son coffre de vie » (L.O., mère, p.). Sans l'ouvrir quotidiennement, ce coffre est important pour eux car ils savent qu'en cas de besoin ils peuvent l'ouvrir pour retrouver un lien avec leur adolescent : « Dans ma chambre, j'ai un coffre … J'ai toute mis les affaires d'elle … je pense pas à ça là [constamment] … mais c'est là » (M.N., père, p.137). Ces coffres permettent donc également d'intérioriser la présence de l'adolescent qui sera ainsi pour toujours avec eux. D'ailleurs, ces coffres sont conservés précieusement par les familles et le seront même lors des déménagements ou du décès des parents : « Un jour on va quitter cette maison là … le coffre s'en vient avec nous autres. On laissera pas [notre fille] derrière » (L.O., mère, p.172), « quand qu'on va quitter à notre tour, ben là on va demander à [notre fils] … y héritera du coffre de sa soeur » (M.O. et L.O., père et mère, p.172-173).

Intérioriser la présence de l'adolescent. Une autre façon de maintenir le lien avec l'adolescent est d'intérioriser sa présence en continuant à lui parler et en pensant à lui malgré son absence physique. Ainsi, outre les coffres qui permettent cette intériorisation, il arrive que certains membres parlent à l'adolescent afin de lui exprimer ce qu'ils ressentent face à son absence : « J'y parlais … à deuxième personne … comme si j'y parlais vraiment directement là … je disais : ah tu me manques, j'aimerais ça que tu sois là » (M.M., frère, p.41). Une mère, pour sa part, ressentait de l'ambivalence face à la chambre de son fils et c'est en réfléchissant à ce qu'il lui dirait de faire qu'elle a pu accepter sereinement d'en modifier la vocation : « j'ai été obligée de me parler … j'ai dit … lui [son fils] … la première chose qui … dirait … « profite de la vie pour ce qui est d'avoir des plaisirs » » (A.B., mère, p.136). D'autres, pour leur part, lui feront des demandes comme de protéger les autres membres de la famille : « pis moi j'y parle souvent … prends soin de mes enfants … organise-toi juste pour qu'y soient bien dans vie, pis qu'y soit heureux » (A.N., sœur, p.129 et 134), « Tout le long de ma … grossesse … y a pas un soir où je me suis couchée sans lui parler … je lui parle de sa filleule … protège ta … filleule » (S.B., sœur, p.85-86).

Pour d'autres, c'est par la pensée que tout se joue et que la relation se poursuit : « j'y pense à tous les jours, y a pas une journée où que j'y pense pas » (A.N., sœur, p.57). Cette présence en pensée est d'autant plus importante les jours de fête comme le mentionne cette sœur qui a une pensée spéciale le jour de la fête de son frère : « le jour de la fête à mon frère … j'étais comme bonne fête …. pis là je pensais à lui » (A.S., demi-sœur, p.46) et cette mère qui décore l'arbre de Noël en pensant à son fils : « une petite décoration dans l'arbre de Noël qui est un joueur de soccer avec … des ailes … pour moi c'est important … d'avoir le petit [nom de son fils] … dans l'arbre de Noël » (A.B., mère, p.137-138). Une autre mère rapporte également continuer à embrasser, en pensée, ses fils suicidés quotidiennement : « à tous les jours j'leur donne des becs » (D.S., mère, p.50). Penser à l'adolescent se fait aussi par l'intermédiaire des rêves comme le mentionne cette jeune adulte qui a trouvé rassurant de revoir sa sœur en rêve surtout que cette dernière lui disait être bien et heureuse : «

Moi … 2 fois après le décès de ma sœur … j'ai rêvé à elle … je m'étais réveillée avec un sourire le lendemain, je savais qu'elle était bien enfin … (elle) me disait qu'était heureuse pis qu'a allait s'occuper de moi pis que tout allait bien aller dans vie » (A.N., sœur, p.127-128).

Apprivoiser la perte. Bien que les familles aient tendance à entretenir le souvenir de leur adolescent, elles doivent également apprendre à vivre avec son absence si elles veulent pouvoir se tourner vers l'avenir. Tout d'abord, comme une mère le mentionne, il faut apprendre à vivre avec le vide laissé par le suicide : « c'est de réapprivoiser de vivre le vide » (D.S., mère, p.51). Pour les membres de la fratrie, le suicide les oblige à apprendre à vivre sans la présence d'un frère ou d'une sœur : « J'ai eu une sœur 14 ans mais c'est fini, va falloir que j'apprenne à vivre sans sœur … Faut que j'apprenne à être enfant unique » (A.N., sœur, p.48). De plus, ce n'est pas seulement le deuil de l'adolescent que les familles doivent faire mais le deuil de l'avenir que chacun pourrait avoir avec lui : « c'est pas le deuil de cette enfant-là de 17 ans … mais le deuil de toute sa vie … de femme, de toute ce qu'on aurait fait avec elle … de toute ce qu'elle … manque maintenant » (L.O., mère, p.146).

Ainsi, les familles peuvent, de différentes façons, maintenir le lien avec l'adolescent au-delà de sa mort. Le souvenir de l'adolescent peut être gardé vivant grâce, entre autres, aux rituels, à la présence d'objets lui ayant appartenu et à la création d'un lieu symbolique. Certains membres vont également choisir d'entretenir la relation en intériorisant sa présence soit en lui parlant ou en pensant régulièrement à lui. Malgré qu'ils désirent souvent maintenir intact la place de l'adolescent au sein de la famille, il n'en demeure pas moins qu'ils doivent apprendre à vivre sans lui et apprivoiser sa perte.

Retrouver l'homéostasie du système familial. Lorsque le suicide d'un adolescent survient, le cataclysme qui s'en suit entraîne un déséquilibre au sein du système familial. Dans un contexte de résilience familiale, il importe de retrouver une certaine homéostasie ou équilibre familial. Pour y arriver, une ouverture à la discussion doit être possible au sein des familles. Le fait d'avoir un projet commun permet aussi de se rassembler autour d'un événement positif. Les différents membres doivent également arriver à revisiter leurs liens d'attachement actuels et futurs.

S'ouvrir à la discussion. Un des moyens favorisant l'homéostasie familiale est l'ouverture à la discussion entre les membres. Au sein de certaines familles, il est facile d'avoir des discussions qui facilitent le bien-être des membres alors que pour d'autres, les discussions s'avèrent ardues et nécessitent le recours à divers moyens alternatifs pour favoriser les échanges nécessaires à ce bien-être.

Discussions aisées et variées. Pour certaines familles, l'ouverture à la discussion est plutôt aisée et se fait rapidement suite au suicide. Des membres de certaines familles mentionnent avoir beaucoup parlé de ce qu'ils avaient vécu autour du suicide : « On a beaucoup parlé » (L.O., mère, p.136). Cette mère précise que les échanges ont permis à la famille de se comprendre et d'éviter la stagnation : « j'veux dire faut qu'on se parle, si chacun reste dans son coin à vivre ça tout seul, on n'ira pas nulle part avec ça » (L.O., mère, p.137). Les discussions sont également plus aisées lorsqu'elles permettent de répondre à un besoin comme le mentionnent cette mère qui ressentait l'importance pour sa fille d'exprimer ce qu'elle vivait : « Moi j'ai beaucoup écouté J. [ma fille] … il fallait qu'elle exprime … ses interrogations … des pourquoi sans réponses » (D.E., mère, p.84), ou ce frère qui percevait chez sa mère le besoin de discuter de ce qu'elle vivait : « c'est plus avec ma mère, parce que … elle a l'avait de besoin d'aborder le sujet … a l'abordait le sujet, faque on en a parlé quand même pas mal » (M.M., frère, p.9-10).

Discussions plus ardues : trouver des moyens alternatifs. Par contre, pour d'autres familles, il peut être difficile d'ouvrir la discussion sur le suicide et sur ce qui a été vécu suite à cet événement : « Ça été les deux premières années qui ont été très dures … si j'y demandais [en parlant de sa fille] « je voudrais qu'on en parle » a disait tu veux qu'on dise quoi » (C.T., mère, p.95-96).

Différents éléments peuvent rendre les discussions plus ardues comme l'aspect émotif de celles-ci : « combien de fois je me suis assise avec ma mère pour en parler là pis le motton ici [en montrant sa poitrine], la pression, pas capable, pas un mot qui sort » (M.T., sœur, p.25). La personnalité des membres de la famille a également un rôle à jouer : « [notre fille] a me faisait penser à un petit chat qui lèche ses plaies toute seule … fallait … la laisser venir » (A.B., mère, p.62), « Ben avec ma mère … c'est plus facile … parce que … mon père est plus intellectuel … ma mère plus de cœur … ma mère même si ça déborde même si c'est dit tout croche là a fait juste m'accueillir là-dedans » (M.T., sœur, p.122). La crainte de surcharger l'autre émotionnellement peut aussi justifier le fait de ne pas aborder le sujet du suicide avec certains membres de la famille : « lui y me parlait pas … ma fille la même chose [pour ne pas ajouter à sa peine] » (D.S., mère, p.25).

Certaines familles identifieront des moyens pour contourner les embûches à la discussion et favoriser tout de même l'échange. Ainsi, une sœur opte pour l'écriture comme moyen pour exprimer à sa mère ce qu'elle ressent : « j'allais y écrire … je mettais ça dans sa chambre pis, la dernière ligne c'était toujours « ne vient pas m'en parler » … je dis pas qu'on en a pas reparlé, c'est sûr là. Mettons qu'un moment donné, peut-être deux semaines plus tard » (M.T., sœur, p.26 à 28). Une autre famille décide de profiter de moments d'intimité privilégiés, comme lors de l'écoute d'une émission en tête-à-tête, pour amorcer des échanges : « ce qu'on faisait là sans nécessairement en parler c'était … [elle] avait la télévision dans sa chambre … Pis eh, on se couchait dans le lit [et elles écoutaient les téléromans ensemble] » (A.B., mère, p.62) « Jusqu'à ce que elle-même commence à parler là, elle avait écouté un téléroman avec sa mère … où là il y avait une personne maniacodépressive » (X.B., père, p.65). Un père et sa fille sont également parvenus à parler de ce qu'ils vivaient lorsque ce dernier a décidé d'aller visiter seul sa fille : « on étaient assis tous les deux sur le divan [lors d'une visite de son père], on a abordé le sujet, pis ça été clair … je me souviens qu'on a eu une grosse discussion … pis ça été réglé … [maintenant on en parle] chaque fois qu'on se voit » (A.N, sœur, p.61). Cet échange est d'ailleurs un des éléments à l'origine de l'amélioration de la relation entre ce père et sa fille.

Avoir un projet commun. Développer un projet commun, stimulant pour tous les membres, est une autre façon pour les familles de se relier après le suicide de leur adolescent. Ces projets peuvent prendre des formes variées comme un voyage ou l'achat d'une nouvelle propriété.

Voyage. Pour certaines familles, le projet commun consiste en un voyage qu'elles organisent et font en couple ou en famille. C'est ainsi que les trois membres d'une famille décident d'organiser un voyage en Europe : « on a le projet d'aller en Europe … un projet de 1 an et demi, ça veut dire on s'en va les trois en Europe » (M.O., père, p.123-124). Pour eux, ce projet leur permet de concentrer, momentanément, leur énergie sur un événement positif : « ça nous a occupés … on a mis de l'énergie [sur autre chose que le suicide] » (M.O. et L.O., père et mère, p.127). De plus,

197

un voyage permet de prendre une distance par rapport à l'intensité de l'expérience vécue autour de la perte : « on est allés en France ... ça nous a permis de ... prendre un recul ... progressivement ... Paris nous a aidés un peu à espacer nos douleurs, c'est là que ça commencé là » (X.B., père, p.103-104 et 106). Ainsi, l'organisation du voyage et le voyage lui-même permettent de mettre temporairement en suspens la douleur associée au cataclysme du suicide.

Pour certaines familles, les voyages permettent également d'entretenir le lien avec leur adolescent. C'est pour cette raison d'ailleurs que l'une d'elles a choisi d'amener une photo de leur fille lors d'un voyage en Europe. Pour eux, il était important qu'elle fasse également partie du voyage : « Et pis on avait amené, une belle grande photo de G. [notre fille], un petit lampion et pis elle, à tous les soirs, on soupait, (elle) était là ... j'veux dire à nous a accompagnés là-dedans » (L.O., mère, p.127).

Achat d'une nouvelle propriété. Le projet commun peut aussi être l'acquisition d'une nouvelle propriété comme un terrain ou une maison. Un tel achat peut s'avérer thérapeutique pour certains comme le mentionne cette mère pour qui l'achat d'une terre à bois a aidé à faire face au suicide de son fils et au cancer qui l'a assaillie par la suite : « quand on a acheté la terre ... je venais de savoir mon diagnostic, j'savais que j'étais pour être opérée ... y [mon conjoint] dit « c'est la meilleure thérapie que tu peux avoir , on l'achète ». Et j'regrette pas » (D.S., mère, p.62).

Pour d'autres, l'achat d'une nouvelle maison dans une région rurale où ils ont vécu plusieurs années auparavant leur permet de se rapprocher de leur réseau de soutien et de reprendre contact avec la nature. Ce choix a eu sur eux un effet fort apaisant : « on s'est trouvés un endroit qu'on adore ... sur le bord ... d'un lac » (D.E., mère, p.29) « c'était aussi le sentiment de rentrer chez soi ... dans nos affaires » (H.E., père, p.39-40). Ce déménagement s'est avéré positif même si ces parents vivaient en même temps un déchirement puisqu'ils devaient laisser derrière eux leur seule fille qui, par contre, était devenue une adulte et avait refait sa vie : « ça été très douloureux, ça été à la fois beau pour nous mais extrêmement déchirant parce que notre fille, elle, avait rencontré quelqu'un ... on a dû laisser notre fille » (D.E., mère, p.15). Ainsi, comme le mentionne le père de cette famille, cette nouvelle propriété est un des éléments qui leur a permis de rebondir suite au naufrage et d'amorcer leur émergence : « Ben ça coïncide beaucoup [la reprise de contrôle sur leur vie] avec le retour [dans leur région d'origine] dans notre cas ... parce que [après le suicide] on avait vraiment perdu le contrôle » (H.E., père, p.126)

Revisiter leurs liens d'attachement actuels et futurs. Lorsque le suicide d'un adolescent survient au sein d'une famille, les liens d'attachement entre les membres peuvent être ébranlés. Dans un tel contexte, les membres peuvent tenter de revisiter la qualité de l'attachement qui prévaut au sein de la famille et apporter les correctifs lorsque nécessaire. Les membres peuvent aussi, en raison de la blessure occasionnée par le suicide, chercher à évaluer les risques et les possibilités de nouveaux attachements lors de l'arrivée de nouveaux membres au sein de la famille.

Liens d'attachement existants. Alors que les liens entre des parents séparés peuvent être très ténus avant le suicide, ce drame peut les amener à revoir leur relation et même à la modifier afin d'offrir un meilleur soutien à leur autre enfant comme le mentionne cette mère : « Elle a reçu son père avec moi ... pour sa fête parce que c'était ça qu'à voulait une année » (C.T., mère, p.102). Avec le temps, d'autres parents séparés devront, au contraire, remettre peu à peu de la distance entre eux comme le mentionnent les membres de la famille M.. En effet, le père a dû prendre ses distances face à son ex-conjointe, très fragile, quelques années après le suicide afin de se protéger émotionnellement et protéger sa relation avec sa nouvelle conjointe : « [le père] avait peut-être faite un bout de chemin pis quand qu'y en avait des nouvelles [de son ex-conjointe] … y reculait un peu parce que, elle, était pas rendue encore au même [endroit dans son cheminement] » (L.M., belle-mère, p.38), « On avait coupé un peu là [quelques années après le suicide] … j'avais appris à laisser vivre sa vie [en parlant de son ex-conjointe] » (J.M., père, p.41). Pour certains, par contre, le suicide ne va que précipiter la fin d'une relation conjugale déjà fragile. C'est le cas de la famille N où les parents ont choisi de mettre fin à la médiation, en cours au moment du suicide, et de concrétiser la séparation : « eux autres [ses parents] y veulent vraiment rien rien rien savoir … pis je suis même pas sûr qu'ils se parleraient si y se croisaient à l'épicerie là » (A.N., sœur, p.95).

La relation parents-enfants peut, elle aussi, être revisitée suite au suicide de l'adolescent. Ainsi, lorsque la relation est conflictuelle avant le décès, certains vont choisir de mettre le passé de côté afin de construire une nouvelle relation sur des bases plus positives comme c'est le cas de cette sœur avec son père : « Pis un jour mon père m'a dit que fallait que j'en revienne du passé pis que je regarde vers l'avenir. Pis depuis ce temps là, on s'est rapprochés vraiment beaucoup » (M.T., sœur, p.42). À l'opposé, la relation parent-enfant peut devenir trop fusionnelle et nuisible pour les deux partis suite au suicide : « notre relation c'était tout le temps des hauts et des bas pis on était rendues … dans une relation … de dépendance là … un moment donné on s'est dit non y faut qu'on remette les rôles [dans le sens de reprendre chacune son rôle : une est la mère et l'autre est sa fille] » (M.T., sœur, p.43). Dans un tel contexte, il peut s'avérer nécessaire de prendre momentanément une distance afin d'assainir la relation comme ce fut le cas pour cette sœur et sa mère : « un moment donné moi pis [ma fille] on a décidé qui fallait qu'on se laisse … pour notre bien à tous les deux, faudrait qu'on se laisse » (C.T., mère, p.98-99), « on disait que ça l'allait … nous faire du bien … d'être séparées … dans les moments qu'on allait se retrouver ensemble ça serait plus positif » (M.T., sœur, p.44).

Liens d'attachement futurs. Avec les années, lorsque les membres de la fratrie deviennent eux-mêmes parents, certains endeuillés peuvent vivre un malaise face à ce nouvel attachement. C'est ce que souligne cette mère en réalisant qu'elle deviendra grand-mère: « J'ai été m'enfermer dans toilette [suite à l'annonce de la grossesse de sa brue] … je me sentais coupable parce que je me disais y m'annoncent une belle nouvelle pis là moi je leur braille ça là … c'est venu tellement me chercher … j'ai pensé à [ma fille décédée] … et la peine et la douleur et ma propre maternité … ça duré un 10-15 minutes là » (L.O., mère, p.199). Ayant été profondément blessés par la perte de leur enfant, d'autres parents, de prime abord, peuvent sentir le besoin de freiner l'établissement de la relation avec leurs petits-enfants de peur d'être blessés par ce nouvel attachement. Un père a ainsi refusé d'être le parrain de sa petite-fille possiblement en raison de cette peur de se rattacher : « Pour [mon conjoint], ça été difficile … y disait … qui pouvait pas être parrain parce … y avait peur … de s'attacher pis de la perde de nouveau » (L.M., belle-mère, p.48). La venue d'une nouvelle génération peut également raviver le souvenir de l'adolescent décédé comme le mentionne cette mère : « Quand tu regardes ton petit-fils pis que tu vois le sourire de ton fils, c'est … un rappel constant et c'est ça qui est difficile » (D.E., mère, p.75).

Par contre, une fois les petits-enfants arrivés, tous les parents mentionnent apprécier leur présence et sentir que, grâce à eux, la vie reprend son cours : « c'est la vie qui continue » (L.O., mère, p.203), « Quand cet enfant-là est arrivé dans notre vie, je dirais que … c'est un ange qui est arrivé dans notre vie » (D.E., mère, p.31). D'ailleurs, un père mentionne que lorsqu'il a appris la naissance de sa petite-fille, il a immédiatement défait le nœud coulant qu'il avait laissé dans le garage suite à sa tentative de suicide avortée : « quand [ma petite-fille] est née … j'ai été dans le garage … j'ai défait le nœud coulant que j'avais faite » (M.N., père, p.124). De plus, comme le mentionne cette mère, l'arrivée de cette nouvelle génération permet de canaliser l'amour qu'elle ne peut plus donner à son fils décédé : « Le deuil c'est ne plus être capable d'aimer … Et là quand [mon petit-fils] est arrivé … [il] me permettait ce trop plein-là » (D.E., mère, p.128-129).

Pour ce qui est des membres de la fratrie, il arrive, parfois, qu'après avoir vécu la perte d'un frère ou d'une sœur, ils modifient leur plan quant au nombre d'enfants qu'ils désirent afin que ces derniers ne vivent pas la même souffrance qu'eux : « Je ne veux pas ni avoir un ou deux enfants … si t'en as un pis qui arrive quelque chose ben t'es comme ayoye, pis si t'en a deux pis qu'y arrive quelque chose ben y en a un qui reste tout seul après … j'aimerais pas que mes enfants vivent ça tsé … comme moi je l'ai vécu » (M.T., sœur, p.151). De plus, comme le mentionne cette sœur, le fait de devenir parents peut permettre aux membres de la fratrie de prendre conscience de la douleur vécue par leurs parents : « Je comprends plus ce que mes parents ont ressenti » (S.B., sœur, p.92). Cette prise de conscience peut éventuellement être bénéfique pour la relation parent-enfant.

Ainsi, pour permettre aux familles de faire face au suicide, de rebondir suite au naufrage et éventuellement d'émerger, celles-ci doivent retrouver une certaine homéostasie familiale. L'ouverture à la discussion, la présence de projets communs et la capacité à revisiter les liens d'attachement sont des moyens permettant de retrouver cette homéostasie.

Chercher un sens au suicide. Une autre action intrafamiliale qui favorise le rebondissement et l'émergence de la famille consiste à chercher un sens à l'évènement, dans ce cas-ci le suicide de l'adolescent. Différents moyens, comme la lecture et l'écriture, peuvent alors être utilisés pour trouver des réponses aux nombreuses questions que les endeuillés se posent. Toutefois, à un certain moment, ceux-ci constatent qu'ils doivent accepter qu'ils ne pourront obtenir toutes les réponses à leurs nombreuses questions. Malgré tout, la plupart des familles arrivent à donner un sens au geste.

Trouver des réponses aux questions qu'on se pose. Suite au suicide, les familles sont préoccupées par de nombreuses questions : « ça arrête jamais jamais, les questions ... dans les premiers temps » (M.O., père, p.113). Les questions portent alors principalement sur le pourquoi du geste et sur ce qui aurait pu empêcher le suicide de survenir : « c'est sûr que tu cherches le pourquoi » (C.M., demi-sœur, p.64), « tu te poses des questions, tu revis les scénarios [tu te dis] j'aurais pas dû dire si, j'aurais pas dû faire ça, j'aurais dû l'amener là » (D.S., mère, p.83).

Tout dépendamment des individus et des familles, différents moyens peuvent être utilisés pour répondre aux questions soulevées par le suicide. Pour certains, la première étape consiste à trouver des réponses dans les lettres d'adieu, lorsqu'il y en a évidemment : « la première affaire qu'on cherche, on cherche dans une lettre quelque chose, un mot d'explication tout ça » (M.O., père, p.49). Même si, pour la plupart, la lecture des lettres d'adieu ne permet pas de répondre entièrement à leurs nombreuses questions : « t'as pas de réponse ... aux pourquoi [à la lecture des lettres] » (L.M., belle-mère, p.44), elle peut avoir un effet apaisant pour certains : « moi j'avais une relation difficile avec ma sœur ... pis ... qu'a [elle] l'écrive que dans le fond j'ai été une bonne grande sœur ... Pis qu'a [elle] m'aimait vraiment beaucoup … au moins ça m'enlève l'idée que … on s'aimaient pas nous deux … ça faite du bien pour ça, mais, non ça aide pas à comprendre » (M.T., sœur, p.106). Un couple mentionne même que la lecture des lettres d'adieu de leur fille est à la base de leur rebondissement et de leur émergence : « cette lettre-là ça été, eh, le début de notre rédemption … moi ça été ma pierre d'assise … Parce que là-dedans y a plein d'amour … Y a pas d'accusation » (L.O., mère, p.55-56). Dans le même ordre d'idées, certains parents voudront rencontrer les amis de leur adolescent afin d'en apprendre davantage sur ses derniers moments de vie : « on [la famille] a beaucoup discuté après … principalement avec les amies de [notre fille] … venez nous parler de [notre fille], parce que là on sentait que c'était peut-être elles et eux qui avaient des réponses à nos questions » (L.O., mère, p.21 et 152).

Pour comprendre encore mieux le geste de leur adolescent, certaines familles lisent des publications spécifiquement sur le suicide et le deuil : « moi ce que j'ai fait je me suis renseignée, j'ai lu beaucoup … beaucoup de livres sur le deuil … ça m'a aidée énormément … à comprendre » (D.E., mère, p.58), « Là on lisait les livres … tous les livres qui peut exister sur le suicide » (M.O., père, p.128-129). Afin de tenter d'obtenir des réponses à des questions plus existentielles, certains optent plutôt pour la lecture d'écrits de grands philosophes : « J'ai beaucoup lu, chez les grands auteurs, Pascal, Cicéron, et Sénèque … j'ai cherché à aller voir les réponses chez les … grands penseurs » (X.B., père, p.82-83). Quant aux bénéfices de telles lectures, les avis sont partagés. Alors que certains trouvent cela très bénéfique et éclairant, un père exprime sa déception de ne pas avoir reconnu l'expérience de sa famille à travers ses lectures : « y a aucun livre [où] on parlait de la souffrance des gens qui sont endeuillés du suicide. Et ça, ça m'a pas beaucoup aidé » (X.B., père, p.185). Une mère, de son côté, choisit de s'impliquer auprès de l'Association Québécoise de Prévention du

Suicide (AQPS) afin de mieux comprendre le phénomène du suicide et conséquemment mieux comprendre le geste de sa fille : « moi je suis devenue membre de l'AQPS ... J'ai été à un colloque à Hull sur le suicide » (L.O., mère, p.129). Une telle implication permet d'avoir accès à des informations spécifiques et actuelles sur le suicide ce qui peut aider à répondre à certaines questions toujours en suspens.

Les familles mentionnent, par contre, qu'un jour ou l'autre, il faut accepter que certaines questions resteront toujours sans réponses : « je pense qu'un moment donné ... faut arrêter de se poser des questions ... Et du moment que t'arrives à faire ... c'te *move* là ... tu peux commencer à regarder en avant » (C.T., mère, p.137-138). Cette acceptation leur permet, entre autres, de regarder vers l'avenir plutôt que d'être constamment tourné vers le passé et le suicide de leur adolescent.

Donner un sens. Dans l'ensemble, les familles parviennent à trouver un certain apaisement en attribuant un sens au suicide de l'adolescent comme le souligne cette sœur : « c'est sûr que pour alléger la souffrance on donne un sens à ça » (M.T., sœur, p.80). Pour la plupart, le suicide résulte d'une souffrance intérieure que l'adolescent n'arrivait pas à apaiser : « a l'avait un mal de vivre » (C.T., mère, p.37), « C'est vraiment la souffrance, la souffrance intérieure là » (J.M., père, p.79), « quand y s'est suicidé ... j'l'ai tout de suite [dit] ... c'est un refoulement d'égoût » (D.E., mère, p.21). Comme cause de cette souffrance qui a mené l'adolescent au suicide, certaines familles identifient la présence d'un trouble mental : « y avait été tellement tellement malade. Tellement tellement souffrant » (A.B., mère, p.8). Pour d'autres, telle cette mère qui a perdu ses deux garçons par suicide, la génétique est en cause : « dans ma tête à moi ... un moment donné y vont découvrir un gène ... ça pas de sens là moi mon cousin l'a fait à 18 ans … mes deux fils l'ont fait c'est comme regarde à queque part c'est génétique là » (D.S., mère, p.12).

Toutefois, malgré leurs nombreuses démarches, certaines familles mentionnent ne pas avoir obtenu de réponses à certaines de leurs questions : « on comprendra jamais non plus l'affaire … parce qu'on a jamais eu les réponses » (H.E., père, p.78). Cette difficulté, ajoutée à l'absence d'indices avant le suicide, rendent souvent difficile la tâche de donner un sens au suicide comme le décrit cette famille : « j'ai jamais trouvé de sens … j'continue à dire que je m'en serais passé … C'est une belle cochonnerie dans ma vie … je considère que c'est une injustice » (H.E., père, p.131).

Ainsi, le suicide d'un adolescent entraîne de nombreux questionnement chez les endeuillés. Les familles tentent par différents moyens de trouver réponses à leurs questions. Par contre, même si les lettres d'adieu, les livres de référence et certaines discussions permettent d'obtenir quelques réponses, plusieurs questions demeurent en suspens. Dans ce cas, les endeuillés doivent accepter cette incertitude afin de poursuivre leur cheminement. Malgré la persistance d'une certaine incertitude, la plupart des familles parviennent à donner un sens au geste de leur adolescent.

Les actions intrafamiliales entreprises afin de rebondir et éventuellement d'émerger suite au suicide d'un adolescent sont variées. Tout d'abord, la famille peut tenter de maintenir vivant le souvenir de l'adolescent à travers les rituels, en réservant un espace à l'adolescent au sein de la famille et ce, tout en apprivoisant progressivement la perte. De plus, afin de mettre fin au déséquilibre occasionné par le cataclysme du suicide, les familles peuvent chercher à retrouver l'homéostasie du système. Pour ce faire, elles tentent de s'ouvrir à la discussion, d'avoir des projets communs et de revisiter leurs liens d'attachement actuels et futurs. Finalement, la dernière action intrafamiliale permettant le rebondissement et l'émergence est la recherche de sens qui passe par le désir de trouver des réponses à leurs questions et la capacité, malgré l'incertitude qui persiste, à donner un sens au suicide de l'adolescent.

Actions extrafamiliales permettant de rebondir et d'émerger

À travers leur processus de résilience, les familles entreprennent également des actions qui impliquent l'environnement extrafamilial. Il peut alors s'agir pour elles de partager leur expérience afin d'en faire bénéficier les autres et de briser l'isolement. De plus, après un certain temps, la plupart des familles parviennent à accepter que la vie continue malgré le drame qu'elles ont vécu. Ces différentes actions extrafamiliales peuvent avoir lieu en famille ou de façon plus individuelle.

Partager son expérience. Une action favorisant le rebondissement puis l'émergence des familles suite au suicide de leur adolescent est de partager leur expérience avec l'entourage ou des professionnels : « Pouvoir aujourd'hui conter notre ... vécu à nous, raconter notre drame pis comment on s'en sort ... ça nous fait du bien,» (L.O., mère, p.136). Ce partage permet, entre autres, de faire bénéficier les autres de son expérience. De plus, le fait de parler de son vécu permet aussi de briser l'isolement qui peut résulter du suicide. Toutefois, les familles mentionnent l'importance de se respecter et de choisir les bons interlocuteurs et le bon moment pour partager son expérience : « Tu parles pas de ça avec n'importe qui ... Tu choisis, faut que tu choisisses ton monde là » (L.O., mère, p.213).

Faire bénéficier les autres de notre expérience. Pour plusieurs familles, il importe que leur expérience puisse être utile à d'autres personnes. Lorsqu'elles sont confrontées aux effets du tabou suite au suicide de leur adolescent, elles peuvent avoir comme réaction de vouloir mettre fin à celui-ci. Le fait de partager leur expérience et de dire la vérité quant à la cause du décès est une façon, pour eux, de briser ces tabous : « On va dire les vraies affaires parce que les tabous … qui entourent le suicide un moment donné ça cesse là, y faut en parler » (L.O., mère, p.177). C'est ainsi que lors du retour au travail, certains parents choisissent de parler de ce qu'ils ont vécu autour de ce suicide avec leurs collègues afin de diminuer les malaises et ce qui, par la suite, peut amener certains collègues à se confier : « J'ai parlé de mon vécu … comment ça s'est passé et tout ça là … Pis quand j'ai parlé aussi, y a au moins cinq personnes qui m'ont dit que … y ont perdu tel frère, ou bien telle mère, tel parent … dans le suicide » (X.B., père, p.154-155).

Dans le même ordre d'idées, lorsque les familles vivent des expériences difficiles suite au suicide de leur adolescent, elles peuvent choisir d'en parler et de revendiquer afin d'éviter que d'autres vivent les mêmes situations. Ainsi, des parents, très déçus par l'attitude des policiers lors de la découverte du corps, décident de rencontrer un responsable et d'écrire une lettre au ministère de la justice afin que des modifications soient apportées dans la façon d'accompagner les proches lors d'un suicide : « Ça s'est rendu au ministre de la justice … on a rencontré … le policier en chef y est venu chez nous … j'leur ai expliqué … la prochaine fois là tu diras à tes policiers qui prennent les gens pis qu'y aillent les conduire là [à l'hôpital] » (D.E. et H.E., mère et père, p.86-87). Une mère a, pour sa part, rencontré le responsable du cimetière car elle n'avait pas apprécié se faire bousculer dans un moment aussi important que l'inhumation de son enfant: « j'ai dit moi je suis bien désolée que votre employé soit rentré une heure en retard pour souper mais mon garçon y rentrera pu jamais … changer … vos habitudes alors si vous savez que ça va prendre 2 heures [le délai entre la cérémonie et l'enterrement] » (A.B., mère, p.76-77). De telles revendications permettent bien entendu aux familles d'exprimer leurs émotions mais elles le font aussi beaucoup dans l'optique de prévenir que la même situation se reproduise pour d'autres endeuillés.

Les familles peuvent également choisir de partager leurs expériences avec d'autres endeuillés par suicide afin de les inviter à ne pas avoir honte et les inciter à aller chercher de l'aide : « Pour moi c'est de prendre l'expérience que j'ai acquise pis de la donner aux autres ... leur montrer de pas avoir honte, d'être ouvert et d'aller chercher de l'aide » (D.S., mère, p.66). Des parents soulignent qu'à cause de cette difficile expérience, ils se sentent davantage en mesure d'aider les autres : « nous pouvons aider ... d'autres personnes qui sont dans le besoin » (X.B., père, p.163). S'impliquer au sein de groupes d'endeuillés afin de transmettre l'espoir en démontrant qu'on peut survivre à cette grande tristesse est un autre stratégie utilisée par certains parents : « on ... a suivi une formation pour être co-animateur de groupe d'endeuillés ... des gens qui sont endeuillés par suicide ... nous disent qu'à queque part c'est comme réconfortant pour eux parce que y voient que y a un cheminement qui peut se faire pis y voient ... qu'on s'en sort donc ça peut aussi leur montrer qu'éventuellement y pourront s'en sortir » (L.O., mère, p.140). D'ailleurs, il est intéressant de noter que le choix des familles de participer à l'étude actuelle a souvent été influencé par leur désir de partager leur expérience et d'en faire bénéficier les autres : « quand je participe à c'tes choses là [les projets de recherche]... je me dis, si ça peut amener un peu de soutien » (C.T., mère, p.207). Ainsi, selon eux, plusieurs endeuillés ont besoin de soutien et entre eux il importe de s'entraider : « j'suis sûre qu'y a plein de gens qui vont, qui peuvent être aidés ... faut qu'on se parle ... faut qu'on s'aide là-dedans » (L.O., mère, p.137 et 226).

Certaines familles choisiront plutôt d'orienter leur aide vers les jeunes afin de prévenir d'autres suicides : « Sur la tombe de [mon fils] … j'ai dit : « j'ai toujours aidé les jeunes mais je veux les aider encore deux fois plus maintenant que tu es parti » » (D.E., mère, p.39). Dans cette optique, des parents décident de prendre la parole lors des funérailles ou de rencontrer les jeunes amis de l'adolescent pour éviter qu'ils se culpabilisent et pour leur livrer un message d'espoir les incitant à choisir la vie. C'est d'ailleurs ce que rapporte cette mère : « je veux les [les amis de son fils] voir à maison … un jour ou deux après le décès … ce que j'voulais leur passer comme message c'est que c'est pas de votre faute, sentez-vous pas coupables » (D.S., mère, p.35-36) ainsi que cette belle-mère en parlant de son conjoint : « [son père] y est allé en avant pis y a livré un message aux jeunes, un message d'espoir qu'y avait écrit [lors des funérailles] » (L.M., belle-mère, p.21). À plus grande échelle, une famille choisit de mettre sur pied une fondation qui vise à soutenir les jeunes en difficulté. Ce projet leur tient à cœur puisqu'il permet de donner espoir aux jeunes tout en maintenant vivant le souvenir de leur fils : « la fondation … qui a été créée tout de suite au moment du décès là … ça faisait … du bien … parce que tu disais … la mort est pas … en vain » et « tu peux pas laisser tomber ça là parce que c'est le nom [de] ton garçon, faut que tu réussisses dans le sens aussi de … donner … un espoir … que les jeunes se sentent mieux » (A.B., mère, p.113 et 114).

Briser l'isolement. Lorsque les familles choisissent de partager leur expérience avec d'autres, elles acceptent de s'ouvrir et ainsi briser leur isolement. Pour briser cet isolement, les familles peuvent rechercher de l'aide de façon plus informelle auprès de l'entourage ou d'un animal de compagnie mais aussi de façon plus formelle auprès des professionnels. Comme le mentionne cette mère, la plupart des êtres humains ressentent le besoin d'être entourés dans des situations aussi difficiles que le suicide d'un adolescent : « On est des êtres humains pis on a besoin d'être épaulés » (D.S., mère, p.85).

Rechercher de l'aide informelle. Une façon de briser l'isolement, est, entre autres, de rechercher et de bénéficier du soutien informel disponible. Dès l'annonce du décès, certains ressentent le besoin d'être entourés et de parler comme ce père qui téléphone à sa sœur et à un ami pour éviter d'être seul en attendant l'arrivée de sa conjointe : « fallait que j'parle à quelqu'un là. J'essayé de rejoindre … ma sœur … finalement, mon ami est venu » (M.O., père, p.45). Un peu plus tard dans le cheminement, certains vont ressentir le besoin d'échanger leur questionnement avec certaines personnes de leur entourage comme le mentionne ce père : « moi ce qui m'a aidé … c'est d'écrire … j'ai beaucoup, beaucoup écrit avec une amie … je posais beaucoup de questions existentielles » (X.B., père, p.82). Avec le temps, les endeuillés reconnaissent les bienfaits de se sentir entourés et en arrivent à identifier leurs moments de fragilité comme le rapporte ce père : « Si ça fait une semaine que je suis tout seul à la maison, je m'aperçois que … le cerveau commence … à avoir des idées … je sais là je vas aller voir du monde » (M.N., père, p.155-156).

Pour certains, la recherche d'aide informelle passe par l'investissement affectif auprès d'un animal de compagnie. Ainsi, une demi-sœur a choisi de faire l'acquisition d'un chien pour le domicile familial dans le but précis d'amener une nouvelle présence au sein de la famille : « j'ai acheté le chien … pour … amener une présence de plus dans maison là » (C.M., demi-sœur, p.34). Une telle présence permet de demeurer en contact avec la réalité et avec les activités de la vie quotidienne comme l'indique cette mère : «le chien y m'a forcée à rester en contact avec la réalité, y m'a forcée à aller le faire sortir, à lui donner à manger, à jouer avec lui pis y m'a forcée à dire bon ok c'est l'heure de manger faut que j'prépare le souper » (D.S., mère, p.51-52). Pour d'autres, comme cette sœur, devenue enfant unique suite au décès de ses deux demi-frères, le chien de la famille lui a permis d'avoir une présence réconfortante en tout temps auprès d'elle : « une chance que j'avais un animal ... tu peux parler à ton chien (A.S., demi-sœur, p.63).

Rechercher de l'aide formelle. Sur le plan de la recherche d'aide formelle, certaines personnes vont elles-mêmes faire des démarches pour obtenir l'aide dont elles ont besoin. Telle est la situation de ce père qui, le soir même du suicide, a entrepris des démarches auprès du CLSC : « le soir même [le père] a voulu consulté ... y a voulu appeler pour avoir un rendez-vous avec les psychologues » (L.M., belle-mère, p.14) ainsi que de cette sœur qui a approché une enseignante afin qu'elle l'aide à comprendre ce qu'elle vivait : « quand j't'allée la voir ... j'ai dit ... « j'ai entendu dire que tu faisais des cheminements personnels avec les élèves, est-ce que moi je pourrais » [entreprendre un tel cheminement] » (M.T., sœur, p.50).

Les thérapies individuelles permettent, aux endeuillés, d'avoir un endroit et un moment pour exprimer librement leurs émotions : « au niveau des thérapies c'est que, bon, oui j'ai crié, j'ai sacré, j'ai braillé ... j'ai tout faite » (C.T., mère, p.136). De plus, un tel échange avec un professionnel compétent semble favoriser une meilleure compréhension de soi, de l'autre et de la situation comme l'indique une belle-mère : « ça t'aide à voir certaines réactions, ça te fait comprendre des choses ... en consultant les gens nous apprennent à voir ces bons côtés là aussi » (L.M., belle-mère, p.6 et 32).

Pour ce qui est des thérapies de groupe, elles permettent de briser l'isolement vécu par certains membres des familles en leur permettant de prendre conscience que d'autres vivent une expérience semblable : « Là tu réalises que t'es pas tout seul ... à avoir passé ça. Les autres te comprennent, tu sens vraiment qui peuvent te comprendre sans te juger » (M.O., père, p.138). D'ailleurs, selon une mère, le lien peut s'établir rapidement entre des parents endeuillés qui ressentent une compréhension et une acceptation mutuelles : « Y a comme une espèce de connexion ... qui se fait rapidement tsé ... toi là toi tu le sais comment je me sens hein, parce que t'es exactement dans la même situation que moi » (L.O., mère, p.158). Donc, en plus de permettre de briser l'isolement, la participation à des thérapies de groupe permet d'apprendre de l'expérience des autres et de se sentir mieux compris par eux.

Ainsi, une des actions permettant aux familles de rebondir et d'émerger suite au suicide de leur adolescent est de partager leur réalité. Ce partage permet tout d'abord de faire bénéficier les autres de son expérience. En effet, cela permet de briser certains tabou entourant le suicide et de revendiquer certains changements dans l'accompagnement des endeuillés par suicide. Certaines familles choisissent également d'utiliser leur expérience afin d'aider d'autres familles endeuillées par suicide ou d'autres jeunes à risque de suicide. Finalement, le fait d'accepter de partager son expérience permet aux familles de briser l'isolement en plus de rechercher et de bénéficier du soutien informel et formel disponible.

Accepter que la vie reprenne son cours : Toujours vivant. Pour mettre fin au naufrage, rebondir et ensuite émerger les familles doivent également arriver à accepter que la vie reprend son cours malgré la perte : « c'est d'accepter, c'est ... de continuer, pis de se faire des buts pis de passer par-dessus » (D.S., mère, p.82). Comme une sœur le mentionne, il s'agit de recommencer à vivre mais sous une nouvelle forme : « Là y faut qu'on ... reprenne une vie mais à trois et non pas à quatre » (S.B., sœur, p.37). C'est aussi accepter que les autres enfants ont eux aussi le droit de vivre sans toujours être freinés dans leur désir et leur élan d'autonomie : « pis ça été d'accepter … est bien elle à maison, pis faut pas que je l'empêche de ça tsé … même si j'en ai perdu deux à la maison, pis c'est pas la même personne, ça été très, très difficile (D.S. dans A.S., mère, p.43-44). Accepter que la vie reprend son cours c'est tout d'abord se redonner une routine de vie à l'extérieur de la famille mais aussi se permettre de nouveaux investissements affectifs et accepter de prendre soin de soi.

Se redonner une routine de vie à l'extérieur de la famille. Une des façons d'aider à accepter que la vie continue c'est de se redonner une certaine routine de vie à l'extérieur de la famille. En effet, lorsque le suicide survient, la routine est souvent rompue. Ainsi, des parents s'absenteront de leur travail pendant un certain temps alors que les membres de la fratrie ne se présenteront pas à leurs cours pendant quelques jours. Mais, suite à cette brisure, le fait de rétablir une certaine routine à l'extérieur de la famille permet de se reconnecter avec la vie et de rétablir une certaine continuité en mettant fin au chaos qui a suivi le cataclysme : « j'ai vraiment senti [que je perdais le contrôle] j'suis retournée à l'école, j'ai refait mes affaires … ma vie a continué vraiment … comme avant là » (S.B., sœur, p.178). Dans cette optique de rétablir le cours de sa vie, une mère a incité sa fille à reprendre ses études, ce qui permettait du même coup, à la famille, de reprendre une certaine routine de vie : « j'obligeais J. à se lever le matin, parce que, malgré ma fatigue, je voulais pas dormir toute la journée … je me levais de bonne heure … je levais J.(sa fille), je l'obligeais à se lever, je l'obligeais à aller à l'école » (C.T., mère, p.80-81). Dans le même sens, un père mentionne son travail et la routine que cela comporte, comme étant un élément nécessaire pour lui permettre de retrouver un point d'ancrage dans sa vie : « j'ai essayé de travailler … je voulais comme un attachement à quelque part tsé » (M.N., père, p.59). Le retour à la routine permet également aux individus de se distraire de la perte de leur jeune comme le mentionne ce père : « moi j'suis retourné au travail à peu près une semaine plus tard … j'ai dit là écoute là moi j'fais quoi ici, ça me donne quoi de rester ici là, j'arrête pas de me poser des questions, j'ai besoin de me changer les idées » (M.O., père, p.110-111).

Pour les membres d'autres familles, par contre, le retour au travail s'avère une tâche difficile à accomplir. Le retour doit alors être fait de façon progressive pour eux : «j'ai recommencé à temps partiel … après deux mois et demi [de congé], [à] deux jours par semaine » (A.B., mère, p.107). Malgré les difficultés rencontrées, ils arrivent tout de même à se donner aussi une certaine routine qui leur permet de reprendre le contrôle de leur vie : « j'ai essayé de retourner travailler, on m'a retournée à maison parce que je dormais partout … Mais … je me donnais quand même … une routine de vie » (C.T., mère, p.128 et 130). Finalement, le retour au travail ou aux études est souvent perçu comme une victoire par la plupart des familles : « quand j'ai recommencé à travailler c'est une petite victoire » (H.E., père, p.48).

Se permettre, à nouveau, des investissements affectifs. Dans un premier temps, suite au suicide, il arrive que certaines familles prennent de la distance face à leurs proches comme le mentionne cette sœur : « ma mère à s'est coupée pas mal … du monde … j'y ai poussé dans le derrière là, appelle donc [ton amie] … ça fait longtemps que tu l'as pas vue … Mais un ment'donné, ma mère a voulait juste se retrouver toute seule » (M.T., sœur, p.138 et 140). Un père, pour sa part, mentionne avoir préféré garder une distance par rapport aux autres, et ce, même quelques années après le décès de son fils : « J'suis pas encore beaucoup ouvert sur les autres … j'suis resté comme, oui sauvage … je continue à être un p'tit peu farouche » (H.E., père, p.100 et 102). D'autres fuiront les rapports amoureux car ils se sentent peu disponibles compte tenu de la place que prend leur souffrance :

« je n'avais pas de place, je n'étais pas prête [après le suicide] … à partager … ma peine avec quelqu'un » (C.T., mère, p.170).

Toutefois, avec le temps, les familles soulignent leur besoin de reprendre une vie sociale. Elles vont donc se permettre, à nouveau, des investissements affectifs mais en les choisissant méticuleusement. Ainsi, progressivement, les contacts sociaux se rétablissent comme le mentionne cette mère qui, peu à peu, reprend des pauses au travail en compagnie de ses collègues : « peu à peu en tout cas … j'ai recommencé à aller à la pause, pis à rejaser » (A.B., mère, p.107). Compte tenu de leur expérience, certains mentionnent avoir tendance à développer, désormais, des relations surtout avec des gens ayant vécu des expériences empreintes d'une souffrance semblable à la leur : « entre aujourd'hui et 1999 … on s'est faite des amis … j'sais pas comment ça se fait que ça arrive mais on se sent [entre personne ayant souffert] … être avec des gens qui ont vécu des affaires graves pis qu'y ont survécu là … ça ça m'intéresse » (H.E. et D.E., père et mère, p.104-107). Ils se sentent alors mieux compris et ont l'impression de partager des valeurs semblables et une connexion avec ses autres personnes ayant souffert eux aussi.

Prendre soin de soi. Accepter que la vie continue c'est aussi accepter de prendre du temps pour soi et de prendre soin de soi parfois en famille mais aussi à l'extérieur du cercle familial. Le fait de prendre soin de soi individuellement, en couple et même en famille permet de panser ses plaies et de se reconstruire. Même si, pour certains, le fait de prendre soin de soi est davantage une action intrafamiliale, nous en traitons dans les actions extrafamiliales à cause du lien avec l'environnement extérieur et parce que cela constitue une façon d'accepter que la vie continue. Une façon de prendre soin de soi est, entre autres, d'arriver à identifier ses limites et à les respecter : « je respecte mes … limites, je les verbalise »

(A.B., mère, p.157). Suite à la perte d'un proche, certains vont choisir de ne plus se laisser emporter par le tourbillon de la vie et de profiter de chaque instant comme le mentionne cette sœur qui a modifié son choix de vie dans les années qui ont suivi le suicide : « moi je vivrai pas dans un monde de fou … moi j'ai des enfants pis … Pis mon chum je l'aime, j'vas prendre du temps avec lui, c'est pas vrai que moi je vais courir sur, un bord pis de l'autre là, pour avoir eh, un semblant de vie là » (A.N., sœur, p.118-119).

Par ailleurs, prendre soin de soi passe aussi par le fait de retrouver la capacité à avoir du plaisir dans la vie. Dans les premiers temps, il peut être difficile de retrouver ce plaisir. Certains ont l'impression de devoir faire des efforts pour réussir à ressentir la sensation de plaisir comme le mentionne cette mère : « Me forcer à faire des activités … me forcer à travailler, me forcer à sourire, me forcer à retrouver qu'est-ce qui me fait plaisir … Apprécier le soleil, les fleurs et travailler dans mon jardin » (D.S., mère, p.44-45). Pour retrouver le goût du plaisir, certaines personnes tenteront d'accomplir des activités qu'elles appréciaient dans le passé : « ça faisait trois ans … je décide je retourne dans le tournoi de baseball que … j'aimais. … pis là c'était de voir le même plaisir pur que j'avais … avant le décès … j'ai dit ça s'en vient [de retrouver le goût du plaisir] » (A.B., mère, p.108).

La façon de prendre soin de soi ou de s'offrir des plaisirs peut être différente selon les individus et les familles. Pour plusieurs cela passe, entre autres, par la mise en forme et l'activité physique : « ce qui nous a aidés beaucoup nous autres c'est le sport » (D.S., mère, p.32). D'ailleurs, comme l'indique ce père, c'est l'activité physique qui lui a permis de reprendre goût en la vie : « Je fais de l'exercice … Si j'en fais pas, je me sens, plus vulnérable … quand j'en fais j'ai plus le goût de vivre » (M.N., père, p.113). Pour d'autres, il s'agit plutôt de réaliser un rêve d'antan comme ce couple qui choisit de déménager et d'aller vivre sur le bord de l'eau comme ils l'avaient toujours souhaité : « Au départ [quand les enfants étaient petits] on aurait voulu vivre sur le bord de l'eau ... Et là quand qu'on est revenu ... c'était sur le bord de l'eau ... c'était la réalisation d'un ... vieux vieux vieux projet » (D.E., mère, p.127). Toutefois, peu importe la source du plaisir, ce qui importe c'est que de telles activités, qu'elles soient intra ou extrafamiliales, permettent aux familles de se distraire et de mettre en suspens, temporairement, leur souffrance, comme le mentionne cette demi-sœur : « La bouffe pis les rénos, y a tout le temps aimé ça les rénos ... je pense qu'y a pas eu le choix non plus parce qu'y voulait se changer les idées là » (C.M., demi-sœur, p.56).

Le fait d'accepter que la vie continue suite au suicide est une action importante du processus de résilience des familles. Pour y arriver, il peut être aidant de se redonner une routine de vie à travers, entre autres, le retour au travail ou aux études. De plus, en acceptant que la vie continue, il est plus facile de se permettre, à nouveaux, des investissements affectifs malgré la peur de perdre qui accompagne souvent le suicide. Finalement, il est possible d'arriver à prendre soin de soi et à se permettre d'avoir du plaisir lorsque les familles acceptent que la vie continue malgré la perte vécue.

Afin de mettre fin au naufrage, de rebondir et, éventuellement, d'émerger, les familles entreprennent différentes actions. Certaines actions se déroulent principalement au sein même des familles comme c'est le cas lorsqu'il s'agit de maintenir vivant le souvenir de l'adolescent, de rétablir l'homéostasie du système familial ou de donner un sens au suicide. D'autres actions peuvent, par contre, se dérouler davantage dans le milieu extrafamilial comme le fait de partager son vécu ou d'accepter que la vie continue. Ces différentes actions permettront aux familles de cheminer à travers le processus de résilience, ce qui aura pour effet, par la suite, de leur permettre d'émerger, c'est-à-dire apprendre et grandir à travers leur expérience.

Émerger : Apprendre et grandir

Les diverses actions entreprises pour mettre fin au naufrage, occasionné par le cataclysme qu'est le suicide, permettent aux familles non seulement de rebondir suite à la perte mais aussi d'apprendre et de grandir à travers elle. Ces apprentissages et cette croissance représentent l'émergence de la famille après le naufrage. Toutefois, malgré cette émergence, il n'en demeure pas moins que le deuil reste toujours présent pour les familles.

Apprendre. Même si le suicide est en soi un évènement généralement triste et difficile à vivre, les familles mentionnent avoir appris à travers leur expérience : « Mais on a appris aussi, me semble qu'on a évolué là-dedans [depuis le suicide] » (L.M., belle-mère, p.30). Les membres de la famille peuvent apprendre sur eux-mêmes, sur les autres et leur famille ainsi que sur la vie en général.

Sur soi. Bien qu'il soit question d'un processus familial, les membres de la famille apprennent sur eux-mêmes en tant qu'individu, à travers l'expérience du suicide, en découvrant certaines de leurs forces : « j'ai appris beaucoup de choses sur … moi que, que je [ne] … pensais pas … petit à petit là j'me j'me découvre hen, mon dieu j'suis capable … de faire ça. » (A.B., mère, p.146). Une sœur, adolescente au moment du décès, mentionne que, bien que déçue d'avoir perdu ses illusions d'enfant suite au suicide, cette expérience a également favorisé une connaissance plus approfondie d'elle-même : « c'est plate parce que j'ai perdu toutes mes illusions d'enfant … mais en même temps, ça m'a tellement, tsé c'est, j'ai

219

appris qui j'étais là-dedans » (A.N., sœur, p.154). Ainsi, à travers la période de naufrage et les actions entreprises par la suite, les endeuillés prennent conscience des forces et des ressources qu'ils possèdent : « C'est sûr qu'on a beaucoup beaucoup appris [suite au suicide]... on a appris aussi ... [qu'] on a des capacités ... des grandes capacités » (M.O., père, p.192). Cette prise de conscience peut donner confiance aux individus ce qui peut être fort profitable lorsqu'ils sont confrontées à d'autres épreuves par la suite.

Sur les autres et la famille. L'expérience du suicide d'un adolescent permet aussi à la famille d'apprendre à mieux se connaître et à connaître les personnes de l'entourage qui peuvent être plus ou moins présentes durant ces moments difficiles. Ces apprentissages peuvent inciter à faire le ménage dans les relations, à reconnaître l'importance de la famille dans nos vies et à modifier leur regard face aux autres membres de la famille.

Faire le ménage dans les relations. Au cours de la période du naufrage, entre autres, les familles peuvent apprécier la qualité du soutien de leur entourage. Certaines réalisent qu'elles sont très bien entourées comme le mentionne cette sœur : « je sais que j'suis bien entourée » (S.B., sœur, p.151). Par contre, d'autres familles vivent plutôt de la déception face au soutien apporté par certains proches, ce qui les incite à faire un tri dans leur réseau de contacts comme le rapporte cette sœur : « y ont pas supporté pantoute ma mère là-dedans [en parlant de sa famille élargie] ... ça permis de faire du ménage aussi dans mon réseau de contacts » (M.T., sœur, p.144). De plus, le fait de vivre une telle expérience amène les familles à revoir leurs valeurs et leurs priorités ce qui, par le fait même, les poussent à prendre une distance face à certains proches. En ce sens, un père mentionne avoir mis fin à certaines relations lorsqu'il a constaté qu'elles lui procuraient davantage de soucis que de bien-être : « on a laissé faire ...

[On les a écartés] ... les amis qui ... te boudent ... on a fait le ménage dans ça là » (X.B., père, p.140-141).

Reconnaître l'importance de la famille. Par ailleurs, vivre le cataclysme, le naufrage, le rebondissement et l'émergence en famille permet à plusieurs de prendre conscience de l'importance de la famille et des liens familiaux : « on a appris aussi ... les liens familiaux comment c'est important » (M.O., père, p.192). De plus, comme le mentionne cette mère, perdre un enfant et craindre pour ses proches permet de réaliser à quel point l'amour est fort au sein de la famille : « ce que j'ai appris c'est que j'aimais profondément mon mari ... et ma fille » (D.E., mère, p.26). Cette expérience permet également aux familles, comme le mentionne cette sœur, de prendre conscience de leurs forces intérieures en tant que système : « on est une famille unie pis ... on peut toute surmonter ensemble là » (A.S., sœur, p.32).

De plus, pour les membres de la fratrie le fait de voir leurs parents surmonter le suicide de leur frère ou sœur peut entraîner un changement dans la perception qu'ils ont d'eux. Des sœurs mentionnent d'ailleurs que, depuis le suicide, leur mère est devenue un modèle pour elle : « ma mère c'est mon modèle là ... c'est la femme la plus forte que, que je connais » (M.T., sœur, p.141), « je la trouve forte ... t'es mon top modèle là [en parlant à sa mère] » (A.S., sœur, p.30). Ces nouvelles perceptions peuvent également avoir une influence bénéfique sur les relations au sein de la famille.

Sur la vie en général : Carpe diem. L'expérience du suicide et le cheminement des familles par la suite permet également d'en apprendre davantage sur la vie en général et sur sa fragilité : « la façon de voir la vie a changé » (D.E., mère, p.25). D'ailleurs, selon une sœur, l'épreuve ne rend pas nécessairement plus fort, c'est plutôt qu'elle permet d'envisager la vie différemment par la suite : « y en a qui disent qu'après les épreuves t'es plus fort, ben t'es pas plus fort ... tu vois la vie différemment » (M.T., sœur, p.161). Cette prise de conscience amène également les familles à apprécier davantage la vie et à mieux saisir l'importance de profiter de chaque instant.

La perte d'un proche, surtout lorsqu'elle est subite, pousse les familles à prendre conscience de la fragilité de la vie : « je me suis aperçu que la vie c'est ben fragile ... ça tient pas à grand-chose » (M.O., père, p.196). Le cataclysme du suicide ainsi que le naufrage qui s'en suit amène également les familles à prendre conscience de leur propre fragilité comme le mentionne cette mère : « ce qu'on a appris c'est notre fragilité ... on est une petite poussière » (D.E., mère, p.25). De plus, pour certains, comme ce frère, la perte incite à penser que la vie est imprévisible et parfois cruelle comme lorsqu'elle nous prive d'un être proche sans préavis : « Je dirais que ... j'ai appris que la vie était chiante ... que ça pouvait être méchant pis que n'importe quoi pouvait te tomber dessus ... n'importe quand, sans que tu t'y attendes là » (M.M., frère, p.43).

Prendre conscience que la vie est fragile et qu'une épreuve peut survenir à tout moment, n'est pas nécessairement négatif puisque cela invite à profiter du moment présent : « Ta vie là, à tient pas à grand choses ... Faque essaye de profiter de ce qui a là » (C.T., mère, p.196-197), « c'est précieux la vie ... y faut vivre chaque moment comme si c'était le dernier aussi quétaine que ça puisse paraître » (A.N., sœur, p.149-150). Dans ce contexte, certaines familles mentionnent que l'expérience du suicide de leur adolescent leur a enseigné à saisir le moment (*carpe diem*) et à vivre dans le présent et non plus à agir presque constamment en fonction du passé ou du futur : « ça m'a appris à être plus dans l'immédiat aussi ...

apprendre à être plus présente aux choses et aux autres » (A.B., mère, p.146-147), « C'qu'on a réalisé c'est … on sait pas si on va être là demain matin aussi bien d'en profiter aujourd'hui … profiter de la vie au maximum » (D.S., mère, p.62). Ainsi, l'expérience des familles leur permet de mieux comprendre que la vie vaut la peine d'être vécue et que chaque moment est précieux, comme le rapporte une mère : « comprendre que la vie vaut la peine d'être vécue … ou apprécier ce que t'as » (C.T., mère, p.163).

De plus, pour certains, le fait d'avoir apporté des changements dans leur vie en cours de route les incite à penser qu'une épreuve n'est jamais vaine : « moi asteure je suis convaincue qu'y arrive rien pour rien dans vie » (A.N., sœur, p.123). De plus, d'avoir pu surmonter le suicide invite certaines personnes à penser que peu importe ce qui survient dans le futur, tout peut finir par s'améliorer éventuellement : « j'ai appris ça que … dans le fond peu importe là ce qui arrive, ben c'est vrai que éventuellement ça va mieux … même si des fois c'est dur, tout ça, j'me dis ben un moment donné j'vas être bien pis ça va bien aller » (S.B., sœur, p.150-151). D'ailleurs, comme il s'agit d'une épreuve extrêmement difficile à vivre pour la plupart, d'avoir réussi à y faire face donne confiance en l'avenir et en la possibilité de surmonter les diverses épreuves : « je pense même [que] si y arrivait, ou même quand qui arrive d'autres affaires c'est comme garde, c'est une peanut là [comparé au suicide] » (C.M., demi-sœur, p.89).

Pour d'autres, comme cette sœur, le questionnement et les réflexions qui font suite au suicide permettent de réaliser que certains évènements de la vie sont impossibles à contrôler et qu'un certain lâcher prise est nécessaire : « moi ce que je pense dans vie c'est, [qu'] y a des affaires que tu contrôles, des affaires que tu contrôles pas … les bouttes que tu contrôles, les choix t'appartiennent, mais organise-toi pour faire les bons choix pis assume, pis les bouttes qui t'appartiennent pas ben … t'apprends à vivre avec » (A.N., soeur, p.123-124). Ces nouvelles visions de la vie permettent, de façon générale, d'être plus positif face au futur et de mobiliser ses énergies à bon escient.

L'adoption d'une nouvelle vision de la vie peut également être influencée par un changement dans les valeurs de base de la famille. Ainsi, l'expérience du suicide d'un adolescent entraîne généralement un changement dans les valeurs familiales comme le mentionne ce père : « les valeurs changent » (M.N., père, p.89). C'est comme si le fait d'avoir côtoyé la mort et d'avoir cheminé suite à cela entraîne un retour aux valeurs dites de base et à l'essentiel : « On arrive vraiment à l'essentiel dans nos valeurs » (A.B., mère, p.141), « on est revenus … [aux] choses essentiels de la vie » (L.O., mère, p.193). Ainsi, comme le mentionne ce père, cette expérience de vie les amène à ne plus se soucier des banalités de la vie et à vouloir mobiliser leur énergie vers ce qu'ils perçoivent comme essentiels : « moi je suis rendu complètement indifférent à toutes les niaiseries de la vie … j''vas juste aux choses absolument importantes là » (H.E., père, p.34). Le cheminement qui fait suite au suicide d'un adolescent permet donc d'en apprendre sur la vie et d'envisager celle-ci différemment ce qui peut entraîner un retour à ce que la famille juge comme étant l'essentiel.

L'expérience du suicide d'un adolescent peut donc être une occasion d'apprentissage pour les familles. Le cataclysme du suicide, la période de naufrage et les actions qui s'en suivent leur permettent de découvrir leurs forces individuelles et familiales. Ce cheminement les aide également à identifier les personnes réellement significatives dans leur entourage les incitant, du même coup, à faire un tri dans leurs relations. Finalement, un évènement tel que le suicide fait prendre conscience de la fragilité de la vie ce qui pousse les familles à profiter de chaque moment (*carpe diem*) et à vivre, le plus possible, dans l'immédiat c'est-à-dire le ici et maintenant.

Grandir. L'expérience du suicide d'un adolescent amène également les individus et les familles à changer voire même grandir à travers cette expérience. Une belle-mère mentionne d'ailleurs à cet effet que ce n'est pas la mort de l'adolescent en soi qui a permis cette croissance mais plutôt le cheminement entrepris par la famille : « faut pas juste voir le négatif [relié à la perte], faut revoir oussé que ça nous a amené aujourd'hui, oussé qu'on en est rendu. Mais c'est pas grâce au geste que [l'adolescente] a posé ... c'est le cheminement qu'on a fait nous autres » (L.M., belle-mère, p.75-76).

Comme individu. Tout d'abord, la croissance, rendue possible suite à l'expérience du suicide peut se produire à un niveau individuel. Cette croissance peut se traduire par une nouvelle capacité à communiquer ou une sensibilité plus aiguisée.

Nouvelle capacité à communiquer. À travers le cataclysme occasionné par le suicide, le naufrage qui s'en suit et les actions entreprises, des endeuillés prennent conscience des bienfaits de la communication. Ainsi, en rétrospective, certaines personnes mentionnent être davantage enclin à parler d'eux et de leur expérience depuis le suicide : « Disons que j'aurais pas parlé comme ça ... y a trois ans [avant le suicide et les thérapies] ... y a beaucoup de chose qui ont ... évolué » (J.M., père, p.27). Dans le même ordre d'idées, une mère mentionne que le cheminement qui a suivi le suicide de ses fils a amené son conjoint à s'ouvrir davantage à elle et à ses proches : « Mon conjoint surtout ... [il a évolué et a grandi à travers cette expérience en apprenant] à s'ouvrir » (D.S., mère, p.68).

Plus spécifiquement, les membres de la famille rapportent être plus en mesure de faire part de leurs émotions, ce qui n'était pas toujours le cas avant le suicide : « ça te force à aller plus loin ... à t'exprimer sur ... tes sentiments, des choses que t'osais pas faire avant [le suicide] » (A.B., mère, p.146). Toutefois, pour être bien compris et épaulé, l'expression des émotions doit être suffisamment claire comme l'a appris cette sœur : « c'est un apprentissage que … j'ai fait, quand ça va pas, arrête … de bouder pis d'être bête pour que les gens comprennent que ça va pas, dis-le » (M.T., sœur, p.119). Cette prise de conscience amène donc à changer également sa façon de communiquer avec les autres : « moi j'ai travaillé beaucoup sur l'expression de mes émotions … sur parler au lieu de bouder » (M.T., sœur, p.161).

Sensibilité plus aiguisée. Pour les individus qui ont vécu le suicide d'un adolescent, compte tenu de la souffrance que cela entraîne, il est possible qu'une sensibilité aux autres plus aiguisée se soit développée.

En effet, après avoir ressenti une souffrance aussi profonde que celle vécue suite au suicide, les membres de la famille se disent plus à l'écoute de la douleur des autres : « Plus à l'écoute de la douleur du monde » (L.O., mère, p.194). D'ailleurs, comme le mentionne une mère, c'est comme si un sixième sens se développait chez eux, ce qui fait qu'il est maintenant possible de se reconnaître entre personnes ayant souffert : « j'sais pas comment ça se fait que ça arrive mais on se sent » (D.E., mère, p.105). Cette nouvelle sensibilité peut aussi leur permettre de prendre conscience des petits bonheurs de la vie et de s'émerveiller face à ceux-ci comme le mentionne cette mère : « des fois une niaiserie va m'arriver pis je vais dire tout simplement merci … J'vas l'apprécier » (C.T., mère, p.163-164).

Ainsi, même s'il est question d'un processus de résilience familiale, les membres de la famille, individuellement, peuvent changer et grandir à travers l'expérience du suicide d'un adolescent. Cette croissance peut donc se traduire par une nouvelle capacité à communiquer et une sensibilité plus aiguisée. Ces changements individuels vont également avoir un impact sur l'ensemble de la famille qui, elle aussi, en tant que système, grandit à travers cette expérience.

Comme famille. En soi, le cheminement qui suit le cataclysme du suicide permet également au système familial de changer et de croître. Comme le mentionne une belle-mère, grâce aux différentes actions entreprises suite au suicide, la famille a su développer une force intérieure qui était absente auparavant : « Ça nous a changée en tant que famille, je dirais que oui … je pense que d'un côté ça nous, renforcit » (L.M., belle-mère, p.74-75). Les principaux changements familiaux sont en lien avec la communication et les liens intrafamiliaux.

Développement d'une nouvelle communication intrafamiliale. Tout d'abord, comme les capacités de communication individuelles changent et s'améliorent, pour la plupart, suite au cataclysme, cela a pour effet d'améliorer la communication intrafamiliale. Ainsi, comme le mentionne un frère, il y a une plus grande ouverture au sein de la famille depuis le suicide, et ce, fort probablement en raison du cheminement entrepris et d'une plus grande ouverture depuis le suicide : « je pense que, c'est … plus ouvert que ça l'était avant [en parlant de la communication] … c'est moi qui est devenu plus, un peu plus ouvert » (M.M., frère, p.30-31). Cette observation est d'ailleurs confirmée par sa belle-mère qui mentionne qu'ils sont maintenant capables d'aborder différents sujets au sein de la famille, ce qui n'était pas nécessairement le cas auparavant : « On est quand même capables de parler de différents sujets ou différentes choses … y a eu de l'amélioration oui » (L.M., belle-mère, p.55). De plus, comme le mentionne le père, les changements qu'il a lui-même entrepris pour arriver à mieux communiquer ont certainement amélioré les relations avec son fils et avec sa conjointe : « moi [si] je serais renfermé … ça aurait pas aidé mon garçon [à s'ouvrir], ... le couple aurait [pas survécu] » (J.M., père, p.45-46). Cela démontre bien que les changements qui se produisent à un niveau individuel peuvent avoir un impact systémique et vice versa.

Resserrement des liens au sein de la famille. Le fait de perdre un membre de la famille peut également entraîner chez les autres membres une modification des liens d'attachement. En effet, la perte ainsi que le cheminement qui s'en suit amène à revoir les relations intrafamiliales. Certains mentionnent que cette expérience leur a permis de reprendre contact et de rétablir la relation qui, auparavant, était quasi inexistante comme c'est le cas de cette sœur et son père : « oui cette épreuve-là ... nous a rapprochée là ... en faite on en était rendus où moi je voulais quasiment pu voir mon père ... pour la première fois de ma vie, je passe du temps toute seule avec mon père » (M.T., sœur, p.57-58). Au niveau du couple, le fait d'avoir traversé ensemble une telle épreuve et d'avoir cheminé côté à côte peut avoir comme effet de solidifier la relation : « nous on est encore plus soudé comme couple » (D.S., mère, p.4). Comme le mentionne un père, le conjoint devient la seule personne à avoir la même expérience de vie ce qui peut avoir un effet bénéfique sur la relation : « on est devenus comme très ... indissociables aussi là ... la seule personne sur la planète qui peut comprendre ce que j'ai vécu c'est elle » (H.E., père, p.51). Un rapprochement peut également avoir lieu dans la relation parent-enfant comme c'est le cas pour cette mère et sa fille qui se parlent maintenant sur une base quotidienne alors que ce n'était pas le cas auparavant : « aujourd'hui [ma fille] et moi c'est ... vous êtes très proches ... on s'appelle à tous les jours on peut le dire » (D.E. et H.E., mère et père, p.21). Ainsi, de façon générale, le fait de vivre ensemble le cataclysme et le naufrage et d'avoir agi conjointement par la suite pour y faire face amène les familles à être plus unies : « Je pense qu'aujourd'hui là ça jamais été aussi uni » (C.M., demi-sœur, p.8).

Cette expérience permet aussi à des familles de prendre conscience de l'importance d'être plus présents les uns pour les autres. En ce sens, certains parents ont choisi de devenir plus présents pour leurs enfants et petits-enfants suite au suicide : « mon père est très, j'dirais plus présent ... y est très présent ... avec [sa petite-fille] entre autres ... on se parle ... on s'appelle juste pour jaser comment ça va » (S.B., sœur, p.139-140). Pour d'autres parents qui étaient déjà très présents physiquement avant le suicide, l'épreuve leur a permis de prendre conscience de l'importance de profiter des moments passés en présence de leur enfant comme une mère le mentionne : « y est autant présent ... sauf qui profite plus de sa fille ... Y est vraiment présent [psychologiquement] pour elle » (D.S., mère, p.61). Cette nouvelle présence autant physique que psychologique permet, fort probablement, de bâtir des liens plus serrés.

Pour d'autres familles, l'expérience du suicide d'un adolescent a permis de revoir certaines relations existantes et de les assainir. Ainsi, pour une mère et sa fille qui avait une relation plutôt fusionnelle durant la période de naufrage, il s'est avéré nécessaire de mettre une certaine distance physique entre elles en cours de route pour être en mesure de rebondir et d'émerger en tant que famille par la suite. Aujourd'hui elles sont en mesure de constater qu'elles sont aussi présentes l'une pour l'autre mais de façon plus saine et plus positive : « ma mère je suis aussi proche qu'avant mais notre relation est plus saine qu'avant tsé » (M.T., sœur, p.145). De plus, le fait d'avoir perdu et souffert ensemble peut faire en sorte qu'il est plus difficile, dorénavant, de se quereller ou d'entretenir de la colère les uns envers les autres : « On n'a jamais été capables de se chicaner après ... Non on criait pas l'une après l'autre. C'est comme j'ai pu jamais été capable de faire ça ... Ça n'en vaut pas la peine de toute façon » (C.T., mère, p.195-196). Cela ne veut pas dire qu'il n'y ait plus aucun désaccord entre les individus mais ils préfèrent les régler autrement que par les cris et la colère.

Ainsi, grâce au cheminement fait à travers le cataclysme, le naufrage et les actions entreprises, la famille parvient à changer voire grandir (Figure 4). En effet, ses membres peuvent apprendre à mieux communiquer et à laisser davantage de place à la discussion. De plus, le principal gain mentionné par la plupart des familles est le changement dans les relations. Cette expérience de vie peut donc permettre d'intensifier et d'assainir des liens intrafamiliaux.

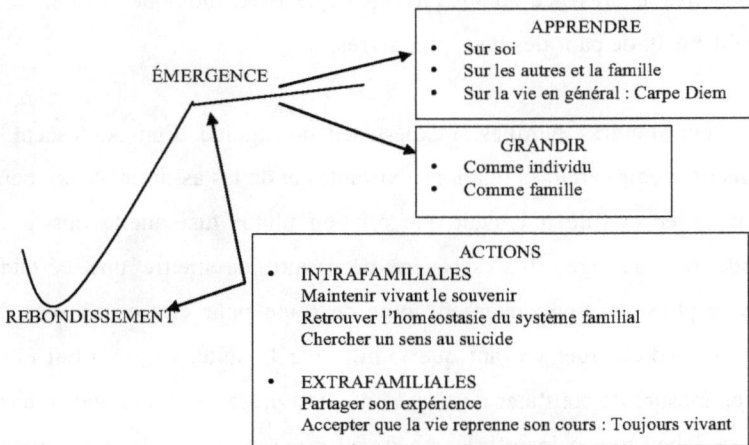

Figure 4. Le rebondissement et l'émergence

Émerger malgré une blessure indélébile

À la lumière de l'analyse, une phrase nous est apparue comme étant le symbole de ce que vivaient les familles suite au suicide d'un adolescent. Cette phrase synthèse est donc : « Émerger malgré la blessure indélébile».

En effet, malgré le temps qui passe et le chemin parcouru, il n'en demeure pas moins que le deuil est toujours présent pour les familles : « ça fait 8 ans, c'est bien là … Pis ça sera toujours là » (C.T., mère, p.138). Certains parents comparent d'ailleurs la perte de leur enfant à une blessure indélébile ou à une cicatrice qui demeure toujours fragile : « c'est une … blessure indélébile » (X.B., père, p.104), « Moi je disais c'est une cicatrice qui est ben facile à se rouvrir … Parce que ma plaie est toujours là » (C.T., mère, p.221). Selon un couple, il est erroné de croire qu'il est possible de passer à travers une telle perte puisque cela impliquerait que le deuil est derrière eux ce qui n'est malheureusement pas le cas : « tu vas apprendre à vivre avec … on passe pas au travers d'une affaire comme ça … Passer au travers de quelque chose c'est comme si la chose est derrière toi … j'veux dire on chemine avec ça » (M.O. et L.O., père et mère, p.163-164).

De plus, même si les familles ont appris et grandi à travers l'expérience de la perte de leur adolescent, il n'en demeure pas moins que la vie telle qu'elle était auparavant n'existe plus. Comme le mentionnent d'ailleurs des pères, la vie ne sera plus jamais la même suite au suicide de leur fils : « la vie ne continue pas … elle discontinue » (X.B., père, p.104), « on sera pu jamais comme avant » (H.E., père, p.24). Une sœur mentionne également que, malgré les changements positifs qu'elle a pu noter, entre autres, dans ses relations avec son père et sa mère, elle persiste à croire qu'elle préfèrerait que sa sœur soit encore présente : « moi je continue à croire que j'échangerais n'importe quoi pour que ma sœur a soit encore là » (M.T., sœur, p.75).

Finalement, la phase d'émergence qui fait suite au cataclysme et au naufrage se caractérise par des actions entreprises par la famille lui permettant de rebondir puis d'apprendre et de grandir à travers cette expérience. Même s'il est question d'un cheminement familial, les apprentissages et la croissance peuvent avoir lieu à un niveau individuel ou familial. À un niveau plus individuel, l'épreuve du suicide permet d'en apprendre sur soi, ses forces et la vie en général. Elle permet aussi de développer une nouvelle capacité à communiquer et une sensibilité plus aiguisée. Au plan familial, il est possible d'en apprendre sur les forces du système en plus d'améliorer la communication et les relations intrafamiliales. Ainsi, malgré que le suicide d'un adolescent soit un évènement tragique les familles parviennent à changer voire même apprendre et grandir à travers cette expérience. C'est donc l'ensemble de ce cheminement, qui comprend le cataclysme, le naufrage ainsi que le rebondissement et l'émergence, que nous appelons le processus de résilience familiale.

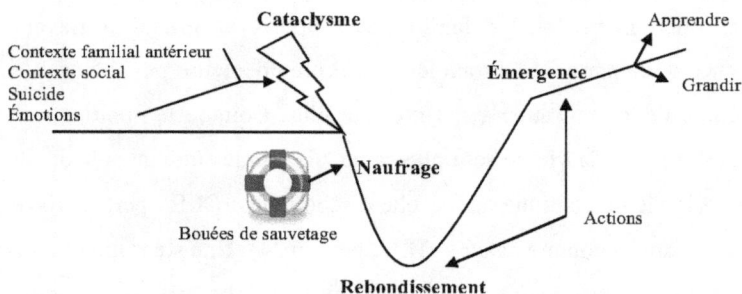

Figure 5. Émerger malgré la blessure indélébile

Deuxième partie : Les trajectoires de résilience familiale

Dans la première section, l'analyse a permis l'atteinte du but de notre étude qui était de comprendre et d'expliquer le processus de résilience des familles endeuillées par le suicide d'un adolescent. Par le schéma récapitulatif présenté à la fin de cette section, nous avons illustré le processus de résilience familiale vécu, de façon générale, suite au suicide d'un adolescent. Toutefois, à la fin de cette analyse, il nous a semblé que les familles suivent diverses trajectoires de résilience selon que le rebondissement soit plus ou moins rapide et que l'émergence soit continue ou non. C'est pourquoi nous complétons notre analyse en présentant diverses trajectoires de résilience familiale suite au suicide d'un adolescent, et ce, sous forme d'idéaltypes. Ainsi, nous retrouvons la résilience des familles énergiques, stupéfaites, combattantes et tenaces (Tableau 3).

Tableau 3

Les trajectoires de résilience familiale

	Rebondissement rapide	**Rebondissement tardif**
Émergence continue	Résilience de la famille énergique : • centrifuge • centripète	Résilience de la famille stupéfaite
Émergence discontinue	Résilience de la famille combattante	Résilience de la famille tenace

L'analyse nous a permis de constater que, de manière générale, la présence de bouées de sauvetage permet un rebondissement rapide des familles suite au cataclysme. De plus, les actions entreprises par la famille favorisent la continuité de l'émergence. Il arrive toutefois que, pour certaines familles, les actions entreprises ainsi que le contexte antérieur et certains éléments propres au suicide lui-même influencent la rapidité du rebondissement. De plus, lorsque l'émergence est discontinue, nous avons pu constater que la présence de certaines bouées de sauvetage permettent aux familles de se garder à flot malgré les difficultés rencontrées. Voyons plus spécifiquement, pour chacune des trajectoires, les éléments qui entrent en ligne de compte dans la rapidité du rebondissement et la continuité ou non de l'émergence.

Le processus de résilience de la famille énergique

Le processus de résilience de la famille énergique se caractérise par un rebondissement rapide et une émergence continue. De façon générale, la présence de bouées de sauvetage et la mise en action rapide sont deux éléments qui ont permis à ce type de famille de rebondir rapidement et d'émerger de façon continue. Deux familles illustrent ce type de processus mais de façons différentes. En effet, la famille B. est une famille énergique centrifuge, c'est-à-dire qui est davantage ouverte aux ressources extrafamiliales. Ainsi, lorsque la famille est centrifuge, la disponibilité du soutien, principale bouée de sauvetage, provient surtout de l'entourage (amis, famille élargie et communauté). D'un autre côté, la famille O. représente davantage la famille énergique centripète c'est-à-dire qui bénéficie plutôt de bouées de sauvetage intrafamiliales comme la cohésion familiale. De plus, pour la famille B. le contexte antérieur au suicide influence également la rapidité du rebondissement. Ainsi, les deux familles énergiques seront rapidement dans l'action, ce qui favorise leur émergence continue mais elles se distinguent en raison des principales bouées de sauvetage qui encouragent leur rebondissement rapide.

Famille énergique centrifuge

Rebondissement rapide. Pour la famille B., le suicide de leur fils entraîne tout d'abord un sentiment d'urgence d'agir, de faire en sorte que sa mort ne soit pas vaine. Dans ce contexte, au cours des jours et des semaines qui suivent le suicide, la famille passe à l'action et cherche à faire bénéficier les autres de leur expérience en mettant sur pied une fondation pour venir en aide aux jeunes en difficulté : « la fondation … qui a été créée tout de suite au moment du décès » (A.B., mère, p.112). Ce type d'action qui fait partie de la période de rebondissement/émergence du processus de résilience familiale survient dans les premiers jours après le cataclysme, ce qui démontre à quel point cette période a été rapide pour eux.

Par ailleurs, cette famille énergique centrifuge est surtout caractérisée par une ouverture vers l'extérieur car la principale bouée de sauvetage qui leur permet d'amoindrir le naufrage et de rebondir rapidement en est une extrafamiliale soit la disponibilité du soutien informel. Le contexte antérieur au suicide a également joué un rôle dans la rapidité du rebondissement de cette famille. En effet, comme l'adolescent présentait un problème de santé mentale depuis au moins deux ans et qu'il avait fait quelques tentatives de suicide, la famille mentionne avoir appris à travailler en cohésion pour faire face à la maladie et aux tensions occasionnées par les comportements de l'adolescent : « Pendant ... sa maladie, on était déjà soudé » (X.B., père, p.240), « pendant sa dépression ... pis ... sa psychose là, on ne faisait rien sans que nous deux nous soyons d'accord ... ça nous ... (a) rapprochés et on s'entendait quoi ... et ça (nous) a aidés » (X.B., père, p.71).

Disponibilité du soutien. Pour la famille B., la disponibilité du soutien est une bouée de sauvetage déjà présente avant même le suicide de leur adolescent. En effet, durant la période de maladie de leur fils, les membres de la famille ont déjà fait appel au soutien informel de l'entourage et aux ressources disponibles dans son milieu : « [Lors d'une des tentatives de suicide de leur fils] on a appelé ... une de nos amies qui est travailleuse sociale ... [la] sœur [de la mère] aussi ... qui est psychoéducat[rice] ... Et là on a fait une réunion de famille ici » (X.B., père, p.27).

De plus, cette famille est très impliquée socialement en étant active, entre autres, dans le regroupement de la communauté ethnique du père.

Lors du suicide, ce type d'implication lui permet de bénéficier du soutien informel de plusieurs personnes. En effet, dès l'annonce du décès, plusieurs proches se présentent à leur domicile afin d'offrir aide et réconfort aux membres de la famille: « Les gens sont venus de Montréal, de Sherbrooke, de Trois-Rivières. Du côté d'A. [la mère], les gens sont venus du Manitoba, de Saskatchewan, du Lac-St-Jean, de Montréal. Donc, comme [notre fille] disait, on était plein plein plein » (X.B., père, p.72). La famille mentionne apprécier grandement ce soutien ainsi que le respect manifesté par leurs proches face à leurs émotions et leur expérience. D'ailleurs, elle reçoit également leur soutien lorsqu'elle exprime le désir de créer une fondation à la mémoire de l'adolescent suicidé.

Par ailleurs, l'origine ethnique du père incite à respecter certaines coutumes culturelles en lien avec le deuil. Au cours de la première année suivant le suicide, la participation à des rituels culturels et aux célébrations qui y sont associées permet à la famille de bénéficier du soutien informel de l'entourage à des moments charnières de leur deuil : « une chose qui nous a … aidés c'est parce … dans les traditions … y faut célébrer 40 jours … après la mort … on était … une cinquantaine … c'était le méga party 40 jours après » « les rituels … ça beaucoup contribué à ce qu'on fasse notre deuil pis à ce que ça l'aille bien » (S.B., sœur, p.49 et 56).

À un niveau plus formel, cette famille sait aussi aller chercher le soutien dont elle a besoin en choisissant ce qui lui convient parmi les ressources disponibles dans son environnement. Ainsi, la mère choisit de poursuivre une thérapie amorcée alors que son fils était toujours vivant tandis que le père préfère aller chercher l'aide de son médecin de famille qui le connaissait depuis plusieurs années : « ce qui m'a aidé c'est que je voyais mon médecin de famille … tous les mois » (X.B., père, p.176).

Ainsi, suite au suicide, grâce au contexte antérieur au suicide mais principalement à la disponibilité du soutien informel et formel, la famille B. vit un rebondissement rapide.

Émergence continue. En plus d'être rapide, l'émergence de la famille B. s'est également déroulée de façon continue. En effet, les moments particulièrement difficiles lors de l'émergence ne réussissent pas à entraver la remontée de la famille lorsque celle-ci est amorcée. Les principales actions familiales qui semblent avoir facilité cette émergence continue sont : d'accepter que la vie continue en prenant soin de soi et en se donnant le droit de se ressourcer et de retrouver une homéostasie familiale en revisitant leurs liens d'attachement actuels et futurs.

Accepter que la vie reprenne son cours. Accepter que la vie reprenne son cours malgré le drame, pour cette famille, c'est prendre soin de soi c'est-à-dire être capable de se permettre des moments de plaisir et de ressourcement. En effet, même si la période d'émergence représente en soi une remontée, à certains moments la famille peut ressentir fragilité et épuisement. Très conscient de ces moments difficiles, le couple réagit en se permettant des pauses salutaires qui lui permettent de poursuivre son émergence. Ainsi, quelques mois après le suicide de leur fils, les parents entreprennent un voyage pour prendre soin de leur couple en consacrant du temps pour eux et en tentant de s'éloigner quelque peu de leur souffrance et de leur tristesse : « On a pris une chambre dans Paris … ça nous a permis de … prendre un recul » (X.B., père, p.103). Pour eux, ce voyage a eu un effet bénéfique : « avec notre séjour en France, progressivement, on a commencé à voir que la douleur était là mais s'est espacée et puis, ça devient moins intense » (X.B., père, p.104).

Individuellement, les membres de la famille sont également capables de prendre conscience de leurs moments de fragilité et d'agir de façon à se changer les idées et à s'offrir des petits plaisirs. Ainsi, avec le temps, la mère en arrive à se donner la permission de profiter des beaux moments de la vie, et ce, malgré l'absence de son fils : « j'essayais de me trouver des ... plaisirs à moi ... Ça, ça m'a fait énormément de bien » (A.B., mère, p.109-110).

Retrouver l'homéostasie du système familial. Suite au cataclysme occasionné par le suicide, l'homéostasie de la famille c'est-à-dire l'équilibre du système se trouve ébranlée. Une des actions familiales permettant le rebondissement et l'émergence de la famille est ainsi de retrouver une certaine homéostasie familiale malgré la perte. Une façon de faire est de revisiter les liens d'attachement actuels et futurs. L'arrivée d'un nouveau membre au sein de la famille est un moment propice pour réfléchir sur les liens d'attachement futurs et pour permettre de développer de nouvelles relations d'amour. Ainsi, pour la famille B., l'arrivée de la première petite-fille favorise un regain d'énergie et un nouvel espoir face à l'avenir tout en nourrissant leur désir de vivre. De plus, pour la sœur, l'arrivée de cette enfant lui permet de prendre pleinement conscience de ce qu'ont vécu ses parents lors du décès de son frère et d'apprécier encore plus leur force individuelle et conjugale : « je comprends plus ce que mes parents ont ressenti » (S.B., sœur, p.92). Pour les parents, cette enfant est synonyme de pur bonheur : « un cadeau de la vie » (X.B., père, p.88). Certes, lors de l'annonce de la grossesse, les parents vivent un malaise occasionné par la crainte de revoir leur fils à travers ce nouveau-né ainsi que l'appréhension d'être blessés à nouveau : « J'avais eh, une petite crainte là » (A.B., mère, p.89). Pour la sœur, la grossesse fait prendre conscience qu'elle ne pourra jamais plus partager concrètement ses peines comme ses joies avec son frère : « Quand S. [sœur] a appris qu'elle était enceinte ... le premier geste qu'elle a fait c'est d'aller au cimetière » (X.B., sœur, p.84). Malgré tout, elle a trouvé un autre moyen de conserver ce lien avec son frère en lui parlant régulièrement de sa fille et en lui demandant de la protéger : « Tout le long de ma ... grossesse ... y a pas un soir où je me suis couchée sans lui parler ... pis (lui) dire protège l'enfant » (S.B., sœur, p.85). Toutefois, leur investissement dans cette nouvelle relation d'amour les incite à vivre plus intensément et à profiter de chaque instant, favorisant ainsi leur rebondissement et leur émergence : « ma petite-fille ... c'est un cadeau incroyable et ça t'oblige d'être dans l'immédiateté ... ça fait ... du bien de rire comme ça, d'avoir du plaisir » (A.B., mère, p.111), « je suis bien avec E. [petite-fille] là, on se taquine... on est heureux là » (X.B., père, p.89).

Sur le plan individuel, peu de temps après le suicide, l'arrivée des enfants d'un cousin s'avère aussi très bénéfique pour la mère. Leur présence lui permet de retrouver le sourire et de s'ancrer dans le moment présent : « y est arrivé ces enfants-là dans ma vie ... Tous les deux semaines je les prenais ... Pis là on faisait toute sortes de choses, tsé c'est de me mettre dans l'immédiateté là ... retrouver mon cœur ... d'enfant ... y m'ont fait du bien » (A.B., mère, p.110). Leur présence l'a donc aidée à retrouver le sourire et la capacité à profiter de la vie favorisant ainsi une émergence continue.

Ainsi, malgré des moments difficiles et douloureux vécus lors de la période d'émergence, les actions entreprises par la famille dont celle d'accepter que la vie reprenne son cours et de retrouver une homéostasie familiale ont favorisé chez elle une émergence continue. Par conséquent, compte tenu des bouées de sauvetage extrafamiliales et des actions entreprises par la famille B. qui lui permettent de vivre un rebondissement rapide et une émergence continue, nous pouvons parler d'une famille énergique centrifuge (Figure 6).

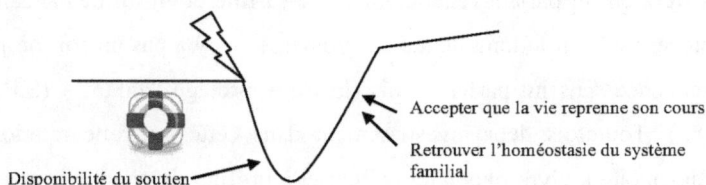

Figure 6. Le processus de résilience de la famille énergique centrifuge

Famille énergique centripète

Rebondissement rapide. Suite au suicide de leur adolescente, la famille O. est, elle aussi, énergique. Bien que le choc soit terrible suite à cette mort, la famille s'active rapidement pour faire face à la situation, et ce, même si rien ne laissait présager un tel geste de la part de leur fille comme ce fut le cas pour la famille B. De plus, même si elle profite du soutien qui leur est offert par l'entourage, la cohésion familiale est la bouée de sauvetage qui favorise le plus le rebondissement rapide de cette famille. De plus, pour cette famille, le fait d'accepter que la vie continue est une action extrafamiliale qui survient rapidement dans leur processus et qui encourage également leur rebondissement rapide.

La cohésion familiale. Ce qui différencie principalement les deux types de famille énergique c'est l'importance de la cohésion familiale, comme bouée de sauvetage, pour la famille centripète. En effet, pour la famille O., qui illustre bien la famille énergique centripète, la cohésion familiale est un des éléments majeurs permettant le rebondissement rapide de la famille. Bien sûr, cette situation n'empêche pas que la famille énergique centripète puisse aussi bénéficier du soutien des proches comme ce fut le cas pour la famille O. : « on s'est pas isolés » (M.O., père, p.123).

Cette famille a aussi été bien entourée : « le lendemain matin à 8 :00 mon frère arrive avec des muffins pis du café là … le lendemain y a quelqu'un qui est venu avec une soupe » (M.O., père, p.64 et 117). Toutefois, pour ce type de famille, le rôle de la cohésion familiale dans leur rebondissement et leur processus de résilience nous a semblé plus important.

Tout d'abord, même dans le contexte antérieur au suicide, la famille O. se décrit comme très unie. Ainsi, bien que les enfants soient devenus des adolescents, ils continuent à faire plusieurs activités familiales : « On a toujours continué à faire plein de choses ensemble » (M.O., père, p.4). Suite au suicide, ces liens familiaux étroits se maintiennent. En ce sens, les parents soulignent s'être toujours sentis très épaulés et soutenus par leur fils : « Y nous a beaucoup aidés, beaucoup soutenus … y nous a vraiment accompagnés là-dedans » (L.O., mère, p.67-68).

Sur le plan conjugal, suite au suicide de leur fille, les parents décident de cheminer ensemble, de faire front commun et de poser des actions communes, ce qui est moins marqué chez le couple de la famille B. qui, tout en ayant une très bonne entente et en effectuant un voyage de couple, semble adopter un cheminement plus individuel. Ainsi, le couple de la famille O. prend en commun la majeure partie des décisions concernant les funérailles. Par la suite, annuellement, ce couple effectue un rituel le jour de l'anniversaire du décès : « Le n octobre, on fait toujours une activité moi pis [ma conjointe] … On va toujours dehors » (M.O., père, p.168). Et avec les années, c'est ensemble que ces parents s'impliquent dans des organismes en prévention du suicide.

La cohésion familiale passe aussi par le respect entre les membres. Au sein de la famille O. le respect du rythme de chacun est aussi très présent et très aidant dans leur processus de résilience. Dès les premiers jours, lorsque le père a demandé de garder la porte de chambre de sa fille fermée afin de ne pas être confronté à son absence continuellement, la mère a accepté : « Y voulait pas voir sa chambre ... y voulait pas voir son lit, ses affaires ... J'aurais pu dire ben voyons ... On s'est respectés entre nous » (L.O., mère, p.109). De plus, bien que la mère connaisse le nom de la station de métro où sa fille s'est enlevée la vie, elle respecte le refus du père à connaître le lieu de suicide. Ce dernier sait aussi et accepte que sa femme s'y rende annuellement pour y déposer une fleur : « moi j'ai jamais voulu savoir à quelle station de métro, elle a le sait ... J'veux pas qu'à me le dise ... Mais a dit pas ben voyons donc faut que tu le saches » (M.O., père, p.106). Les parents respectent également le besoin de leur fils de se confier ou non à eux : « on n'a pas insisté sur le fait que faut que tu nous dises comment toi tu te sens là-dedans » (M.O., père, p.105). Ils se sont donc montrés disponibles pour lui sans pour autant lui mettre de la pression.

Finalement la cohésion familiale peut permettre d'éviter les reproches entre les différents membres de la famille : « [je n'ai] jamais senti, même dans le regard de [mon conjoint], un reproche » (L.O., mère, p.94). De plus, le fait de se sentir appuyé, respecté et non blâmé par ses proches pourrait faire en sorte que la culpabilité ressentie soit moins importante.

Accepter que la vie reprenne son cours : Toujours vivant. Dans le contexte antérieur du suicide, la famille O. se décrit comme étant dotée d'un bon sens de l'organisation. Elle aime prendre les choses en mains et fait preuve de dynamisme : « On a toujours été des gens très ... organisateurs ... On prend les affaires en mains, on décide d'un affaire ça se fait » (L.O., mère, p.77). Cette caractéristique devient bénéfique pour eux, au moment du cataclysme, en les incitant à passer rapidement à l'action ce qui favorise leur rebondissement précoce. La mère insiste sur ce besoin vital d'être dans l'action qui caractérise sa famille: « Faque faut que je réagisse là tsé, y a eu comme un, un besoin de réagir à ça là » (L.O., mère, p.116).

Ainsi, dès les premiers jours, les membres de la famille prennent conscience du fait que d'accepter que la vie reprenne son cours et du même coup d'être dans l'action, leur redonne de l'énergie : « on reprend … de l'énergie … Parce que là, on a commencé à s'occuper à … toutes ces détails là » (M.O., père, p.76). Cette acceptation leur permet, entre autres de reprendre le contrôle sur leur vie : « Là on a repris, on s'est comme repris en mains là … En tout cas on était vraiment dans l'organisation » (M.O. et L.O., père et mère, p.78-79). Dans le même ordre d'idées, ils décident de retourner rapidement au travail (i.e. dans la semaine qui suit), percevant ce choix comme leur permettant de demeurer dans l'action tout en se changeant les idées : « Moi, au bout d'une semaine j'ai dit là écoute là moi j'fais quoi ici, ça me donne quoi de rester ici là, j'arrête pas de me poser des questions, j'ai besoin de me changer les idées » (M.O., père, p.111).

Une autre façon pour eux d'accepter que la vie reprenne son cours malgré la perte est d'organiser un voyage familial en Europe. Il s'agit alors d'un projet qui leur permet de prendre soin d'eux et d'orienter leur énergie vers un but positif tout en leur permettant de prendre une certaine distance par rapport à ce drame : « Ça … été notre projet … on a mis de l'énergie » (L.O. et M.O., mère et père, p.127). Ainsi, très rapidement suite au suicide ils ont accepté que la vie reprenne son cours et cette acceptation s'est poursuivie tout au long de leur émergence.

La famille O. a donc été très rapidement énergique suite au suicide de leur adolescente, reprenant ainsi le contrôle sur leur vie. Bien que cette famille ait été perméable aux soutiens formel et informel offerts par leur entourage, les membres on surtout bénéficié de leur cohésion familiale pour rebondir rapidement, ce qui incite à penser qu'il s'agit d'une famille énergique centripète. Cette famille évoque d'ailleurs en nous l'image d'une fleur qui se referme sur elle-même pour gagner en force tout en demeurant perméable à la pluie et au soleil qui peuvent favoriser sa croissance.

Émergence continue. Tout comme pour la famille B., l'émergence de la famille O. s'est déroulée de façon continue. Différentes actions intra et extrafamiliales entreprises ont pu faciliter cette continuité comme le fait de retrouver une homéostasie familiale, de conserver vivant le souvenir et de partager son expérience.

Retrouver l'homéostasie du système. Tout comme pour la famille B., l'arrivée d'une nouvelle génération au sein de la famille permet de revisiter les liens d'attachement et de développer une nouvelle relation d'amour permettant au système de retrouver une certaine homéostasie. De plus, pour la famille O. cette naissance permet également de retrouver un regain d'énergie et un nouvel espoir face à la vie : « c'est la vie qui continue » (L.O., mère, p.203). Toutefois, lors de l'annonce de la grossesse, madame P. ressent aussi un malaise en repensant à sa propre maternité ravivant du même coup la perte douloureuse de son enfant : « C'est venu tellement me chercher parce que là toute suite j'ai pensé à G. (sa fille) et la peine et la douleur et ma propre maternité » (L.O., mère, p.199). Mais elle précise aussi que ce malaise fut bref en faisant place à la joie de l'arrivée de ce nouvel enfant au sein de la famille.

Maintenir vivant le souvenir de l'adolescent. Une autre action intrafamiliale qui a pu faire en sorte que l'émergence soit continue pour la famille O. est le fait de maintenir vivant le souvenir de leur adolescente en organisant, entre autres, des fêtes en sa mémoire. Bien que les années se succèdent, ces parents veulent que le souvenir de leur fille demeure vivant autant pour eux que pour leurs proches. Ils tiennent ainsi à célébrer sa vie et la place qu'elle occupait au sein de sa famille et dans son entourage. C'est pour cette raison que lors des anniversaires de ses 20 et 25 ans, la famille convie à une fête toutes ses amies et les membres de leur entourage : « Elle aurait eu 25 ans … Faque on a fait … une fête » (M.O., père, p.143), « On l'a fait aussi pour les 20 ans » (L.O., mère, p.144). Pour les parents et probablement pour plusieurs invités, ces célébrations sont apaisantes en permettant aux proches de parler de l'adolescente et de se remémorer ce qu'ils ont vécu avec elle : « Plein de gens qui nous disent que ça leur fait du bien » (M.O., père, p.149). De plus, pour la famille, il s'agit d'une occasion de célébrer la vie et de vivre des émotions positives en lien avec leur fille disparue : « … de la belle émotion … Pas … de l'apitoiement … Pas du larmoiement » (L.O., mère, p.175-176), ce qui peut favoriser la continuité de leur émergence.

Partager son expérience. À un niveau extrafamilial, environ un an après le suicide de leur fille, devant tant de souffrance vécue par les adolescents puis par les familles endeuillées, le couple sent le besoin de s'impliquer personnellement sur le plan social : « on voulait devenir bénévoles … pour la prévention du suicide … On dit un m'ment donné va falloir faire quelque chose ça pas de bon sens » (M.O., père, p.132). Ayant apprécié les bénéfices de leur participation à un groupe de soutien aux parents endeuillés, « ça été ben ben aidant parce que … t'en parles premièrement … tu réalises que t'es pas tout seul … Pis t'as encore quelques réponses à tes questions » (M.O., père p.138), le couple décide de s'impliquer bénévolement dans ce type d'activité. Non seulement ces parents y voient ainsi une opportunité de poursuivre leur propre cheminement et d'en apprendre davantage sur le suicide et sur le deuil mais ils sentent qu'ils peuvent faire bénéficier les autres de leur propre expérience : « nous autres, on le fait tout le temps en se disant si ça peut aider du monde … On sent qui faut qu'on s'aide là-dedans » (L.O., mère, p.225-226).

Différentes actions semblent donc avoir permis à la famille O. de vivre une période d'émergence rapide et continue comme accepter que la vie reprenne son cours, partager son vécu, retrouver l'homéostasie du système et maintenir vivant le souvenir de l'adolescent. Ainsi, comme cette famille a rapidement amorcé sa période de rebondissement et que l'émergence s'est déroulée de façon continue nous pouvons qualifier cette famille d'énergique. De plus, comme la principale bouée de sauvetage qui a permis de tempérer la période de naufrage et de favoriser le rebondissement rapide de cette famille est la cohésion familiale, nous parlons plutôt ici d'un processus de résilience familiale vécu par une famille active centrée sur elle-même (Figure 7).

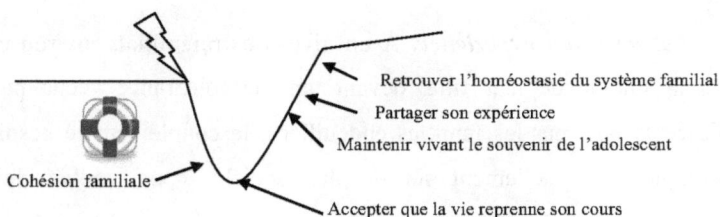

Figure 7. Le processus de résilience de la famille énergique

Le processus de résilience de la famille stupéfaite

Le processus de résilience vécu par la famille stupéfaite se caractérise principalement par une longue période de naufrage et un rebondissement plus tardif. Toutefois, lorsque la famille reprend pied pour amorcer son émergence, elle suit une trajectoire continue.

La famille E. illustre très bien cet idéaltype. Suite au suicide de leur adolescent, la mère décrit la période de naufrage vécue par sa famille (son conjoint, sa fille et elle-même) comme une véritable descente aux enfers : « ça été … la descente aux enfers » (D.E., mère, p.10). Dans un premier temps, pour faire face au drame causé par cette mort, pendant quelques mois, voire même quelques années, les parents mettent en branle des actions qui s'avèrent plutôt destructrices pour la famille. En effet, durant cette période le couple élaborera même un plan suicidaire : « Nous deux … on avait déterminé la manière [du suicide] … et tout et tout et tout » (D.E., mère, p.60). Une perte de contrôle totale, causée par le cataclysme qui a dévasté leur famille, caractérise cette période pour eux : « C'est perte de contrôle complète » (H.E., père, p.17).

Dans un premier temps, nous verrons les éléments susceptibles d'avoir compliqué cette période de naufrage qui semble s'être avérée plus difficile que pour les familles énergiques. Par la suite, seront présentés des éléments qui ont favorisé la période d'émergence et son déroulement en suivant une trajectoire continue.

Rebondissement tardif

Contrairement à la famille énergique, le rebondissement arrive plutôt tardivement après une longue période de naufrage de quelques années pour la famille stupéfaite. Pour cette famille, le cataclysme occasionné par le suicide est tel qu'elle se retrouve engourdie et dans l'incapacité de reprendre pied rapidement. Pour ce type de famille, l'absence de certaines bouées de sauvetage comme la faible disponibilité du soutien formel et informel ainsi que la présence d'un problème de santé mentale suite au suicide qui nuit aux forces individuelles, sont des éléments qui peuvent rendre la période de naufrage plus difficile et retarder le rebondissement.

Faible disponibilité du soutien informel et formel. Contrairement à la famille énergique centrifuge, la famille stupéfaite ne peut compter sur la disponibilité de soutiens informel et formel comme bouées de sauvetage pour faire face au cataclysme et tempérer le naufrage. Ainsi, ayant déménagé environ cinq ans avant le suicide, la famille E. s'éloigne de la famille élargie et est alors coupée d'un réseau de soutien significatif pour elle : « Ça faisait 5 ans [qu'ils étaient à Montréal] » (D.E., mère, p.40). Lorsque survient le suicide, même si certaines personnes sont présentes à distance pour la famille : « ma sœur ... elle nous a appelés tous les jours pendant 4 mois ... et une amie à moi ... m'appelait régulièrement » (D.E., mère, p.12), cette dernière perçoit avoir peu de soutien informel et se sent isolée socialement : « A part ça, on n'a pas eu vraiment de support » « y avait aussi la distance, on était loin [de la famille élargie] » (H.E., père, p.13). Ce n'est que durant la période des funérailles (4 jours), environ une semaine après le suicide, lorsque la famille E. retourne dans sa ville d'origine, qu'elle peut compter sur le soutien de l'ensemble de ses proches : « Pendant 4 jours oui [ils ont été soutenus par la famille élargie] ... après ça quand on est revenu [il n'y avait plus personne] » (H.E., père, p.11-12). De plus, dans les mois et les années qui ont suivi le suicide de leur fils, la famille elle-même a eu tendance à s'isoler de son entourage en raison, entre autres, des discours sociaux entourant le deuil et le suicide : « Ça contribué à notre refuge [les discours sociaux] ... en étant comme ça ... on n'a p(l)us à confronter ces jugements-là » (D.E., mère, p.73). Cet isolement a donc pu avoir également pour effet de les priver d'une certaine forme de soutien informel.

Même si, pour certaines familles comme la famille énergique centripète, la cohésion familiale et le soutien intrafamilial qui en découle sont suffisants pour permettre le rebondissement, ce n'est pas le cas pour la famille stupéfaite. En effet, même si la cohésion intrafamiliale est bénéfique pour la famille : « le fait aussi d'avoir été solidaires les uns des autres et de nous parler [a été bénéfique] … on s'est beaucoup aidés nous-mêmes » (D.E. et H.E., mère et père, p.84 et 98), le fait de se retrouver les trois aussi interdépendants les uns des autres peut également amplifier, par moment, la souffrance comme l'indique le père de la famille E. : « quand tu pleures pis eh [que] t'es deux à pleurer, y a personne pour t'aider là … on appelle ça un genre de folie à deux » (H.E., père, p.50). Cette souffrance a d'ailleurs amené le couple, à un certain moment, à organiser ensemble un plan suicidaire afin d'y mettre fin et de rejoindre leur fils. Les actions entreprises durant cette période de naufrage sont donc davantage destructrices que celles entreprises par les familles énergiques, centrifuge et centripète.

Pour ce qui est du soutien formel, il est peu présent autour de cette famille suite au suicide. De plus, les parents et la sœur n'entreprennent aucune action pour partager leur expérience avec des professionnels et ainsi briser leur isolement: « C'est sûr qu'on n'a pas été chercher d'aide non plus là tsé les groupes de soutien pis tout ça … On voulait pas » (H.E., père, p.85). Le contact avec les premiers répondants, qui constitue un élément propre au suicide, peut avoir influencé la famille E. dans son désir d'obtenir du soutien formel. En effet, le couple vit une expérience plutôt négative avec certains professionnels impliqués au moment du suicide de leur fils ce qui fait en sorte que pour eux, aller chercher une aide professionnelle par la suite ne fait pas partie des options : « On a été traité vraiment de façon très eh sauvage là … c'est pas vraiment facilitant là » (H.E., père, p.4 et 6). Ces parents se sont sentis fort mal soutenus par les policiers et les ambulanciers qui se sont présentés à leur domicile le jour du suicide : « jamais les policiers ont accepté de nous conduire à l'hôpital … ça mal commencé [le lien avec les professionnels] » (D.E., mère, p.3-4).

Dans ce contexte, ils n'ont pas senti que les professionnels pouvaient représenter une forme de soutien pour eux.

Souffrir d'un problème de santé mentale suite au suicide. Alors que les forces individuelles peuvent jouer un rôle comme bouée de sauvetage intrafamiliale, le fait de vivre un problème de santé mentale suite au suicide peut nuire au déploiement de telles forces et ainsi retarder le rebondissement. En effet, lorsque les membres se soutiennent mutuellement comme le fait la famille E., si l'un d'eux vit un problème de santé mentale, l'équilibre de l'ensemble de la famille est en situation précaire, ce qui nuit au rebondissement et éventuellement à l'émergence. Pour la famille E., c'est le père qui pendant deux ans souffre d'une dépression majeure qui affecte grandement son fonctionnement: « moi là, j'ai complètement capoté là » (H.E., père, p.14), « j'ai été deux ans en congé de maladie » (H.E., père, p.29). Par conséquent, pendant un certain temps, la mère (tout en vivant son deuil) prendra la responsabilité d'assurer le bon fonctionnement de la famille tout en consacrant une partie de son énergie à soutenir son conjoint : « elle a tenu la famille par les cheveux là » (H.E., père, p.68). Dans un tel contexte, il est difficile pour la famille d'envisager un rebondissement puisque l'énergie est davantage dirigée vers la survie familiale. Par contre, pour le conjoint, les rencontres avec un psychiatre pour traiter sa dépression lui permettent aussi de cheminer dans son deuil et de faire cheminer l'ensemble de la famille, ce qui devient éventuellement bénéfique pour le processus de résilience familiale : « y a un psychiatre qui m'a pogné dans un coin pis y m'a dit quelque chose … y m'a donné le coup de pied dans le derrière que ça me prenait » (H.E., père, p.54).

Ainsi, suite au suicide de leur adolescent, la famille E. semble stupéfiée et vit de façon plutôt isolée une longue période de naufrage qu'elle compare à une descente aux enfers. De plus, la dépression majeure

250

vécue par le père suite au suicide a pu avoir pour effet de prolonger la période de naufrage retardant du même coup le rebondissement et l'émergence de la famille. Toutefois, malgré les difficultés rencontrées par cette famille durant la période de naufrage, à un certain moment ils reprennent pied et l'émergence peut alors se poursuivre.

Émergence continue

Une fois que la famille E. parvient à reprendre pied et à rebondir, l'émergence survient, et ce, de façon continue. La force individuelle de la mère ainsi que le soutien formel fournit par le psychiatre du père sont deux bouées de sauvetage qui ont joué le rôle de point tournant dans la vie de cette famille et qui ont permis, éventuellement, son rebondissement et son émergence : « elle [mère] a un gros caractère … Pis dans le contexte ça été très [aidant]… ça prenait quelqu'un qui garde le [fort] » (H.E., père, p.68-69). Une fois la période d'émergence enclenchée, le fait de retrouver l'homéostasie du système et d'accepter que la vie reprenne son cours sont des actions qui ont permis que celle-ci se fasse de façon continue.

Retrouver l'homéostasie du système familial. L'arrivée d'une nouvelle génération, un petit-fils dans le cas de la famille E. permet de revisiter les liens d'attachement et de développer une nouvelle relation d'amour ce qui est une façon de retrouver l'homéostasie du système familial. Le couple compare d'ailleurs la naissance de cet enfant à l'arrivée d'un ange dans leur vie : « Quand J. (petit fils) est arrivé … c'est sûr que ça donné un bon petit boost … c'est un ange qui est arrivé dans notre vie » (D.E. et H.E., père et mère, p.31). Ce nouveau venu au sein de la famille a permis, tout d'abord, selon les parents, à leur fille de reprendre le dessus : « [notre fille] a va bien depuis qu'a l'a faite un enfant … Ça été le gros déclencheur » (H.E., père, p.83). De plus, bien que des caractéristiques de leur petit-fils leur rappellent leur fils suicidé, cet enfant leur offre un lieu pour diriger l'amour qu'ils ont en trop depuis la mort de leur fils : « Quand tu regardes ton petit-fils pis que tu vois le sourire de ton fils, c'est ... un rappel constant et c'est ça qui est difficile », « j'avais (...) tellement d'amour encore à donner ... [mon petit-fils] me permettait ce trop plein-là » (D.E., mère, p.75 et 128-129). Cette naissance et les relations qui se sont développées par la suite avec cet enfant ont permis à la famille de se recentrer et de retrouver une stabilité comme le mentionne la mère : « ce qui m'a carrément recentrée ... par rapport à cette stabilité là ... c'est l'arrivée de [notre petit-fils] ... ça m'a rebranchée » (D.E., mère, p.128). Cette stabilité retrouvée a un impact positif sur le rebondissement et la continuité de l'émergence.

Accepter que la vie reprenne son cours. Une autre action entreprise par la famille E. pour favoriser son émergence continue est le fait qu'elle parvienne à accepter que la vie continue et que ses membres parviennent à prendre soin d'eux-mêmes. En effet, malgré les moments difficiles, tout et chacun parvient à se ressourcer et à s'accorder des moments de plaisir très salutaires pour leur émergence. Pour le couple de la famille E., une façon de se ressourcer a été de déménager, quelques années après le suicide, afin de retrouver ses racines et se reconnecter avec la nature : « où ça repris vraiment ... le bon chemin en tout cas ... c'est quand on a parti [de la métropole] ... on s'est trouvé un endroit qu'on adore ... sur le bord d'un lac » (D.E., mère, p.15 et 29). Ce déménagement leur a permis de retrouver un certain calme et de profiter de la nature, ce qui a été très bénéfique pour la continuité de leur émergence : « ... j'avais besoin de calme ... J'avais besoin (2 sec) d'être dans la nature au bord de l'eau » (D.E., mère, p.36), « Ben la nature nous a aidés beaucoup » (H.E., père, p.67).

Une autre façon d'accepter que la vie reprenne son cours et de prendre soin de soi est de se permettre des plaisirs et de profiter de la vie malgré la perte. À petits pas, la famille, principalement le couple, a choisi d'accomplir certains de leurs rêves : « on a commencé par se racheter un bateau … On a acheté une motoneige … Tranquillement pas vite on a réapprivoisé des petites choses » (H.E., père, p.45-46). Ils ont aussi recommencé à voyager et à s'ouvrir au monde comme ils le faisaient annuellement avec leur famille avant le suicide : « le goût du voyage m'a repris … On a recommencé ben tranquillement » (D.E. et H.E., mère et père, p.46 et108). Dans un premier temps, il est important pour eux de retourner dans les lieux fréquentés avec les enfants alors qu'ils étaient jeunes puis adolescents : « On est retourné au lieu de vacances … où on était allé avec les enfants » (D.E., mère, p.108) « L'année passée on a fait une autre étape du pèlerinage on est allé … Où on est allé quand y étaient adolescents » (H.E., père, p.110). Par la suite, ils ont choisi de repartir sur de nouvelles routes afin de se créer des nouveaux souvenirs de vacances : « cette année, là, on essaie quelque chose de complètement nouveau … on est tanné d'aller … marcher sur les même trails » (H.E., père, p.110-111). Même si, pour le moment, leur fille n'est pas impliquée dans ces projets, elle demeure présente dans leurs pensées et ils espèrent un jour pouvoir partager ces moments de plaisirs avec elle et sa famille : « ça c'est sûr qu'on va les amener … A l'aimerait tellement ça elle aussi » (D.E., mère, p.112).

Ainsi, même si le rebondissement et l'émergence ont tardé à s'installer, le fait de retrouver l'homéostasie du système familial et d'accepter que la vie reprenne son cours après le suicide sont deux actions, entreprises par la famille, qui ont permis à leur émergence de se faire de façon continue.

Le processus de résilience vécu par la famille stupéfaite est donc caractérisé par une longue période de naufrage, un rebondissement tardif et une émergence continue. L'absence d'un certain nombre de bouées de sauvetage, comme, pour la famille E., le fait d'avoir peu de soutien disponible et de souffrir d'un problème de santé mentale suite au suicide peut nuire au rebondissement et faire en sorte de prolonger leur période de naufrage. Toutefois, la famille stupéfaite parvient, grâce à certaines bouées de sauvetage significatives comme le soutien formel d'un psychiatre et la force individuelle de la mère, à reprendre pied, à freiner le naufrage et à amorcer leur émergence. Finalement, différentes actions comme le fait, pour la famille E., de retrouver l'homéostasie du système et d'accepter que la vie reprenne son cours, permettent de poursuivre de façon continue l'émergence familiale (Figure 8).

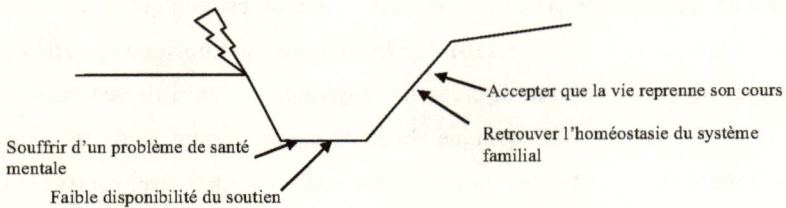

Figure 8. Le processus de résilience de la famille stupéfaite

Le processus de résilience de la famille combattante

Le processus de résilience de la famille combattante se caractérise, pour sa part, par un rebondissement rapide comme c'est le cas pour les familles énergiques. Par contre, une fois débutée, la période d'émergence se déroule de façon discontinue. Cette discontinuité est reliée au fait que des évènements difficiles et majeurs surviennent au sein de la famille suite au suicide de leur adolescent mettant ainsi en suspens l'émergence amorcée. Toutefois, malgré ces interruptions de l'émergence, cette famille est en mesure de reprendre le processus amorcé grâce à différentes bouées de sauvetage intra et extrafamiliales.

La famille S. illustre bien la famille combattante. En effet, suite au suicide du fils aîné, disposant de plusieurs bouées de sauvetage, cette famille s'active rapidement, ce qui lui permet d'amorcer très tôt, après le suicide, leur rebondissement. Cependant, par la suite, surviennent plusieurs événements particulièrement difficiles comme un abcès cérébral et un cancer du sein chez la mère ainsi que le suicide du deuxième fils. Bien que ces événements mettent en suspens l'émergence de la famille, la présence de certaines bouées de sauvetage au sein de cette famille permet, à chaque fois, la reprise de cette émergence.

Après avoir présenté les bouées de sauvetage qui ont favorisé un rebondissement rapide, nous poursuivrons en traitant de la discontinuité de la période d'émergence, principalement des bouées qui ont permis à cette émergence de se poursuivre malgré les interruptions occasionnées par des événements difficiles.

Rebondissement rapide
Pour la famille S., tout comme pour les familles énergiques, suite au suicide de leurs deux adolescents à quatre ans d'intervalle, le rebondissement survient rapidement. Ce rapide rebondissement est rendu possible grâce à la présence de bouées de sauvetage dont, entre autres, la présence d'expériences sources d'apprentissage et la disponibilité d'un soutien informel de qualité.

Expériences antérieures sources d'apprentissage. Dans le cas de la famille combattante, il arrive qu'avant le suicide, certains membres aient vécu des expériences antérieures qui ont été pour eux source d'apprentissage. Ainsi, certains ont surmonté de grandes difficultés entraînant du même coup le développement de croyances et d'une philosophie qui éventuellement favorisent la résilience de l'ensemble de la famille. Au sein de la famille S., c'est la mère qui a développé de telles croyances suite aux épreuves qu'elle a surmontées avant le suicide de ses fils.

Tout d'abord, alors qu'elle est âgée de 16 ans, madame S. vit l'incendie de son domicile familial. Cette expérience lui permet alors de prendre conscience de sa capacité à se reconstruire et de la force qu'elle peut déployer lorsqu'il lui faut affronter l'adversité : « J'ai passé au feu quand j'avais 16 ans, on a tout perdu, on a rebâti. Donc j'suis habituée de me battre » (D.S., mère, p.32). Cette épreuve l'incite à développer une philosophie de vie qui stimule la combativité et l'espoir face aux difficultés ce qui lui est fort utile suite aux suicides de ses fils : « On n'est pas supposé avoir d'épreuves si on n'est pas capable de s'en sortir ... si tu le prends comme ça, tu travailles à t'en sortir » (D.S., mère, p.76).

De plus, suite à sa deuxième grossesse, madame S. vit une période de dépression majeure allant jusqu'à l'hospitalisation. Ce problème de santé mentale lui permet, au moment du suicide de ses fils, de mieux comprendre leur souffrance : « J'ai fait un gros post-partum pis ça m'a pris deux ans à m'en sortir. Donc être au bas, au fond du baril je savais c'était quoi » (D.S., mère, p.13). Même si cette expérience est personnelle, elle favorise chez madame S. beaucoup de compréhension de la souffrance de ses fils et devient ainsi bénéfique à l'ensemble de la famille leur permettant, entre autres, de se questionner moins longuement sur les raisons des suicides.

Il nous semble donc que les expériences antérieures de certains membres significatifs de la famille permettent de développer des croyances et une philosophie de vie susceptibles d'influencer la dynamique de l'ensemble de la famille et faire en sorte que celle-ci soit plus proactive face aux épreuves comme le suicide d'un adolescent.

Disponibilité du soutien informel. La disponibilité d'un soutien informel très tôt après le suicide peut être une bouée de sauvetage pour les familles et encourager leur rebondissement rapide. Dans le cas de la famille S., les membres ont pu bénéficier, pour leur part, du soutien offert par leurs amis, de la présence réconfortante de leur animal de compagnie ainsi que de l'assistance d'une éducatrice significative.

Ainsi, très rapidement après les suicides, plusieurs amis ont été présents pour la famille S. En effet, dès le premier soir suite au suicide de leur deuxième fils, un couple s'est présenté pour soutenir la famille et alléger un peu l'atmosphère malgré le drame vécu : « parce qu'y a un couple d'amis qu'y [est] venu nous épauler c'te soir-là [soir du suicide du 2ème fils] pis y s'est arrangé pour me faire rire » (D.S., mère, p.91). De plus, ce sont les amis de la famille qui, dès les premiers jours, encouragent les parents à consulter pour faire face au deuil, ce qui a eu un effet bénéfique par la suite dans leur rebondissement et leur émergence : « Mes amis étaient comme là là, on te regarde pis t'a pas le choix tu t'en vas là [en parlant des thérapies pour endeuillés par suicide] » (D.S., mère, p.2). Ainsi, ce qui a été bénéfique pour la famille S. c'est qu'elle évite de s'isoler et se rend perméable au soutien des proches qui les entourent : « Y a une chose que j'ai faite au premier c'est qu'on s'est pas isolés » (D.S., mère, p.2).

La présence et l'attachement à un animal de compagnie peuvent aussi représenter une forme de soutien informel pour les familles endeuillées. Telle est la situation de la famille S. pour qui la présence de leur chien permet de rester dans le ici et maintenant, ce qui contribue à les empêcher de sombrer et de voir perdurer la période de naufrage : « le chien y m'a forcée à rester en contact avec la réalité ... y m'a forcée à dire bon ok c'est l'heure de manger, faut que j'prépare le souper pour A. [ma fille,] » (D.S., mère, p.51-52), « une chance que j'avais un animal ... avec un chien t'as quelque chose ... d'alerte ... de ... plus vivant là » (A.S., demi-sœur, p.63).

À un autre niveau, la cadette bénéficie de la disponibilité d'un soutien informel important dans son milieu scolaire : « (elle) a été très très protégée à l'école » (D.S., mère dans entrevue A.S., p.40). En effet, suite au $2^{\text{ème}}$ suicide, alors qu'elle fréquente le service de garde en milieu scolaire, une éducatrice, qui n'est pas spécifiquement formée dans l'accompagnement des endeuillés, joue un rôle majeur auprès d'elle : « elle avait l'éducatrice du service de garde qui l'accompagnait là-dedans pis qui lui parlait pis qui la calmait pis qui y faisait sortir [les émotions qu'elle vivait] » (D.S., mère, p.2). Les parents se sentent alors en sécurité en sachant que leur fille est entourée de personnes qui savent prendre soin d'elle et qui sont disposés à le faire.

Ainsi, en plus des expériences antérieures comme sources d'apprentissage, la famille S. a pu compter sur la disponibilité du soutien informel provenant de nombreux amis préoccupés par leur bien-être et qui les ont encouragés à consulter les ressources professionnelles. La présence d'un jeune chien, au moment du $2^{\text{ème}}$ suicide a également représenté une forme de soutien informel et a permis à l'ensemble de la famille de garder pied dans la réalité. De plus, l'éducatrice du service de garde qui a été très présente auprès de la cadette a permis à cette dernière d'exprimer les émotions qu'elle vivait. Toutes ces bouées de sauvetage semblent avoir favorisé le rebondissement rapide chez la famille S., une famille combattante, suite aux suicides.

Émergence discontinue

La résilience de la famille combattante s'accompagne toutefois d'une période d'émergence plutôt discontinue. Cette discontinuité est occasionnée par la présence de nouvelles épreuves dans les premières années suivant le ou les suicides. Pour la famille S., ces épreuves sont surtout l'abcès cérébral de la mère suite au premier suicide, le suicide d'un deuxième fils et le diagnostic de cancer du sein de la mère suite à ce deuxième décès.

Ainsi, un an après le premier suicide, madame S. subit une intervention chirurgicale en raison d'un abcès cérébral qui lui laisse des séquelles physiques : « [l'aîné] est décédé en 98 pis en 99 j'ai été opérée au cerveau, pis j'ai été paralysée ... tout le côté droit y était paralysé pis j'ai été deux mois et demi hospitalisée » (D.S., mère, p.22), « .... j'ai été à deux doigts de la mort » (D.S., mère, p.23). Alors que la famille est déjà fragilisée par la mort de l'aîné, cette nouvelle épreuve exerce un impact sur l'ensemble des membres qui doivent alors apprendre à fonctionner en l'absence de la mère, figure importante au sein de cette famille : « je me souviens que je m'ennuyais de toi » (A.S., demi-sœur, p.32). D'ailleurs, cette épreuve fait en sorte que la cadette mature rapidement afin de venir en aide à sa mère : « La puce a l'a vieilli tellement à ce moment-là parce que c'est elle qui s'occupait de m'peigner, c'est elle qui s'occupait de moi ... [avec] son père » (D.S., mère, p.22)

S'ajoute aux épreuves de cette famille le suicide du deuxième fils quatre années après la mort de l'aîné. En effet, même si, selon la mère, le geste est alors prévisible, le suicide a eu un impact majeur sur l'ensemble de la famille. D'ailleurs, la cadette est alors plus en âge de comprendre l'impact de la mort ce qui provoque chez elle davantage de réactions face à cette perte : « (ma fille) était plus consciente [au moment du 2ème suicide] »

(D.S., mère, p.93), « t'arrivais pas à dormir [le soir du deuxième décès] pis la seule chose pour que t'aies réussi à dormir c'est que je t'ai donné mon oreiller » (D.S., mère dans entrevue A.S., p.15). Pour le beau-père, c'est principalement au moment de ce deuxième suicide que le deuil a été difficile : « mon conjoint … y a vécu … les deux pertes [en même temps] … qu'y a perdu [le deuxième] » (D.S., mère, p.31). Ainsi, ce deuxième suicide a pour effet d'ébranler et de fragiliser davantage la famille.

Finalement, suite à ce second suicide, la mère doit à nouveau être hospitalisée et traitée pour un cancer du sein : « Après le décès [du deuxième fils], un [an] après ça été le cancer du sein » (D.S., mère dans entrevue A.S., p.31). Ce nouveau diagnostic de maladie mortelle sème l'inquiétude dans la famille et oblige à se mettre en mode survie pendant un certain temps.

Toutefois, malgré ces expériences difficiles, l'émergence de la famille finit toujours par se poursuivre, permettant au processus de résilience de continuer. Parmi les éléments qui ont favorisé la reprise de l'émergence après chacune des épreuves, on note la présence de deux bouées de sauvetage soit la cohésion familiale et la disponibilité du soutien formel ainsi que l'action extrafamiliale qui est d'accepter que la vie reprenne son cours.

La cohésion familiale. La cohésion au sein de la famille S. est une bouée de sauvetage qui facilite la reprise de l'émergence familiale suite aux interruptions. En effet, comme le mentionnent à la fois la mère et la fille, la présence de liens très forts entre les différents membres de la famille est un élément important de leur cheminement : « ce qui a le plus aidé dans le cheminement (…) c'est qu'ils soient unis, qu'ils soient là un pour l'autre » (note de terrain entrevue A.S., p.4). Plus spécifiquement, pour eux, la cohésion familiale passe par une relation conjugale empreinte de respect et par des relations parents-enfant soutenantes.

Pour ce qui est de la relation conjugale, Madame S. insiste spécifiquement sur la présence discrète mais tellement réconfortante de son conjoint au cours de ces années : « Moi ce que j'ai apprécié le plus de mon conjoint c'est que quand j'avais juste besoin d'une caresse y m'la faisait pis y m'laissait pleurer ou quand je faisais un cauchemar y était là à côté » (D.S., mère, p.34). La cohésion familiale est également favorisée par une relation conjugale empreinte de respect dans laquelle le blâme entre les conjoints est absent : « on a chacun notre façon et c'est d'apprivoiser sa façon à lui de réagir versus ma façon à moi. » (D.S., mère, p.33), « on s'est pas accusé ni l'un ni l'autre » (D.S., mère, p.4).

La cohésion familiale se vit également, pour eux, à travers les relations parents-enfants. Pour qu'il y ait cohésion, les relations doivent être perçues comme soutenantes au sein de la famille et c'est ce que mentionne la cadette lorsqu'elle précise s'être sentie continuellement soutenue par ses parents, et ce, même s'ils étaient eux-mêmes souffrants : « les parents sont très présents pour elle pis elle le sait » (note de terrain entrevue A.S., p.5). De plus, au sein de la relation parents-enfant, la franchise est vue comme bénéfique car elle permet à l'enfant de se sentir considéré et respecté par ses parents. Au sein de la famille S., la cadette remercie d'ailleurs ses parents de ne pas lui avoir caché les raisons du décès de ses frères ni même les problèmes de santé de sa mère : « pour A. [la demi-soeur] c'était important … que ses parents lui aient dit la vérité » (note de terrain entrevue A.S., p.2). Ce type de relations, autant conjugales que parentales, empreintes de respect et de soutien favorisent la cohésion familiale et du même coup la poursuite de l'émergence suite aux épreuves.

Disponibilité du soutien formel. En plus d'avoir bénéficié d'un soutien informel très disponible dès les premiers jours suite au suicide, ce qui a favorisé un rebondissement rapide, la famille S. profite aussi de la disponibilité d'un soutien formel suite aux épreuves subséquentes. Elle peut ainsi s'outiller pour faire face à ses épreuves et poursuivre, malgré les embûches, la période d'émergence. Pour cette famille, le soutien formel se traduit tout d'abord par la rencontre avec des professionnels de la santé ainsi que par la participation à des thérapies et à des groupes de soutien.

Tout au long de leur cheminement, les membres de la famille S. profitent de rencontres avec des professionnels de la santé qui sont disponibles autour d'eux dont leur médecin de famille. Ce dernier incite d'ailleurs la mère à accepter qu'elle a vraiment tout fait en son pouvoir pour éviter les suicides de ses fils et à vivre les moments de bonheur qui passent dans sa vie, et ce, malgré ces pertes : « Mon médecin de famille … y me dit : tu me l'as amené je sais pas combien de fois, tu y as offert les médicaments t'as toute fait les thérapies t'as toute essayé » (D.S., mère, p.11), « Pis mon médecin y a eu la sagesse de dire … t'as le droit de rire, t'as le droit d'avoir du plaisir … du bonheur … prends tous les p'tits bonheurs que tu peux à chaque jour » (D.S., mère, p.91). La cadette a également pu profiter des conseils de ce médecin qui l'a rassurée sur la force de caractère de sa mère et qui l'a encouragée à se confier davantage à cette dernière lorsqu'elle en ressentait le besoin : « le médecin y a expliqué … que maman est assez forte là … arrête de protéger maman … tu peux … te confier à elle » (D.S., mère dans entrevue A.S., p.36).

Par ailleurs, la mère et la fille participent individuellement à des thérapies et des groupes de soutien qui les outillent afin de faire face aux épreuves qu'elles rencontreront éventuellement. C'est ainsi que la mère bénéficie d'une thérapie avec une psychologue : « quand j'allais voir la

psychologue au CLSC … j'ai eu la thérapie, j'ai pleuré énormément »
(D.S., mère, p.9 et 15). D'ailleurs, sa participation à cette thérapie et à un
groupe de soutien suite au premier suicide l'aide à surmonter ce qui a
entouré le second suicide, et ce, sans nécessairement avoir recours de
nouveau à ce type de soutien : « Au deuxième … je le savais toutes les
étapes que j'étais pour passer. J'avais lu beaucoup là-dessus aussi » (D.S.,
mère, p.2). Quant à la cadette, suite au 2ème suicide, sa participation à un
groupe de thérapie pour enfants endeuillés par suicide l'aide en lui
permettant, entre autres, de constater que d'autres vivent une expérience
semblable à la sienne: « j'ai vu qu'y a d'autres mondes [à qui] que ça arrive
» (A.S., sœur, p.34). Ce groupe de thérapie est aussi bénéfique aux parents
qui, grâce aux contacts avec la thérapeute, se sentent plus en mesure
d'accompagner leur fille dans ce qu'elle vit : « Pour la famille je pense que
cette thérapie avait été aidante dans le support à donner eh, à l'enfant qui va
poser des questions, qui va, comment l'accompagner là-dedans » (Note de
terrain entrevue A.S., p.7).

La famille S. peut donc compter sur la disponibilité d'un soutien
formel tout au long de son cheminement. Ce soutien permet alors aux
membres d'exprimer ce qu'ils ressentent, d'accepter de vivre des moments
heureux et d'acquérir des outils favorisant la poursuite de leur émergence
suite aux épreuves.

Accepter que la vie reprenne son cours. Arriver à accepter que la
vie reprenne son cours malgré les épreuves est une action extrafamiliale qui
favorise aussi la poursuite de l'émergence. Cette acceptation se manifeste
par la capacité des membres de cette famille à prendre soin de soi et à se
permettre des moments de plaisir.

Tout au long de leur cheminement, on constate que les membres de la famille S. arrivent à prendre soin d'eux-mêmes en se ressourçant et en s'accordant des petits plaisirs. Ainsi, suite à chaque suicide, la mère accepte l'invitation de ses amies à partir en voyage et, ainsi, prendre une certaine distance par rapport à sa peine : « une de mes copines à m'a amenée en voyage … Pis après [le deuxième] … j'ai refaite un autre voyage 6 mois après » (D.S., mère, p.15 et 17). Même si à cause de la souffrance qu'elle vit, il lui est difficile de ressentir du plaisir et d'apprécier les beaux moments de la vie, la mère souligne l'importance de faire des efforts en s'obligeant à accomplir des activités qui, habituellement, sont sources de plaisir pour elle : « Me forcer à faire des activités … me forcer à travailler, me forcer à sourire, me forcer a retrouver qu'est-ce qui me fait plaisir » (D.S., mère, p.44). De plus, pour cette famille, le contact avec la nature et la pratique d'activités physiques comme le curling sont des moyens de se ressourcer et d'avoir du plaisir : « on adore la nature, (…) comment … je me ressource c'est de me promener dans nature » (D.S., mère, p.62), « ce qui nous a aidés beaucoup … c'est le sport » (D.S., mère, p.32).

De plus, afin de se procurer des moments de plaisir et de se ressourcer, la famille S. choisit d'acheter une terre à bois suite au deuxième suicide. Comme la mère l'indique, cet achat est un projet qui leur a procuré beaucoup de plaisir : « on a fait un choix, on a acheté une terre à bois … Je tripe ben raide eh là-bas » (D.S., mère, p.62). Pour la mère, un tel projet permet également à la famille de canaliser l'énergie dans une optique de reconstruction plutôt que de destruction : « c'est juste de canaliser nos énergies pis les mettre, pour les bonnes choses » (D.S., mère, p.85). Un tel projet aide aussi à accepter que la vie puisse continuer, et ce, malgré les événements difficiles : « c'est d'accepter, c'est ça de continuer, pis de se faire des buts pis de passer par-dessus » (D.S., mère, p.82). D'ailleurs, pour la mère, la présence de différents projets familiaux, comme l'achat de la terre, font partie des éléments qui les ont le plus aidés à poursuivre leur émergence malgré les embûches : « on a toujours eu des projets » (D.S., mère dans entrevue A.S., p.65).

La famille S. a donc su, malgré les nombreux événements douloureux, poursuivre son émergence grâce à la cohésion familiale qui est une bouée de sauvetage importante pour elle : « Mais on a fait front tsé ... on a travaillé fort ça veut pas dire que ça été rose à tous les jours » (D.S., mère, p.15 et 34). La disponibilité du soutien formel est une autre bouée de sauvetage qui a permis à la famille S. de reprendre son émergence après chacune des difficultés rencontrées. Finalement, le fait d'accepter que la vie puisse reprendre son cours suite aux épreuves est une action qui a également permis à l'émergence de reprendre son cours. Aujourd'hui, après toutes ces épreuves, la famille S. dit avoir appris de ces diverses expériences et être maintenant plus soudée et plus forte face à l'adversité : « on a eu à vivre ce qu'on avait à vivre, pis c'est d'apprendre de ça ... d'apprendre à continuer à vivre. » (D.S., mère, p.50), « Je sais qu'on est une famille unie pis, on peut toute passer, on peut toute surmonter ensemble là » (A.S., demi-sœur, p.32).

Ainsi, le processus de résilience de la famille combattante se caractérise par un rebondissement rapide mais, contrairement aux familles énergiques, la période d'émergence est discontinue. La famille S. illustre bien ce type de famille puisque rapidement elle a amorcé son rebondissement grâce, entre autres, à la disponibilité du soutien informel et aux expériences antérieures sources d'apprentissage. De plus, la cohésion familiale ainsi que la disponibilité du soutien formel sont d'autres bouées de sauvetage qui ont permis à la famille de reprendre son émergence après chacune des épreuves. Le fait d'accepter que la vie puisse reprendre son cours est également une action fort importante dans la poursuite de l'émergence de cette famille malgré les interruptions occasionnées par des événements difficiles, voire tragiques, rencontrés (Figure 9).

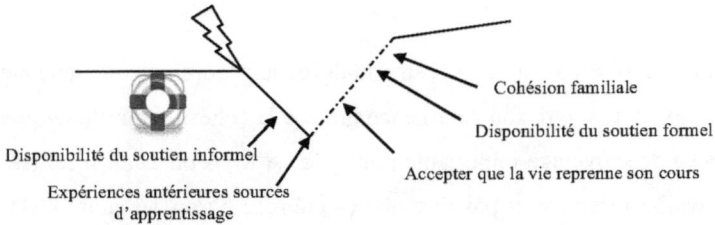

Figure 9. Le processus de résilience de la famille combattante

Le processus de résilience de la famille tenace

Le processus de résilience de la famille tenace, comme celui de la famille stupéfaite, se caractérise, entre autres, par un rebondissement plus tardif. De plus, le processus de la famille tenace, tout comme celui de la famille combattante, présente une période d'émergence qui est discontinue en raison d'événements difficiles dans les mois et années suivant le suicide. Ainsi, l'émergence de la famille ne s'amorce qu'après un certain temps et est mise en suspens à quelques reprises à cause d'événements difficiles. Malgré tout, la famille tenace finit par reprendre son émergence et, du même coup, poursuivre son processus de résilience.

La Famille T., constituée d'une mère et sa fille, illustre bien la famille tenace. En effet, en raison de l'absence de certaines bouées de sauvetage et du contexte antérieur au suicide ayant contribué à l'épuisement familial, une période de naufrage longue et ardue est vécue. Malgré tout, cette famille réussit à rebondir et à amorcer son émergence. Toutefois, des événements difficiles interrompent cette émergence.

Certaines bouées de sauvetage ainsi que certaines actions entreprises par la famille favorisent, tout de même, la reprise de leur émergence.

Rebondissement tardif

Suite au suicide de leur adolescente, la famille T. vit une longue période de naufrage durant laquelle elle vivote. Le contexte familial antérieur au suicide qui semble avoir épuisé la famille ainsi que la non disponibilité du soutien semblent retarder le rebondissement de cette famille. De plus, le fait de ne pas ressentir de la cohésion familiale suite au suicide fait en sorte que, dans un premier temps, le rebondissement et l'émergence de chacun des membres se fait plutôt en parallèle, ce qui retarde le rebondissement familial.

Contexte familial antérieur au suicide. Le contexte familial antérieur au suicide qui comprend les rapports du jeune avec les membres de la famille et la présence simultanée d'autres événements stressants, peut avoir comme impact d'épuiser la famille avant même que le suicide ne survienne, comme c'est le cas pour la famille T.. En effet, avant son suicide le caractère et les comportements de l'adolescente ont également eu pour effet de vider de leur énergie sa mère et sa sœur. De plus, dans les dix ans précédents le suicide, celle-ci a vécu plusieurs événements difficiles qui l'ont amenée à épuiser certaines de ses ressources Dans ce contexte, la famille est déjà épuisée avant même que se produise le cataclysme rendant le rebondissement, suivant celui-ci, plus ardu.

Ainsi, au cours des années précédant le suicide, le caractère difficile de l'adolescente engendre plusieurs tensions familiales : « cette année là [avant le suicide], de la chicane chez nous (il) y en a eu là, c'était épouvantable ... son comportement était ... vraiment difficile » (C.T, mère, p.23). Ces tensions épuisent la mère : « Je te dirais un an, un an et demi

267

avant qu'A. [sa fille] décède … je sentais que j'étais pour péter … Tellement qu'A. venait me chercher du jus » (C.T, mère, p.23). Même entre les sœurs, les conflits étaient très fréquents, ce qui empoisonnait leurs rapports : « avec ma sœur on a eu une relation vraiment très difficile là » (M.T., sœur, p.77).

De plus, dans les années précédant le suicide, la famille T. doit relever plusieurs défis de taille. Tout d'abord, le divorce des parents a lieu alors que les enfants sont très jeunes : « Quand on a divorcé [la cadette] était bébé » (C.T., mère, p.38). Ce divorce a entraîné beaucoup de tension entre les filles et leur père ainsi qu'entre les parents : « Les filles pleuraient souvent pour leur père … Parce qu'y était pas assez présent » (C.T., mère, p.17), « En dernier, moi y me parlait pas parce que je suis souvent intervenue pour les filles » (C.T., mère, p.15). Par la suite, la mère souffre d'une dépression majeure contre laquelle elle se débat beaucoup ce qui finit par l'épuiser : « J'ai faite une dépression, je me suis battue pour continuer. Là je suis sortie de là vidée » (C.T., mère, p.144). Finalement, la grand-mère maternelle, de qui les filles se sentent particulièrement proches, meurt quelques années avant le suicide : « Sa grand-mère est morte … les filles étaient très proches de la grand-mère » (C.T., mère, p.38). La famille perd ainsi une ressource fort précieuse qui aurait pu leur offrir un soutien important suite au cataclysme. Ainsi, en raison de toutes ces tensions et des défis rencontrés, la famille T. se sent épuisée et fragilisée lorsque le cataclysme du suicide survient. Cet épuisement familial se traduit, par exemple, chez la mère par une incapacité à retourner au travail durant la première année post-suicide : « j'étais même pas capable d'aller travailler … j'ai faite un essai un m'ment donné pis on m'a remis en arrêt de travail parce que moi ça m'a vidée c't'histoire là » (C.T., mère, p.79).

Ainsi, le caractère plus difficile de l'adolescente et les tensions qui en découlent ainsi que les expériences antérieures surchargent la famille T. et la fragilisent avant même la survenue du suicide. Dans ce contexte, lorsque survient le cataclysme occasionné par le suicide, la famille ne dispose pas des ressources et de l'énergie nécessaires pour rebondir rapidement et éviter que perdure la période de naufrage.

Non disponibilité du soutien informel. En plus de vivre un épuisement au moment du suicide, la famille T. est privée d'une bouée de sauvetage importante. En effet, elle se sent seule car elle ne peut compter sur un soutien formel très disponible : « Quand t'es dans ces passes-là, t'es tout seul au monde » (C.T, mère, p.215). Tout d'abord, le suicide éveille plusieurs conflits entre les membres de la famille élargie : « Y avait beaucoup de chicane dans ma famille à c'te période-là » (C.T., mère, p.44). Dans un tel contexte, la mère préfère alors éloigner ses proches, diminuant du même coup la quantité de soutiens disponibles : « Là … j'ai dit … si vous êtes ici pour laver votre linge sale, j'ai pas besoin de personne, allez vous en toutes » (C.T., mère, p.44), « Ma mère (…) a s'est coupé pas mal … du monde je pense que c'est un choix qu'a l'a fait là » (M.T., sœur, p.138). Par ailleurs, même si quelques personnes significatives demeurent disponibles pour la famille dans les premiers mois suivant le suicide, elles finissent toutes par prendre de la distance sous prétexte de ne pouvoir supporter la souffrance trop palpable de la mère : « Souvent, ce qu'on m'a dit [c'est] ta peine est trop grande … pis ça nous dérange » (C.T., mère, p.73). Ainsi après la première année, la mère et la fille sont laissées à elles-mêmes malgré leur besoin de recevoir du soutien informel : « Après un an, y a pu rien » (C.T., mère, p.100), « Ça été dur pour [ma fille] … de voir que, même dans une impasse de même, c'est pas ta famille qui t'aide » (C.T., mère, p.182)

Faible cohésion familiale. Le suicide peut également avoir pour effet de nuire à la cohésion familiale comme c'est le cas pour la famille T.. En effet, il est possible que le cataclysme qu'il provoque entraîne temporairement la rupture de certaines relations au sein de la famille. De plus, le vécu émotif de chacun des membres peut occasionner des difficultés à se comprendre, ce qui éventuellement nuit à l'unité familiale.

Avant le suicide de la cadette, la mère et sa fille aînée vivent une relation harmonieuse : « on était comme ... deux bonnes amies ... on était proches là » (M.T., sœur, p.4). Mais lorsque survient le suicide, cette relation est mise à l'épreuve : « Quand ... c'est arrivé [le suicide] ... le cordon y a éclaté ... ça s'est dispersé » (C.T., mère, p.97). La mère a alors l'impression de perdre le contact avec sa fille : « J. [ma fille aînée] ça été ... comme un mur de ciment entre nous deux » (C.T., mère, p.47). À partir de ce moment, il n'y a plus de cohésion familiale et chaque membre vit son deuil de façon isolée comme le mentionne la sœur : « Moi je me suis éloignée de mes parents pendant ... les premières années du deuil là. Je me suis pas mal... éloignée, isolée, retirée » (M.T., sœur, p.14).

De plus, sur le plan émotif, le fait de vivre fort différemment cette perte, provoque l'incompréhension entre les membres de cette famille : « J'avais l'impression de jamais rejoindre ma mère dans ce qu'elle vivait, de jamais rejoindre mon père, de pas les comprendre » (M.T, sœur, p.13). Cette incompréhension se traduit en conflits de plus en plus fréquents entre la mère et sa fille : « notre relation a commencé ... à s'empoisonner un peu ... dans c'temps-là » (M.T., sœur, p.70), « ... à chaque fois qu'on se parlait ... on se chicanait ... ça duré longtemps » (M.T., sœur, p.34). Cependant, malgré ces difficultés, elles trouvent un moyen de garder le contact ce qui a fort probablement permis de maintenir le lien entre les deux : « J'y ai écrit

beaucoup de lettres à cette époque-là … j'y mettais ça dans sa chambre »
(M.T., sœur, p.26-27).

Cette perte temporaire de cohésion a donc pour effet d'isoler les
membres les uns des autres, ce qui les prive d'une source de soutien
intrafamilial et retarde le rebondissement de la famille.

Ainsi, chez la famille T., qui illustre bien la famille tenace, le
rebondissement est plutôt tardif et la période de naufrage perdure un
certains temps. Dans un premier temps, comme la famille est déjà fragile
au moment du suicide en raison du contexte familial antérieur, le
cataclysme mine d'autant plus ses ressources et augmente son épuisement
ce qui nuit à sa capacité à rebondir rapidement. De plus, la famille T. ne
bénéficie pas d'un soutien très disponible suite au suicide ce qui la prive
d'une certaine bouée de sauvetage qui aurait pu tempérer son naufrage.
Finalement, le suicide et le vécu émotif qui en résulte ont également pour
effet d'entraîner une perte de la cohésion familiale privant ainsi les
membres d'un soutien intrafamilial pendant un certain temps. Malgré tout,
divers éléments ont permis aux différents membres et éventuellement à la
famille de rebondir puis d'émerger de cette période de naufrage. Ce sont
ces mêmes éléments qui permettront aussi à la famille de poursuivre son
émergence suite aux discontinuités occasionnées par divers événements
difficiles ultérieurs au suicide.

Émergence discontinue
Tout comme pour la famille combattante, le processus de résilience
de la famille tenace présente une période d'émergence qui est discontinue.
Divers événements peuvent susciter des interruptions dans l'émergence des
familles. Pour la famille T., la faillite financière de la mère et la dépression
de l'aînée ont eu cet effet.

271

Tout d'abord, environ un an après le suicide, la mère doit déclarer faillite. En effet, elle qui a toujours bien géré son budget vient à en perdre le contrôle suite au cataclysme : « Je me suis rendue jusqu'à la faillite faque je l'ai perdu mon contrôle » (C.T, mère, p.177). Cette faillite accentue son sentiment de solitude car elle constate qu'elle ne peut compter sur l'aide de ses proches pour traverser cette nouvelle épreuve : « Quand j'ai demandé de l'aide (financière) à ma famille, y ont pas voulu m'aider » (C.T., mère, p.180). De plus, environ deux ans après le suicide, la fille aînée souffre d'une dépression avec idées suicidaires, ce qui constitue une nouvelle épreuve pour la famille : « J'étais rendue au cégep ... ça allait pas bien là ... moi aussi je voulais mourir » (M.T., sœur, p.23), « Je suis restée une semaine ... dans une unité ... ouverte » (M.T., sœur, p.35). Même si l'hospitalisation qui accompagne les idées suicidaires ébranle la famille, elle a également pour effet de retisser plus solidement les liens entre la mère (et même le père) et sa fille ce qui, à long terme, devient bénéfique pour le processus de résilience familiale : « ça comme été le début de... faut que j'en parle avec mes parents » (M.T., sœur, p.24).

Malgré ces interruptions, cette famille tenace réussit à poursuivre son processus d'émergence en raison de la présence des forces individuelles qui agissent comme bouées de sauvetage et de certaines actions entreprises par la famille comme le fait de partager son vécu et de retrouver l'homéostasie du système familial.

Forces individuelles. Au sein de la famille T., le tempérament de battant de la mère et de la fille est une force de caractère qui agit comme bouée de sauvetage et qui permet à la famille de se relever suite aux périodes difficiles.

Selon la mère, ce tempérament de battant constitue une force individuelle présente avant même que le suicide se produise: « Non je pense que j'étais une battante en partant » (C.T., mère, p.143). Cette force leur permet d'avancer et de se battre au lieu de s'enfoncer : « Faut que tu veuilles avancer » (C.T., mère, p.137), « On n'a pas toute la même énergie … la même force, le même vouloir » (C.T., mère, p.171). Cette force de caractère qui caractérise aussi l'aînée leur permet, au cours de leur vie, de surmonter plusieurs situations difficiles : « Je me suis toujours dit qu'on avait une force intérieure … insoupçonnée. Et je pense qu'on l'a » (C.T., mère, p.184). Immédiatement après le suicide, il est possible que l'épuisement de la famille ait neutralisé le côté combatif de la mère et de sa fille, empêchant ainsi cette force individuelle d'agir comme bouée de sauvetage permettant de tempérer la période de naufrage.

Partager son expérience. Bien que, suite au suicide, la famille T. ait été plutôt insatisfaite des services professionnelles offerts, la mère a continué à vouloir partager son vécu afin de briser l'isolement de la famille. En ce sens, elle a réclamé une aide professionnelle, ce qui leur a permis, à elle et son aînée, de bénéficier de thérapies individuelles et de groupes.

En effet, au cours des premiers mois suivant le suicide, la mère a entrepris différentes thérapies individuelles dans le but de partager ce qu'elle vivait avec un professionnel. Cependant, elle trouvait toujours inacceptable de devoir y mettre fin après dix séances alors qu'elle commençait tout juste à s'ouvrir : « c'était toujours la même politique, dix semaines, bye bye. Mais t'as tellement de peine … que dix semaines, t'as même pas commencé à parler de ce que tu vis » (C.T., mère, p.114). Malgré tout, deux ans après le suicide alors que son aînée souffre de dépression, la mère identifie une thérapeute qui lui offre, comme elle le désire tant, un nombre illimité de séances afin de partager son vécu : « si tu veux je vais te rencontrer pis eh, pas de limite » (C.T., mère, p.118). Parallèlement, suite à son hospitalisation, l'aînée entreprend elle aussi un cheminement personnel avec l'aide d'une enseignante au cégep, psychologue de formation : « y a des profs … (une) qui était psychologue … de formation … j'avais faite des rencontres avec [elle] » (M.T., sœur, p.49). Cette thérapie d'une durée de plus d'un an permet à l'aînée d'exprimer ce qu'elle vit et de faire le point à la fois sur son deuil mais aussi sur sa vie en général : « ça duré … une bonne année, peut-être même et demi … avec elle … ça m'a aidée beaucoup … oui le deuil c'est quelque chose là, mais après ça de reprendre ta vie en main … c'est là-dessus un peu que j'ai travaillé » (M.T., sœur, p.51). Ce partage de leur vécu à travers les thérapies aide aussi la mère et la fille à revoir la dynamique qui caractérise leurs relations familiales ce qui éventuellement va être très bénéfique pour elles : « [le cheminement avec le professeur] m'a fait prendre conscience … que si moi je me prenais en main, ma mère était capable elle aussi … de se prendre en main … que c'était pas en portant son fardeau que, on allait s'en sortir toutes les deux » (M.T., sœur, p.75).

La mère et la fille participent également, séparément, à des groupes de soutien au moins un an après le suicide. Pour l'aînée, la présence d'un tel groupe lui permet alors, dans un premier temps, de partager avec d'autres ce qu'elle refoulait depuis un certain temps et, éventuellement, en parler avec sa mère : « j'ai commencé à m'ouvrir … je gardais … des choses que pour moi … [que] je refoulais, tranquillement, y m'ont aidée à … le sortir pis à en parler éventuellement … avec ma mère » (M.T., sœur, p.22). Dans le même ordre d'idées, le fait de participer au même moment à de tels groupes donne l'occasion aussi à la mère et sa fille de discuter du suicide entre elles ce qu'elles n'avaient presque pas fait auparavant : « Les rencontres ont permis quand même (…) qu'on discute de certains sujets, pis des fois … sans qu'y aille quelque chose de personnel d'impliquée mais juste parler de façon générale » (M.T., sœur, p.30). Ces groupes, quoique faits séparément, permettent donc aux membres de la famille de s'ouvrir à la discussion intrafamiliale.

Retrouver l'homéostasie du système familial. Les différentes thérapies entreprises par la mère et la fille ainsi que le cheminement personnel de l'aînée avec l'enseignante leur fait prendre conscience de ce qui est malsain dans leur relation. Elles décident alors de revisiter leur lien d'attachement ce qui les amène à mettre une certaine distance physique entre elles, permettant ainsi d'assainir leur relation et de retrouver éventuellement l'homéostasie du système familial.

Ainsi, comme le mentionne l'aînée, les thérapies suivies suite au suicide de la cadette lui permettent de revisiter la relation avec sa mère et de prendre conscience des aspects malsains de celle-ci : « Ça me faisait constater [les thérapies] que je vivais une relation malsaine avec ma mère » (M.T., sœur, p.74). En effet, suite au cataclysme, une symbiose s'installe entre elles et chacune vit en fonction de l'autre se surveillant mutuellement : « On se regardait … On essayait de voir qu'est-ce que l'autre [vivait] … on était trop portées à surveiller l'autre » (C.T, mère, p.98), « on s'inquiétaient trop une pour l'autre » (M.T, sœur, p.44). D'ailleurs durant l'année post-suicide alors que la mère est en dépression, l'aînée a tendance à jouer le rôle de mère vis-à-vis sa propre mère : « on étaient rendues … dans une relation de … dépendance là … je joue à la mère avec ma mère » (M.T., sœur, p.43).

Pour assainir cette relation, la mère et la fille choisissent alors d'établir une distance physique entre elles : « je te dirais qu'un moment donné … on a décidé qu'il fallait qu'on se laisse … pour notre bien à tous les deux » (C.T., mère, p.98-99), « Ça va faire deux ans que je suis partie de chez ma mère, pis on était rendues au constat que faut que je parte » (M.T., sœur, p.35). C'est à ce moment que chacune reprend sa propre vie en mains en réalisant un projet personnel et en établissant des relations significatives avec d'autres personnes, assainissant du même coup leur relation mère-fille. Ainsi, la fille aînée entreprend des études dans une autre région du Québec : « je voulais aller étudier ... je voulais aller à l'université » (M.T., mère, p.44) alors que la mère s'investit dans une nouvelle relation amoureuse : « Pis là en plus ... elle a son conjoint ... ça a amené aussi une autre dimension ... à notre relation parce que là ben ma mère a l'a un conjoint » (M.T., sœur, p.147). Les deux sont d'accord pour dire qu'à partir de ce moment la relation redevient non seulement agréable mais plus riche et respectueuse qu'avant le suicide : « Ma mère, je suis aussi proche qu'avant mais notre relation est plus saine» (M.T., sœur, p.145), « On a beaucoup de respect l'une pour l'autre » (C.T, mère, p.172). Ainsi, la distance physique qui favorise le cheminement individuel permet également une amélioration de la relation mère-fille, ce qui éventuellement favorise la reprise de l'émergence familiale suite aux évènements difficiles.

Le processus de résilience de la famille tenace est donc caractérisé par un rebondissement tardif et une période d'émergence discontinue. Le rebondissement de la famille T., qui représente bien la famille tenace, se produit en effet plus tardivement en raison du contexte familial antérieur au suicide, du soutien qui est peu disponible pour elle et de la perte de cohésion familiale suite au cataclysme. De plus, des évènements difficiles comme une faillite et une dépression avec idées suicidaires entraînent des interruptions dans l'émergence de cette famille. Toutefois, malgré les interruptions, la famille tenace parvient toujours à poursuivre son émergence. En effet, la présence de forces individuelles comme bouées de sauvetage ainsi que le fait de partager son vécu et de retrouver l'homéostasie du système familial sont des éléments qui favorisent cette reprise de l'émergence et du même coup la poursuite du processus de résilience familiale (Figure 10).

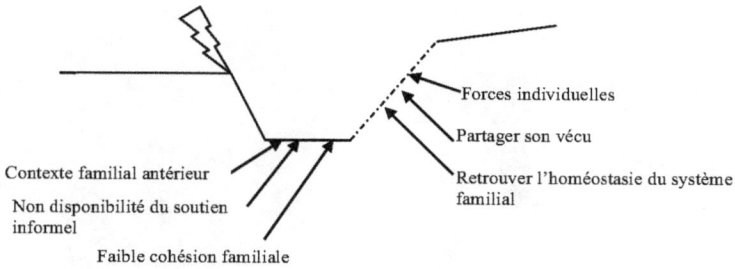

Figure 10. Le processus de résilience de la famille tenace

Chapitre 5 - Discussion

Ce chapitre consiste en une discussion du concept de résilience familiale à partir des résultats. Après avoir présenté les spécificités du concept, nous préciserons ce qui distingue le deuil de la résilience. Par la suite, à partir de notre schématisation du processus de résilience familiale et de la typologie proposée, seront suggérées des recommandations pour la pratique, la gestion, la formation ainsi que la recherche. Nous terminerons par les limites suivies des forces de cette étude.

Spécificité du concept de résilience

Depuis quelques années, le concept de résilience est de plus en plus populaire dans la société en général. Il est fréquemment utilisé pour désigner, à tort ou à raison, diverses situations autant individuelles, familiales que de groupe. Lorsqu'un concept se popularise de la sorte, on constate qu'il peut perdre sa spécificité ainsi que son véritable sens. Une telle utilisation du concept de résilience familiale peut avoir un effet pervers sur le vécu des endeuillés comme nous le verrons. Afin d'éviter un tel galvaudage et ses impacts, il s'avère essentiel de retrouver l'essence du concept, Pour ce faire, nous rappellerons les caractéristiques essentielles de la résilience issues des écrits scientifiques et nous les mettrons en lien avec l'expérience des familles endeuillées de notre étude.

Effet pervers de la popularité du concept de résilience sur les endeuillé

Le concept de résilience est de plus en plus abordé dans les médias écrits et oraux comme les journaux, les revues et les émissions radiophoniques. Toutefois, l'utilisation qui en est faite ne correspond pas toujours à sa véritable définition. Par exemple, on ne l'associe pas nécessairement à un traumatisme, ce qui, pourtant, en représente une caractéristique essentielle. Il y a donc possibilité que l'utilisation de ce concept « à toutes les sauces » par des médias puisse influencer la compréhension populaire de ce concept et avoir un impact sur le vécu des personnes éprouvées par un traumatisme comme c'est le cas des endeuillés par suicide.

Certains auteurs, comme Delage (2008) précise que la médiatisation d'un concept comme la résilience peut entraîner des effets réducteurs ou amplificateurs. Ainsi, au lieu de favoriser une meilleure compréhension de la résilience, il en résulte une confusion au sein de la population. La popularité et la médiatisation d'un concept peuvent également avoir un impact sur ceux-là même qui vivent un traumatisme et qui se voient offrir des conseils issus des croyances populaires en lien avec la résilience. C'est ce qui a été vécu par certaines familles de notre étude qui ont eu à composer avec des proches qui leur disaient, dès les premiers jours, qu'ils allaient grandir à travers leur expérience. Bien qu'à long terme il soit possible que les familles apprennent et grandissent à travers cette expérience, ce genre de discours peut être très réducteur du traumatisme qu'elles vivent et tellement peu réconfortant. En effet, lorsque leur jeune vient de se suicider, les familles ne sont pas toujours en mesure d'entrevoir des conséquences positives à ce suicide : « mon père … y est écœuré de se faire dire que dans les épreuves on grandit … faut-tu souhaiter aux gens des malheurs pour qu'ils soient plus heureux? … Dans le fond ça aurait pu être quelque chose de ben positif qui nous aurait rapprochés » (M.T., sœur, p.56-57), « Moi je peux te dire que ce qui m'a mis en maudit pis qui m'a bloqué pendant des années c'est que … on essaie de te montrer que tu vas grandir à travers ça … j'viens de perdre mon fils … J'voyais pas pourquoi j'avais besoin de ça pour grandir » (H.E., père, p.71-72). Ainsi, ce genre de discours de la part de l'entourage risque de provoquer davantage d'isolement chez les familles, ce qui, à long terme, peut nuire à leur résilience.

Ainsi, comme le concept de résilience se popularise de plus en plus depuis le début des années 2000, des conséquences négatives peuvent survenir lorsqu'il est utilisé à plus ou moins bon escient. En effet, les familles endeuillées peuvent être confrontées à un discours de leur entourage qui les incite à envisager un peu trop rapidement la croissance à travers leur expérience. Afin de diminuer le galvaudage du concept de résilience, il s'avère important de mieux en définir ses caractéristiques. .

Caractéristiques essentielles du concept de résilience

Les écrits scientifiques soulignent les caractéristiques essentielles à la définition de la résilience autant individuelle que familiale. Ces caractéristiques ne sont pas toujours considérées dans l'utilisation populaire et médiatique de ce concept. Tout d'abord, il y a consensus entre les auteurs lorsqu'ils affirment que, pour que se développe la résilience, la présence d'un traumatisme est indispensable. S'ajoute un facteur temps entre le moment du traumatisme et le déploiement de la résilience. On mentionne que la résilience peut coexister avec la souffrance, contredisant ainsi la croyance populaire. Pour démontrer la justesse et la pertinence de ces éléments-clés, nous ferons des rapprochements entre eux et ce que les familles endeuillées ont rapporté en lien avec leur processus de résilience.

Traumatisme. Selon Delage (2008), le concept de résilience est indissociable de la notion de traumatisme. Ainsi, pour parler de résilience, il faut qu'un événement soit vraiment perçu comme traumatique par l'individu, la famille ou la communauté. Dans le même sens, Cyrulnik (2001, p.231) précise que : « pour être résilient, il faut d'abord avoir été traumatisé ». La notion de traumatisme fait ici référence à un événement destructeur, imprévu et qui submerge la personne ou la famille qui le subit (Delage, 2008). Ainsi, lorsque les médias décrivent des athlètes ou politiciens comme étant résilients à cause d'échecs ou de coups durs auxquels ils font face, on ne peut affirmer sans l'ombre d'un doute qu'ils perçoivent la situation comme étant traumatique et que, par conséquent, ces personnes sont résilientes puisqu'on ignore leur perception de ces événements (par exemple, est-ce vraiment si imprévu ce qui arrive?). D'ailleurs, pour Delage (2008), il ne s'agit certainement pas de résilience lorsqu'on se limite à décrire la capacité de la personne, politicien ou athlète, à mobiliser ses compétences et ses ressources face à une situation adverse quelconque.

Chez les familles endeuillées par le suicide de leur adolescent qui ont participé à notre étude, cette notion de traumatisme est très présente. En effet, comme nous l'avons présenté dans le modèle, le suicide survient comme un cataclysme au sein de la famille. Une famille décrit d'ailleurs cet événement comme une bombe : « ça été comme une bombe pour moi là » (C.T., mère, p.8), alors qu'une autre compare cet événement à un séisme qui ébranle l'ensemble de la famille : « ce séisme-là [en parlant du suicide] » (D.E., mère, p.118). Ainsi, comme il s'agit d'une mort violente, inattendue car elle survient hors de la chronologie du cycle de la vie, on peut affirmer qu'il s'agit d'un événement imprévu décrit, dans un premier temps, comme destructeur: « ma vie s'effondre en 30 secondes là ... c'est comme (si) nous-mêmes on aurait été morts ou presque » (M.O., père, p.44 et 48). Fauré (2007), dans son plus récent ouvrage portant sur le deuil suite à un suicide, a lui aussi décrit le suicide comme un cataclysme pour la famille. Dans ce contexte, il devient pertinent de penser en termes de résilience lorsqu'on examine le cheminement positif des familles suite à cette perte.

Facteur temps ou élément temporel. Le facteur temps est aussi un élément-clé à considérer lorsqu'il s'agit de résilience. En effet, un recul est nécessaire avant de pouvoir conclure que le traumatisme vécu résulte en conséquences positives c'est-à-dire en apprentissage et en croissance, ce qui caractérise un processus de résilience (Delage, 2008; Cyrulnik, 2001). D'ailleurs, Delage (2008) insiste sur l'impossibilité de sortir instantanément d'une situation traumatique. Cet auteur précise même qu'un délai de deux à trois ans est nécessaire avant de conclure à une évolution positive ou non de l'individu ou de la famille. D'autres auteurs parlent de résilience suite à un deuil lorsque l'individu ou la famille reprend rapidement pied (Bonanno, 2004; Mancini & Bonanno, 2006). Nous croyons toutefois, à la lumière de ce qu'ont rapporté les familles, que l'évolution positive suite au suicide d'un adolescent caractérise aussi des familles qui ont besoin de plus de temps pour reprendre pied et qui vivent péniblement la période qui suit immédiatement le suicide comme c'est le cas des familles stupéfaites et des familles tenaces de notre typologie. C'est aussi ce que constate Delage (2008) : « … ce n'est pas sous le coup du choc que s'organise la résilience; c'est dans les semaines et les mois qui suivent que la vie familiale reprend un cours favorable ou bien se dégrade, voire explose » (p. 257).

Dans notre étude, consciente de l'importance du facteur temps dans le processus de résilience, nous avions comme critère d'inclusion que les familles devaient avoir vécu le suicide depuis au moins un an. Finalement, toutes les familles rencontrées avaient vécu le suicide depuis au moins quatre ans et certaines depuis plus de huit ans. Ainsi, un certain cheminement était amorcé et permettait de constater si une évolution positive était présente ou non. De plus, en cours d'entrevue, la plupart des familles ont mentionné le facteur temps comme ayant influencé leur processus de résilience en atténuant quelque peu leur souffrance : « ça va et … ça revient … la douleur mais de façon moins … intense ou moins longue avec les … années » (A.B., mère, p.156), « C'est moins intense, c'est sûr [avec le temps] » (J.M. père, p.53). D'ailleurs, selon un frère, le facteur temps a grandement favorisé le processus de résilience au sein de sa famille : « ce qui a aidé, c'est le temps dans le fond là » (M.M., frère, p.62). Il est donc primordial d'en tenir compte lors de l'évaluation des familles suite à un traumatisme comme le suicide d'un adolescent.

Coexistence résilience et souffrance. Il arrive encore parfois que le concept de résilience soit associé à l'invulnérabilité d'un individu ou d'une famille qui font face à une situation adverse. Toutefois, comme le mentionnent certains auteurs, la résilience n'est pas synonyme d'absence de souffrance mais représente plutôt une façon d'apprendre à vivre et à surmonter la souffrance vécue suite à un traumatisme : « Une telle évolution résiliente n'évite pas la détresse ou la souffrance quotidienne infligée par l'adversité » (Cyrulnik, 2010, p.52); « la résilience n'est pas l'absence de souffrance. Elle est la capacité à évoluer favorablement malgré la souffrance, parfois même à tirer parti de cette souffrance » (Delage, 2008, p.25). En effet, comme mentionné par plusieurs familles, le traumatisme vécu entraîne des souffrances qui bouleversent l'ensemble de la famille et qui oblige celle-ci à trouver une nouvelle façon de fonctionner et d'évoluer positivement : « un traumatisme est toujours l'occasion d'un bouleversement; après, il n'est plus possible de vivre comme avant, ni même de penser comme avant » (Delage, 2008, p.21-22). De plus, alors que pour certains la résilience est quelque chose d'extraordinaire, Delage (2008) rapporte qu'il s'agit plutôt d'un processus touchant des individus ordinaires qui arrivent à survivre malgré leur souffrance : « En réalité, le processus de résilience concerne des êtres ordinaires qui n'ignorent pas la souffrance, bien au contraire » (p.294).

Dans le cadre de la présente recherche, nous avons eu la chance de rencontrer des gens « ordinaires » qui avaient réussi, malgré le suicide de leur adolescent, à apprendre et à grandir à travers leur expérience. Leur cheminement ne s'est toutefois pas fait sans souffrance comme plusieurs l'ont mentionné : « j'imaginais pas que j'allais pouvoir survivre … à cette douleur … de la mort [de son fils] » (X..B., père, p.33), « c'est une douleur atroce, c'est une douleur, j'te dirais presque insoutenable à certains moments » (D.E., mère, p.12). La souffrance occasionnée par la perte inattendue d'un enfant est telle que certains parents ont même envisagé le suicide pour y mettre fin : « toi et moi [en parlant à son conjoint] … on avait envisagé le suicide » (D.E., mère, p.60). De son côté, un père mentionne que la douleur occasionnée par la perte de sa fille était si importante qu'elle a entraîné, chez lui, une perte de mémoire importante : « Moi j'ai perdu la mémoire … Entre le soir qu'a s'est … pendue, pis le mois qui a suivi là … j'ai essayé de faire des efforts mais ça fait trop mal » (M.N., père, p.35-36). Par ailleurs, cette souffrance psychologique peut également se traduire par des symptômes physiques inquiétants comme le rapportent des parents endeuillés : « perte d'énergie totale … c'est à peu près comme … un zombie » (C.T., mère, p.80), « y a des ravages là … j'suis devenue ménopausée … Les dents nous ont tombé … on a blanchi … c'est comme une terreur là » (D.E., mère, p.118-119). Ces exemples démontrent bien jusqu'à quel point la souffrance peut être présente, et ce, même lorsque la famille est engagée dans un processus de résilience.

Ainsi, afin d'éviter le galvaudage du concept de résilience et la perte progressive de la pertinence de ce dernier, il est primordial d'en rappeler les éléments essentiels. Tout d'abord, pour qu'il y ait mise en place d'un processus de résilience, il faut que l'individu, la famille ou la communauté soit confronté à une situation perçue comme traumatique. Le suicide d'un adolescent, compte tenu entre autres de la violence et de l'imprévisibilité de ce type de mort, est un bon exemple de traumatisme vécu par les familles. De plus, le facteur temps devient un élément important dans le processus de résilience. Ainsi, afin d'évaluer si un individu ou une famille évolue positivement suite à un traumatisme, respecter un délai temporel suite au traumatisme, comme nous l'avons fait dans la présente recherche, est nécessaire tout comme le fait de se rappeler que la résilience ne correspond pas à une forme d'invulnérabilité ou à l'absence de souffrance. D'ailleurs, les familles qui font preuve de résilience mentionnent avoir vécu une grande souffrance psychologique et physique suite au suicide de leur adolescent.

Distinction résilience-deuil

Bien que notre analyse ait été orientée vers le processus de résilience familiale, nous avons constaté que nos participants vivaient aussi un processus de deuil. Cette constatation nous a incitée à distinguer les deux processus. C'est pourquoi après avoir présenté en quoi ces deux processus se ressemblent, nous verrons ce qui les distingue. De plus, nous pourrons constater que des modèles de deuil plus récents s'apparentent un peu plus au processus de résilience.

Similitudes

Un des modèles du deuil les plus connus, autant dans la population en général que dans le domaine de la santé, est celui développé par Kübler-Ross au tournant des années 70. Bien que ce modèle, qui présente le deuil comme étant un processus en cinq étapes, ait été occasionnellement critiqué, les infirmières et d'autres professionnels de la santé l'utilisent encore fréquemment. Nous avons aussi choisi ce modèle car il permet de mettre en évidence les similitudes et les différences entre les deux processus tout en rejoignant certains résultats de notre analyse. En effet, dans ce modèle, le deuil est comparé à un processus de cicatrisation d'une plaie, comparaison qui a également été utilisée par certains parents de notre étude : « même après huit ans comme je te le dis, c'est cicatrisé … c'est une cicatrice qui est ben facile à se rouvrir … Parce que ma plaie est toujours là » (C.T., mère, p.220-221). De plus, dans leur dernière publication, Kübler-Ross et Kessler (2009) mentionnent que, suite au processus de deuil, on observe obligatoirement des changements chez les individus ou les familles, ce qui ouvre vers un processus de résilience.

Les étapes du deuil décrites dans ce modèle correspondent à cinq émotions pouvant être vécues par les endeuillés à différents moments de leur cheminement. Nous avons pu constater, à la lumière des résultats de la présente recherche, que ces émotions font aussi partie, généralement, du processus de résilience. Même si dans les plus récents écrits portant sur le modèle de Kübler-Ross (Kübler-Ross & Kessler, 2009), les auteurs mentionnent que le processus n'est pas linéaire et que l'ordre des étapes n'est pas toujours le même pour tous les endeuillés, nous allons les présenter dans l'ordre le plus connu soit : déni, colère, marchandage, dépression et acceptation. Ces étapes ressemblent d'ailleurs à celles présentées antérieurement par Bowlby (1961), qui sont l'engourdissement, la protestation, la désorganisation et la réorganisation. À l'aide de *verbatim* provenant des familles rencontrées, nous allons présenter comment ces émotions sont aussi présentes dans le processus de résilience familiale suite au suicide d'un adolescent.

Déni. Selon Kübler-Ross et Kessler (2009), le déni caractérise la période pendant laquelle l'individu est incapable d'imaginer que la mort est irréversible et que la personne décédée ne reviendra plus jamais dans sa vie. Des parents endeuillés mentionnent avoir cru, dans les premiers jours, qu'il s'agissait d'un cauchemar et que leur fille n'était pas vraiment décédée : « ça se peut pas qu'a soit morte … quand j'me suis réveillé le lendemain matin j'ai dit, c't'un rêve pis en on a eu tous les deux la même chose. J'ai dit on a eu un cauchemar, le même cauchemar c'est pas arrivé »

(M.O., père, p.49 et 62). Ce déni de la mort peut être d'autant plus présent lorsqu'une personne endeuillée ne partage pas le quotidien de l'adolescent. C'est d'ailleurs ce que nous décrit une sœur qui vivait à l'extérieur de la ville en raison de ses études universitaires. En effet, il lui arrivait d'oublier que celle-ci était décédée et de croire qu'elle allait la revoir lors de sa prochaine visite au domicile familial : « comme ma sœur était pas dans le quotidien … je pense que je suis restée dans le déni longtemps » (A.N., sœur, p.55).

Dans leur modèle du deuil, Kübler-Ross et Kessler (2009) précisent aussi que le choc ressenti par l'annonce du décès caractérise aussi cette période de déni qui se manifeste par une paralysie, un engourdissement de la personne lors des premiers instants du deuil. À cet effet, une mère mentionne qu'au moment de l'annonce du décès de leur fille, toute la famille a figé sous le choc : « Tout le monde est là comme figé [au moment de l'annonce] » (L.O., mère, p.47). Cet état de choc et de stupeur fait en sorte que les endeuillés se sentent incapables de faire quoi que ce soit comme le mentionne ce père : « faut que tu te renourrisses mais…tu penses pus à ces affaires là » (M.O., père, p.117). Kübler-Ross et Kessler ajoutent que cet état de choc et le déni qui en résulte permettent aux endeuillés de mettre à distance, pendant un certain temps, des émotions trop difficiles à affronter.

Colère. La colère caractérise la deuxième étape du modèle de Kübler-Ross et peut prendre différentes formes. En effet, les endeuillés peuvent d'abord vivre de la colère contre le défunt qui les a abandonnés (Kübler-Ross & Kessler, 2009). C'est ce qu'expriment des parents lorsqu'ils reprochent à leur adolescent d'être parti en les laissant seuls avec toute cette souffrance : « y avait beaucoup de choses qui me fâchaient. Le geste [de ma fille] me fâchait » (C.T., mère, p.128), « J'tais en maudit

288

contre [ma fille], j'sacrais après. J'dis ça (a) pas de bon sens de nous faire ça, t'es ben toi là là, t'es pu là mais nous on est encore là » (M.O., père, p.45). D'autres parents reprochent à leur fils de ne pas avoir su leur demander de l'aide : « J'étais enragé … qui nous ait pas appelé pour nous dire eh, peux-tu venir m'aider » (H.E., père, p.63). Une sœur, pour sa part, en veut à son frère d'avoir brisé sa famille, d'avoir à tout jamais bouleversé sa vie : « elle [sœur] lui en veut parce que comme elle dit … ça sera pu jamais comme avant, vous n'êtes, vous serez pu jamais comme avant » (D.E., mère, p.23).

La colère peut aussi être dirigée vers les proches, les professionnels de la santé ou la famille élargie (Kübler-Ross & Kessler, 2009). C'est ce qui arrive d'ailleurs à une endeuillée qui dit avoir ressenti beaucoup de colère envers ses parents qu'elle jugeait responsables de la souffrance ayant mené au suicide de sa sœur : « … j'étais en christ là. J'ai dit mes parents ont été tellement égoïstes tout l'été tabarnack, c'est elle qui a payé pour » (A.N., sœur, p.40). D'autres familles précisent avoir ressenti de la colère contre les professionnels de la santé en leur reprochant de ne pas avoir su protéger leur adolescent : « Mais, des fois je suis en colère contre l'hôpital … Parce qu'ils n'ont jamais voulu nous dire c'est quoi leur plan de match » (A.B., mère, p.186), « J'étais enragée … la science est pas encore assez évoluée pour nous aider à les sauver » (D.S., mère, p.11). D'autres endeuillés vivent de la colère contre certains membres de la famille élargie qui auraient pu aider l'adolescent alors qu'il était encore vivant mais qui n'ont rien fait. C'est d'ailleurs ce que mentionne cette sœur : « J'étais en maudit contre ceux qui avaient [dans le sens de « prétendaient avoir »] plus de peine que moi alors … qu'ils ont jamais voulu s'occuper d'elle. Y étaient pas là pour nous soutenir pendant l'été [alors que les tensions étaient plus grandes au sein du système familial] » (A.N., sœur, p.50). Cette colère, même si elle peut être difficile à vivre pour l'entourage, est une réaction normale liée à ce qui est considéré comme l'injustice de la mort (Kübler-Ross & Kessler, 2009)

Marchandage. Selon Kübler-Ross et Kessler (2009), le marchandage caractérise une étape pendant laquelle les endeuillés peuvent vivre de la culpabilité, ce qui les incite à utiliser souvent le conditionnel lorsqu'ils songent à ce qu'ils « auraient » pu faire différemment. C'est ce qu'exprime une endeuillée en disant qu'elle aurait dû protéger sa sœur des conflits entre ses parents en l'amenant avec elle lorsqu'elle a quitté le domicile familial : « Là je me disais, j'aurais dû l'amener à Montréal avec moi » (A.N., sœur, p.41). Il en est de même pour cette mère qui, peu de temps après le suicide de ses fils dit : « tu te poses des questions, tu revis les scénarios, tu refais… j'aurais pas dû dire si, j'aurais pas dû faire ça, j'aurais dû l'amener là » (D.S., mère, p.83).

Kübler-Ross et Kessler (2009) précisent aussi que comme les étapes du deuil ne suivent pas nécessairement un ordre chronologique, le marchandage peut persister même lorsque les endeuillés ont accepté la perte de l'adolescent. C'est ce qu'expriment cette sœur et cette mère : « je continue à croire que j'échangerais n'importe quoi pour que ma sœur (…) soit encore là. » (J.T., sœur, p.75), « Qu'est-ce que je donnerais pour que ma fille ait fait une tentative et pis que ce soit resté à une tentative … Là me semble qu'on aurait une autre chance » (L.O., mère, p.93). De plus, suite à un décès, le marchandage peut davantage être orienté vers le futur comme espérer que nos proches soient protégés d'une telle tragédie. En ce sens, une sœur mentionne avoir modifié son choix de carrière suite au suicide afin de rester à la maison auprès de ses enfants pour éviter que ces derniers vivent le genre d'enfance qui les a fait souffrir elle et sa sœur : « j'ai resté à la maison pour m'occuper d'eux autres parce que j'ai pas envie qu'ils appellent quelqu'un d'autre maman » (A.N., sœur, p.42). En effet, pour cette sœur, la non disponibilité de ses parents durant leur enfance a eu un rôle à jouer dans le suicide de sa sœur et donc, en restant à la maison, elle souhaite faire en sorte que ses filles n'en arrivent pas à un tel geste.

Dépression. L'étape de dépression lors du processus de deuil est marquée par le chagrin des endeuillés (Kübler-Ross & Kessler, 2009). La plupart des participants de notre étude parlent de cette période de tristesse dans leur cheminement : « Ces premières années-là là j'ai tellement pleuré » (C.T, mère, p.120), « Tellement de peine que ça prend toute la place » (M.O., père, p.118), « c'est la peine que j'avais … j'me détruisais intérieurement » (D.S., mère, p.23). À cause de la souffrance qu'ils vivent, certains endeuillés s'interrogent sur les raisons qui peuvent les motiver à poursuivre leur existence (Kübler-Ross & Kessler, 2009). Certains peuvent même penser au suicide comme ce père : « Là j'ai passé proche de me suicider » (M.N., père, p.63). D'ailleurs, quelques années après le suicide de sa fille, une mère s'est enlevé la vie. En agissant ainsi, elle a mis fin au processus de résilience familiale pour le système qu'elle composait avec son fils depuis la disparition de sa fille : « Ma mère … a l'a eu … beaucoup de problèmes avec ça [suicide] » (M.M., frère, p.27) « Bon, y avait ma mère là … est décédée elle aussi faque c'est tout comme fini [l'unité familiale avec mère et sœur] » (M.M., frère, p.20). Pour d'autres, la tristesse est telle qu'elle provoque une psychopathologie qui nécessite des soins psychiatriques ou psychologiques comme c'est le cas de certains parents : « quand j'étais en dépression là j'étais pu capable là » (A.B., mère, p.114), « J'me suis ramassé en psychiatrie là … avec des antidépresseurs » (H.E., père, p.14 et 53). Selon Kübler-Ross et Kessler (2009), il faut toutefois faire attention à ne pas sur-médicaliser cette période du deuil qui est tout à fait normale et qui démontre à quel point la perte touche les endeuillés.

Acceptation. L'acceptation constitue la dernière étape du modèle de deuil et consiste à accepter l'absence physique du défunt (Kübler-Ross & Kessler, 2009). D'autres auteurs comme Bowlby (1961) réfèrent à cette étape en termes de réorganisation de la famille qui inclut non seulement l'acceptation de la perte mais aussi l'adaptation du système familial à cette nouvelle réalité. Comme le mentionne cette mère, il s'agit tout d'abord d'accepter qu'il y a vraiment eu suicide : « C'est d'accepter justement ce qui est arrivé pis c'est tout » (D.S., mère, p.55). L'acceptation peut même impliquer d'accepter la décision de l'adolescent, et ce, même si on est en désaccord avec celle-ci comme le mentionne cette mère: « Faut que j'accepte son choix … J'suis pas d'accord avec son choix … Mais j'dois l'accepter par exemple » (D.S., mère, p.79-80). Pour certains proches, il semble plus facile d'accepter le suicide de l'adolescent lorsqu'une maladie mentale a été diagnostiquée ou lorsque la souffrance était tellement palpable. C'est ce que mentionnent cette sœur et ce père : « Parce que [mon frère] je l'ai vu souffrir … Pendant deux-trois ans là. Je sais pourquoi y en est arrivé là » (S.B., sœur, p.59), « Je crois pas que j'ai dû me questionner là pourquoi … Parce qu'y avait tellement de souffrance » (J.M., père, p.79). Comme le suicide contient une part d'énigme, l'acceptation se fait aussi en consentant à ce qu'il n'y ait jamais de réponse à certaines questions : « On comprendra jamais non plus l'affaire … la différence c'est qu'on a arrêté de se poser cette question là » (H.E., père, p.78), « L'idéal un m'ment donné c'est d'essayer de lâcher prise … t'acceptes que t'auras pas toutes les réponses » (M.O. et L.O., père et mère, p.128 et 130).

Ainsi, les étapes du modèle de Kübler-Ross que représentent le déni, la colère, le marchandage, la dépression et l'acceptation sont également vécues, à différents niveaux et avec les spécificités du deuil suite au suicide, par les familles rencontrées dans le cadre de notre recherche. En effet, même s'il ne s'agit pas d'un processus linéaire, le déni se retrouve principalement dans la période du cataclysme, alors que la colère, le marchandage et la dépression font plutôt partie de la période du naufrage et finalement l'acceptation fait partie des actions qui aident au rebondissement et à l'émergence. À la lumière de ces informations, il est donc possible de croire que le processus de deuil fait partie du processus de résilience. De plus, dans la théorisation du processus de résilience nous en venons à stipuler que la résilience familiale suite au suicide d'un adolescent consiste à émerger malgré la blessure indélébile (la cicatrice), ce qui rejoint l'idée de Kübler-Ross et Kessler (2009) et Fauré (2007) qui comparent le deuil à la cicatrisation d'une plaie.

Différences

Ainsi, le modèle de deuil, tel que décrit par Kübler-Ross et Kessler (2009), comprend des étapes qui, elles aussi, sont vécues à différents moments du processus de résilience familiale suite au suicide d'un adolescent. Toutefois, certains éléments permettent de distinguer ces deux processus. Tout d'abord, il y a les déclencheurs de la mise en branle de chacun des processus qui varient selon qu'il s'agit du processus de deuil ou du processus de résilience. De plus, dans le processus de résilience, sont constamment présentes les notions de rebondissement et d'émergence, ce qui ne caractérise pas le processus de deuil.

Déclencheurs de la mise en branle des deux processus. De façon générale, le processus de deuil inclut un ensemble de réactions physiologiques et psychologiques associées à une perte (Drench, 2003). Ce processus permet de s'adapter à l'événement, de guérir et d'apprendre à vivre sans l'objet perdu (Kübler-Ross & Kessler, 2009; Lefebvre & Levert, 2006; Bowlby, 1961). Différentes pertes peuvent engendrer un processus de deuil comme une perte d'identité, d'autonomie, d'emploi, de capacités physiques, d'un rêve ou d'un être cher (Lefebvre & Levert, 2006). Tous les types de pertes ne sont pas perçus comme traumatiques et n'engendrent pas nécessairement une crise familiale. Ainsi, le décès prévisible d'un être cher, malgré la peine qu'il suscite, ne crée pas nécessairement une crise familiale. Par exemple, telle est souvent la situation d'une famille qui vit la mort d'un grand-père de 85 ans suite à son long combat contre le cancer. Bien que la famille soit touchée, cette perte se situe dans l'ordre logique des choses et, généralement, ne bouleverse pas outre mesure le système familial. Toutefois, Drench (2003) précise qu'afin d'évaluer si la perte est perçue comme traumatique ou non pour la famille, il importe de le valider auprès d'elle car le deuil dépend de sa perception de la perte et du sens qu'elle lui donne. À cet effet, dans le Modèle McGill, Gottlieb et Gottlieb (2007) ont des propos très semblables et privilégient de considérer les significations de la famille à une situation objective. De plus, comme le mentionnent Bowlby (1961) et Delage (2008), le type de lien entretenu avec la personne décédée peut influencer le deuil et la perception qu'en ont l'individu et la famille. C'est d'ailleurs ce que soulignent des membres de nos familles: « C'est normal que le choc soit pas le même pour ... chaque personne ... Moi c'est pas ... mon enfant ... de sang, c'est pas mon enfant proche » (L.M., belle-mère, p.16-17).

Pour ce qui est du processus de résilience, il nécessite que la famille soit confrontée à un événement qu'elle perçoit comme un défi nécessitant une mobilisation d'énergie. L'événement peut être la perte d'un être cher mais aussi un accident, une catastrophe naturelle ou toute autre situation perçue comme traumatique. C'est d'ailleurs ce que démontre la recherche de Campagna (2011) qui décrit le processus de résilience vécu par les couples dont la femme est atteinte d'insuffisance cardiaque. Au sein du couple, le diagnostic d'insuffisance cardiaque entraîne des difficultés telles qu'une crise peut survenir obligeant le couple à faire preuve de résilience. Cyrulnik (2010) mentionne que le risque de traumatisme, et donc de crise au sein de la famille, est plus important lorsque l'événement est interhumain, intentionnel et durable, ce qui rejoint le discours des familles rencontrées. Ainsi, en se basant sur les écrits, le suicide d'un adolescent, de par ses caractéristiques, risque fortement d'entraîner un traumatisme au sein de la famille. De plus, notre analyse nous a permis de confirmer que le deuil suite au suicide d'un adolescent entraîne un cataclysme qui bouleverse l'ensemble de la famille.

Ainsi, même si certains deuils, comme le suicide d'un adolescent, peuvent engendrer un processus de résilience familiale, ce n'est pas toujours le cas. À la lumière de ces distinctions entre le processus de deuil et de résilience, il ressort que le processus de deuil fait partie du processus de résilience familiale mais qu'à l'inverse, le processus de résilience n'est pas nécessairement inclus dans tous les processus de deuil.

Rebondissement-émergence. Selon le modèle de Kübler-Ross (Kübler-Ross & Kessler, 2009), l'acceptation de la perte constitue l'étape finale du deuil. Toutefois, dans leur dernière publication ces auteurs amènent quelques bémols en précisant que l'acceptation de la perte n'est pas une fin en soi. En effet, ils mentionnent que lorsque le travail de deuil est complété, les endeuillés peuvent continuer d'avancer, de changer, d'évoluer et même de croître. Ils expriment l'idée d'une autre étape au-delà du processus de deuil sans, toutefois, élaborer davantage.

Pour ce qui est du processus de résilience familiale, notre analyse nous a permis de constater que les familles endeuillées parviennent, après un certain temps, à rebondir et émerger. C'est d'ailleurs ce rebondissement et cette émergence qui nous permettent de proposer un modèle de résilience familiale suite au suicide d'un adolescent caractérisé par des familles qui peuvent « Émerger malgré la blessure indélébile ». Cette dernière phase du processus se traduit par une croissance à la fois individuelle et familiale ainsi que par un apprentissage sur soi, les autres et la vie en général. Nous avons démontré que, grâce à des actions intra et extrafamiliales, les familles arrivent à rebondir et à émerger suite au cataclysme et au naufrage occasionnés par le suicide de leur adolescent. Par exemple, malgré le désir intense que sa fille soit encore en vie, une mère souligne qu'en famille, chacun des membres a grandi à travers cette expérience : « J'aimerais ça l'avoir en chair et en os là … [mais] on a grandi là-dedans » (L.O., mère, p.147 et 220). Pour une autre famille, la croissance suite au suicide se traduit, entre autres, par un resserrement des liens familiaux : « Ça nous a soudés encore plus » (D.S., mère, p.50). Il apparaît donc que le rebondissement et l'émergence des familles suite au suicide de leur adolescent va bien au-delà de l'acceptation et de l'adaptation à la perte. Il se pourrait alors que le processus de résilience puisse expliquer, pour certains types de deuil occasionnant une crise familiale, les changements, l'évolution et la croissance dont parlent Kübler-Ross et Kessler (2009) dans leur dernière publication.

Ainsi, la comparaison entre le modèle du deuil de Kübler-Ross et Kessler (2009), qui rejoint l'expérience des participants de notre étude et le processus de résilience familiale, issu de notre analyse, nous permet d'affirmer que les deux processus ne sont pas interchangeables. En effet, le processus de résilience nécessite la présence d'un événement jugé comme un défi ou occasionnant une crise familiale, ce qui n'est pas toujours le cas lorsqu'il s'agit du processus de deuil. De plus, de façon générale, le modèle de deuil se conclut par l'acceptation de la perte et l'adaptation à cette nouvelle réalité alors que le processus de résilience implique nécessairement une croissance et des apprentissages au sein de la famille.

Autres modèles du deuil et la résilience

Outre le modèle développé par Kübler-Ross, d'autres modèles traitent également du deuil comme c'est le cas du Programme précoce d'interventions familiales (PRIFAM), qui est un programme développé par des infirmières québécoises et qui présente un modèle de deuil familial (Pelchat & Lefebvre, 2004a). Même si ce modèle traite plutôt de deuils associés à des problèmes de santé soudains et inattendus comme le traumatisme crânien et l'annonce de la trisomie 21, nous croyons pertinent d'en glisser un mot puisque, à notre connaissance, c'est le seul modèle qui ajoute clairement une étape de transformation dans le processus de deuil. Cette étape de transformation fait référence, entre autres, à la capacité pour la famille d'apprendre et de développer de nouvelles habiletés à travers leur expérience (Pelchat & Lefebvre, 2004b). Lefebvre et Levert (2006) mentionnent qu'il y a donc six phases du deuil déclenché par le choc de l'annonce du problème de santé : le déni, la colère, la culpabilité, la dépression, l'adaptation et la transformation (Lefebvre & Levert, 2006). Au cours des dernières années, ces auteures ont souligné le lien entre la phase de transformation et la notion de résilience (Lefebvre & Levert, 2006). Pour elles, le problème de santé, tel le traumatisme crânien, et le deuil qui en résulte placent les familles dans une position d'apprentissage qui a le potentiel de les transformer (Lefebvre & Levert, 2006). Ainsi, il est possible pour les familles de changer en termes de valeurs, de croyances et de connaissances après avoir vécu un problème de santé majeur (Lefebvre & Levert, 2006). Selon elles, ce sont les comportements résilients des familles qui leur permettent de se transformer à travers cette expérience. Il est donc intéressant de constater qu'il existe un autre modèle du deuil qui considère possible, comme nous, la croissance des familles.

Toutefois, comme il s'agit d'un modèle qui ne traite pas du deuil suite à un décès, nous considérons notre modèle comme pertinent et original puisque lors d'un décès et plus particulièrement d'un suicide, la perte est définitive, irréversible, intentionnelle et violente. De plus, dans ce programme d'intervention, le modèle présenté décrit le processus de deuil avec une ouverture vers la résilience familiale contrairement au modèle que nous proposons qui vise à décrire spécifiquement le processus de résilience qui, lui, inclut un processus de deuil. Notre analyse a également permis d'identifier différents types de trajectoires de résilience familiale ce qui, à notre avis, sera très utile pour les professionnels œuvrant auprès de cette clientèle. Nous croyons toutefois que les deux modèles sont pertinents pour la pratique infirmière et qu'ils peuvent se compléter un l'autre.

En conclusion, même si diverses étapes du processus de deuil sont incluses dans le processus de résilience, des différences majeures les distinguent. En effet, le processus de résilience implique nécessairement un événement traumatique qui occasionne une blessure indélébile, comme le suicide d'un adolescent, au sein de la famille. De plus, le processus de résilience va plus loin que le processus de deuil en impliquant, en plus de l'adaptation à la perte, un rebondissement et une émergence qui passent par une croissance et des apprentissages en lien avec cette expérience. Dans les dernières années, la notion de transformation familiale suite à la perte a été ajoutée à un modèle du deuil. Cependant, il s'agit d'un modèle développé à partir du vécu des familles ébranlées par l'annonce d'une maladie soudaine et imprévisible ce qui le distingue du modèle, « Émerger malgré la blessure indélébile », qui traite de la résilience familiale suite au suicide d'un adolescent. Le modèle issu de la présente recherche, se distingue également puisqu'il permet d'identifier les bouées de sauvetage et les actions qui permettent le rebondissement et l'émergence des familles en plus de présenter une typologie des familles faisant preuve de résilience.

Implications pour la discipline infirmière

Étant infirmière, il nous importe que cette étude soit utile, entre autre, pour notre discipline constituée non seulement d'un volet pratique mais aussi de gestion, de formation et de recherche. C'est pourquoi nos recommandations seront présentées à la fois pour la pratique infirmière, la recherche, la gestion et la formation au sein de la discipline infirmière. Par ailleurs, comme le thème de la résilience familiale touche d'autres disciplines du domaine de la santé et des sciences sociales, les recommandations présentées pourraient éventuellement s'appliquer à d'autres disciplines.

Recommandations pour la pratique

La discipline infirmière est à la base une discipline pratique. À la lumière des écrits et des propos des familles, des recommandations seront faites pour la pratique, et ce, afin d'aider les infirmières et tout autre professionnel impliqué, à accompagner les endeuillés suite à un suicide. Suite à des recommandations générales, d'autres seront proposées en fonction des types de trajectoires familiales identifiées. Nous terminerons par une réflexion sur la résilience familiale lorsque, par exemple, un parent met fin à ses jours suite au suicide de son enfant et par des recommandations en prévention du suicide.

Recommandations générales. Afin de favoriser le développement de la résilience chez les familles, Delage (2008) propose aux professionnels de la santé de se centrer sur les ressources, forces et compétences des familles. Cette recommandation rejoint l'un des postulats du modèle Mc Gill selon lequel toutes les familles possèdent des forces et le rôle de l'infirmière est de les aider à en prendre conscience et de travailler avec elles à surmonter les défis de la vie (Gottlieb & Carnaghan-Sherrard, 2004).

299

Pour qu'il y ait mentalisation du traumatisme par les endeuillés, Delage (2008) et Cyrulnik (2010) précisent aussi que la résilience doit se faire à travers le récit de ce qui s'est passé. Pour favoriser cette mentalisation, infirmières et professionnels peuvent organiser des rencontres thérapeutiques pour aider les familles à exprimer leur vécu et à donner un sens à leur expérience. Delage souligne que ce type de rencontre peut initier un rituel de communication au sein de la famille, l'aidant ainsi à retrouver une certaine sécurité, un apaisement et une solidarité dans le chaos causé par le traumatisme. Connaissant leur rôle bénéfique, on peut alors encourager les familles à développer des rituels qui seront significatifs pour elles. C'est ce que font des parents de notre étude qui, annuellement, soulignent la date du décès de leur fille en passant du temps ensemble dans la nature pour être plus près de leur fille : « le n octobre, on est dans la nature ... Dans le bois parce qu'à queque part le vent le soleil ... c'est aussi ma fille » (L.O., mère, p.169-170). Lors des rencontres thérapeutiques, Delage propose aussi d'aider les familles à se projeter dans le futur, à se fixer des buts afin de les aider à croire en un avenir meilleur ce qui, du même coup, favorise la résilience.

Sur le plan familial, on peut aussi favoriser la résilience par des interventions auprès des membres de la famille élargie. Ceux-ci peuvent jouer un rôle de suppléance et de contenance auprès des membres de la famille proche davantage touchés par le traumatisme (Delage, 2008). Les grands-parents ainsi que les oncles et tantes peuvent jouer ce rôle plus particulièrement avec les enfants lorsque les parents sont trop ébranlés par l'événement, dans ce cas-ci le suicide. À cet effet, une sœur souligne l'importance qu'a eue pour elle la présence de sa tante, et ce, même si elle ne se sentait pas délaissée par ses parents : « J'ai pas senti qui [mes parents] m'ont délaissée » (S.B., sœur, p.37), « Ma sœur ... C'est un refuge ça ... C'est comme ton toutou [en parlant à sa fille] ... Pis après que [notre fils] est mort aussi ... [elle est allée] se réfugier chez ma tante » (A.B., mère, p.181). Pour identifier ces liens, le génogramme est un outil valorisé par le modèle McGill car il représente visuellement la structure familiale incluant la famille d'origine et la famille élargie en plus d'illustrer les relations entre les membres (Gottlieb & Carnaghan-Sherrard, 2004). Dans ce contexte, les professionnels pourraient alors dresser, avec les familles endeuillées, un génogramme pour identifier clairement les membres de la famille élargie susceptibles de leur venir en aide.

Ainsi, de façon générale, les professionnels impliqués auprès des familles endeuillées peuvent favoriser la résilience du système en misant tout d'abord sur leurs forces et leurs ressources internes. De plus, ils peuvent encourager les familles à faire le récit de ce qu'elles ont vécu afin de favoriser la mentalisation du traumatisme. En plus de favoriser le récit du traumatisme, les rencontres thérapeutiques peuvent encourager la mise en place de rituels susceptibles d'être bénéfiques pour la famille. Finalement, on doit aussi tenir compte du rôle des membres de la famille élargie qui peuvent, eux aussi, favoriser le processus de résilience chez les familles.

Recommandations en fonction des types de familles. Tout comme Delage (2008) l'a constaté, les résultats de notre étude incitent à conclure que la trajectoire de résilience n'est pas unique. En effet, nous avons identifié quatre trajectoires de résilience selon le type de famille endeuillée. Les parcours de résilience étant multiples, le modèle McGill (Gottlieb & Gottlieb, 2007) suggère aux infirmières d'envisager diverses approches pour aider les familles endeuillées. C'est pourquoi seront présentées des recommandations en fonction de chaque type de familles : énergiques, combattantes, stupéfaites et tenaces. Toutefois, comme des caractéristiques

301

se recoupent, certaines recommandations peuvent s'appliquer à plus d'un type de famille.

Familles énergiques. Les familles énergiques, qu'elles soient centrifuge ou centripète, vivent un rebondissement rapide et une émergence continue. Elles ont beaucoup en commun avec ce que Castelli (2003) nomme la « reconstruction identitaire de type engagement » suite au suicide. En effet, pour ces familles, le suicide ne doit pas demeurer vain, ce qui les incite à s'impliquer très activement en prévention du suicide, auprès de jeunes ou des endeuillés par suicide : « La fondation ... on fait des très belles réalisations ... qui font du bien à des personnes [des jeunes en difficultés] » (A.B., mère, p.115), « On voulait devenir bénévoles ... pour la prévention du suicide » (M.O., père, p.132). Toutefois, dans ce type de reconstruction identitaire, Castelli invite à se prémunir contre une suridentification des familles au suicide. En effet, leur implication intense en prévention du suicide et auprès des endeuillés comporte le risque que ces familles se perdent ou perdent leur identité. C'est d'ailleurs le reproche que fait une sœur à ses parents lors de la création d'une fondation en mémoire de son frère suicidé : « J'trouvais que ça prenait beaucoup de place là dans la vie ... pis que ma mère en parlait beaucoup pis mon père aussi, pis on s'est déjà chicané ma mère et moi » (S.B., sœur, p.118). Lors de l'accompagnement de ces familles dans leurs démarches, il importe donc de leur suggérer de préserver des domaines d'investissement autres telle leur implication auprès de leurs petits-enfants, dans un loisir ou dans un sport.

Les professionnels rencontrent peu ce type de famille dont le processus de résilience se déroule relativement bien. Toutefois, il importe, malgré tout, d'informer ces familles des ressources disponibles comme la possibilité de participer à des groupes de personnes endeuillées par suicide.

Avec l'aide d'un professionnel, celles qui le désirent ont la possibilité de partager ce qu'elles ressentent avec d'autres endeuillés qui ont vécu une expérience semblable. Elles peuvent ainsi peut-être mieux comprendre le suicide de leur proche et se sentir moins seules ou mieux comprises en sachant un peu plus ce que d'autres endeuillés vivent. La famille O. a d'ailleurs exprimé le regret de n'avoir pu participer plus tôt à ces groupes d'endeuillés qui, selon elle, auraient pu favoriser leur cheminement, et ce, malgré leur rebondissement rapide : « Peut-être que d'avoir eu ... ces rencontres-là [dans les centres de prévention du suicide] avant, peut-être que j'aurais été mieux préparé à ça [tous les premiers anniversaires] » (M.O., père, p.159). Les familles énergiques faisant partie de notre étude nous ont mentionné à quel point pour eux la quête d'information est une action importante dans leur cheminement. Cela va d'ailleurs dans le même sens que les propos de Castelli (2003) face à la recherche d'information des familles dont la reconstruction identitaire est de type engagement. Même si ce besoin d'information n'est pas nécessairement présent pour toutes les familles énergiques, les professionnels doivent s'assurer de la disponibilité et de la pertinence de l'information sous différentes formes (lecture, site web, groupes d'endeuillés) afin d'outiller celles qui pourraient en avoir besoin. Les professionnels peuvent guider ces familles dans leur recherche d'information et les aider à faire le tri parmi la multitude d'informations disponibles entre autre sur le web.

Ainsi, auprès de ce type de famille, le rôle de l'infirmière est de prévenir la suridentification et de rendre disponibles l'information et les ressources d'aide appropriées.

Familles stupéfaites. Les familles stupéfaites sont celles qui vivent un rebondissement tardif mais dont l'émergence est continue. L'absence de certaines bouées de sauvetage comme le fait de ne pouvoir bénéficier d'un réseau de soutien extrafamilial nuit à leur rebondissement. Le rôle des professionnels en est un de collaboration avec la famille pour identifier avec elle ce qui peut lui être bénéfique. Ce type de collaboration rejoint les valeurs du modèle McGill (Gottlieb & Gottlieb, 2007) selon lesquelles les professionnels favorisent davantage un processus de résilience en partant des besoins de la famille. Adopter une attitude de collaboration nous paraît essentiel avec des familles endeuillées par le suicide d'un adolescent car leur blessure est si grande : « c'est une douleur atroce, c'est une douleur ... presque insoutenable à certains moments » (D.E., mère, p.12) qu'elles peuvent avoir tendance à s'isoler et à se refermer si le soutien offert ne leur convient pas. C'est ce que mentionne cette mère en précisant qu'elle n'aurait pas accepté un suivi de la part d'un professionnel pour qui la cause du suicide se limite à un facteur héréditaire : « moi là j'étais pas capable ... de me remettre entre les mains de quelqu'un qui pourrait me dire ben madame, vous savez votre fils, dans votre famille y as-tu des suicides. Hey, lâche moi avec ça » (D.E., mère, p.57).

Les caractéristiques de ces familles ressemblent à celles des endeuillés de l'étude de Castelli (2003) dont le type de reconstruction identitaire est appelé la vulnérabilité. En effet, pour les familles de notre étude, le suicide entraîne un sentiment d'impuissance et une impression que la vie ne sera plus jamais pareille : « On sera pu jamais comme avant » (H.E., père, p.24). De plus, souvent ces familles se font longtemps le reproche de ne pas avoir vu venir le suicide et, ainsi, de n'avoir pu le prévenir : « On s'en veut parce qu'on a pas vu venir » (H.E., père, p.64). Toutefois, l'intervention appropriée au moment opportun d'un professionnel significatif pour les familles stupéfaites semble les aider à se sortir de cette impuissance. Pour la famille E., par exemple, ce fut grâce à l'intervention dynamique d'un psychiatre qui, ayant dépisté la dépression du père, a profité de son ouverture pour stimuler la famille à poser des gestes qui ont favorisé son rebondissement et son émergence : « Un moment donné, y a un psychiatre qui m'a pogné dans un coin ... y m'a donné le coup de pied dans le derrière que ça me prenait » (H.E., père, p.54). L'infirmière peut très bien jouer ce type de rôle clé en saisissant le moment opportun pour intervenir de façon appropriée auprès de ces familles endeuillées. C'est ce que le modèle McGill appelle le *timing* comme le souligne Gottlieb et Carnaghan-Sherrard (2004) lorsqu'ils précisent que l'intervention est plus efficace lorsqu'on choisit un moment propice pendant lequel la famille offre une disponibilité au changement. Ce sont deux facteurs qui influencent sa réponse aux situations adverses.

L'analyse de cette famille nous a aussi permis de constater que les ressources et les compétences de chaque membre se développent à des rythmes souvent différents. Certains membres peuvent aussi agir à titre de moteur pour les autres membres et, éventuellement, pour la famille (Delage, 2008). Au sein de la famille E., la mère a joué ce rôle, comme le mentionne son conjoint : « Parce que [notre fille] a l'a tombé, moi j'ai tombé pis elle [ma conjointe] a tenu la famille par les cheveux là » (H.E., père, p.68). Dans ce contexte, les professionnels doivent tenter d'identifier les membres qui exercent ce leadership afin de les soutenir dans leurs efforts en misant sur leurs forces.

Ainsi, pour aider des familles stupéfaites, on peut leur offrir notre collaboration afin de déterminer avec elles ce qui peut leur être le plus bénéfique. De plus, il importe d'évaluer le moment le plus propice à l'intervention afin de profiter pleinement de la disponibilité à changer de ces familles. Finalement, on doit aussi pouvoir identifier les membres qui agissent à titre de moteur au sein d'une famille afin de les soutenir dans leurs efforts.

Familles combattantes. Pour les familles combattantes, le rebondissement est rapide comme les familles énergiques, mais l'émergence est discontinue. Ce type de famille a des ressemblances avec les endeuillés décrits par Castelli (2003) comme étant caractérisés par une « reconstruction identitaire de type transformation ». Pour ce type de famille, le suicide devient une source d'apprentissage qui lui permet de prendre conscience de sa fragilité, de ses ressources et de ses forces. Peu de temps après le suicide, les bouées de sauvetage sont suffisantes pour favoriser un rebondissement rapide. Toutefois, comme ces familles vivent des discontinuités dans leur émergence, on doit leur assurer notre disponibilité afin de les soutenir lors des coups durs.

De plus, comme ces familles peuvent se sentir surchargées par les événements entraînant des discontinuités dans leur émergence, les membres de la fratrie peuvent nécessiter un soutien plus important car ils sentent leurs parents trop ébranlés. Dans ce contexte, les professionnels peuvent offrir à ces jeunes des ressources pour les soutenir dans la poursuite de leur cheminement. En effet, on a constaté dans notre étude que les enfants peuvent parfois éviter de parler du suicide et de leur vécu avec leurs parents de peur d'augmenter leur charge émotive. C'est ce qu'exprime cette jeune sœur : « J'ai tout le temps peur d'y faire mal [en parlant de sa mère], d'y refaire penser à ça, pis, qu'elle ait de la peine » (A.S., sœur, p.37). Pour elle, il fut d'ailleurs très aidant de participer à des groupes pour jeunes endeuillés et de rencontrer un médecin qui lui a fait prendre conscience des forces de sa mère, l'encourageant ainsi à s'ouvrir davantage à cette dernière : « [les groupes de jeunes endeuillés] j'ai vu qu'y a d'autres mondes que ça arrivent » (A.S., sœur, p.34), « le médecin y a expliqué [à ma fille] … que maman est assez forte là … arrête de protéger maman » (D.S., mère, dans entrevue A.S, p.36). De plus, en tant que professionnel dans un tel contexte, il peut être utile de faire l'inventaire des ressources externes de la famille en utilisant par exemple le génogramme préconisé par le modèle McGill. On peut ainsi identifier celles qui peuvent offrir une possibilité de ventilation aux membres de la fratrie. La famille S., une famille combattante, a ainsi grandement apprécié la présence d'adultes significatifs auprès de leur fille pour lui permettre d'exprimer ce qu'elle vivait : « Je remercie le bon dieu j'ai été très entourée de bien bonnes gens qui ont pris soin d'elle énormément » (D.S., mère, p.2).

Ainsi, auprès des familles combattantes, il importe de demeurer disponibles, et ce, même si le rebondissement se produit rapidement. Par la suite, lorsque certains événements entraînent une discontinuité dans l'émergence, il est alors possible de faire l'inventaire des ressources externes de la famille et d'offrir des lieux de discussion aux membres de la fratrie pour leur permettre de ventiler lorsqu'ils évitent de surcharger émotionnellement leurs parents. De plus, les professionnels peuvent jouer un rôle de mise en valeur des forces et ressources de la famille.

Familles tenaces. Les familles tenaces sont celles qui vivent un rebondissement tardif et une émergence discontinue. Elles possèdent des caractéristiques semblables à celles des endeuillés dont la reconstruction identitaire est de type transformation comme le décrit Castelli (2003) puisque malgré tout, elles parviennent à reconnaître que le suicide leur a permis d'apprendre sur la fragilité de la vie, leurs forces et leurs ressources: « Comprendre que la vie vaut la peine d'être vécue » (C.T., mère, p.163), « Cette épreuve là nous a fait grandir pis qu'a nous a rapprochées là » (M.T., sœur, p.57).

Par ailleurs, dans cette famille, comme les parents vivent une surcharge émotive causée par des événements subséquents qui s'ajoutent au suicide, ils offrent moins de disponibilité aux membres de la fratrie.

Dans de telles situations, Cyrulnik (2010) mentionne que les pairs peuvent être non seulement une source de soutien social appréciable mais que, pour favoriser la résilience de la fratrie, ils peuvent même détenir un pouvoir supérieur à celui des adultes. C'est d'ailleurs ce que rapporte la sœur de la famille T. dont le soutien de ses amies et de son conjoint furent très précieux durant les années suivant le suicide : « C'était essentiel qu'il [son conjoint] soit là » (M.T., sœur, p.19). En tant que professionnel, notre rôle peut consister à encourager les membres de la fratrie à maintenir le lien avec leurs camarades afin qu'ils puissent bénéficier de leur soutien. De plus, lorsqu'un parent est envahi par son propre vécu émotif, il est possible que la proximité relationnelle établie entre lui et son enfant devienne malsaine (Delage, 2008). Cette situation a été vécue dans la famille T. alors que la relation mère-fille était devenue fusionnelle, les obligeant, à un certain moment de leur cheminement, à prendre une certaine distance pour assainir leur relation « On a vécu l'une pour l'autre ... on prenait la peine de l'autre ... elle était rendue comme un mari [pour moi] [en parlant de sa fille] » (C.T., mère, p.96-98-99), « Un moment donné, on s'est dit : non y faut qu'on remette les rôles ... à la bonne place » (M.T., sœur, p.43). Le rôle des professionnels est alors de veiller à l'établissement d'une relation saine entre les parents et leurs enfants afin d'éviter ce genre de proximité fusionnelle. Pour ce faire, on peut, par exemple, intervenir séparément avec les parents et les enfants dans le but de leur faire prendre conscience du type de relation qui se développe entre eux et de son impact sur leur évolution.

De plus, lorsque des familles ont à gérer simultanément des situations adverses, il importe de collaborer avec elles afin de les aider à répondre à leurs nombreux besoins. C'est ce que mentionne cette mère lorsqu'elle souligne avoir eu beaucoup de difficulté à trouver un professionnel qui pouvait la comprendre et lui laisser suffisamment de temps pour exprimer toute sa détresse : « C'est la troisième … thérapie que je fais … au bout de 10 semaines, on m'envoie chez nous … mais j'ai … jamais sorti la rage que j'ai en dedans … je l'ai toute contée là au début de l'histoire … mais … y a le après [le après suicide], pis ça j'y arrive jamais » (C.T., mère, p.117). Finalement, cette mère a trouvé une thérapeute qui l'a aidée en acceptant de sortir des procédures de suivi habituelles et d'étendre la thérapie à plus de dix séances : « [la thérapeute] m'a dit … si tu veux je vais te rencontrer pis … pas de limite … J'ai été plus qu'un an avec elle » (C.T., mère, p.118). Ce genre de situation incite à recommander aux professionnels d'être très attentifs aux besoins exprimés par les patients tout en évitant de se laisser emprisonner par des façons de faire qui ne conviennent pas. Il est donc essentiel pour les professionnels, comme pour les administrateurs, de faire preuve de flexibilité et d'adapter leurs offres de services aux besoins particuliers de ces familles.

Ainsi, auprès des familles tenaces, on doit prendre en considération que la charge émotive des parents peut être telle qu'il faille encourager les membres de la fratrie à trouver du soutien également auprès de leurs pairs. De plus, on se doit de demeurer vigilants pour éviter que la proximité relationnelle entre les parents et les enfants devienne malsaine. Finalement, comme ces familles peuvent se sentir submergées émotionnellement, il importe de demeurer flexibles et d'adapter le plus possible les services offert aux besoins des familles. Pour ce faire, ils doivent collaborer avec les familles afin de mieux identifier leurs besoins et leurs attentes.

Recommandations en prévention du suicide. Lorsque le suicide survient au sein d'une famille, des études démontrent que les proches sont plus à risque de poser un geste suicidaire (Jordan & McIntosh, 2011). Comme professionnel, il faut donc être conscient de ce risque et de l'importance d'intervenir pour prévenir tout geste suicidaire. D'ailleurs, dans les familles de notre étude, une mère a mis fin à ses jours environ cinq ans après le décès de sa fille, anéantissant du même coup la résilience de ce système familial composé de la mère et de son fils (sous-système de la famille M.). Nous utiliserons cet exemple, entre autres, afin de faire des recommandations pour la pratique en prévention du suicide.

Tout d'abord, pour Delage (2008), toutes les familles possèdent un potentiel de résilience. Toutefois, selon les compétences individuelles et familiales, les interactions avec le milieu et l'évolution dans le temps, il arrive que, pour certaines, ce potentiel ne soit pas actualisé. Telle fut la situation pour un sous-système de la famille M. au sein duquel un des éléments importants ayant pu nuire au processus de résilience a été l'isolement de la mère. Cette dernière tenait à distances les proches qui lui offraient de l'aide et rejetait le soutien offert par les professionnels : « [La mère] avait commencé [des groupes de soutien, des thérapies] ... Avait lâché ... A s'entendait pas avec les [thérapeutes] ... a l'aimait pas ce qu'ils y disaient » (J.M., père, p.43). De plus, comme son fils habitait avec son père, de qui elle était séparée, elle était physiquement seule depuis le suicide de sa fille et, selon Delage, un des principaux obstacles à la résilience est l'isolement. Pour cet auteur, les familles pour qui il est plus difficile de s'en sortir sont davantage repliées sur elles-mêmes, ne font pas appel aux ressources extérieures. Dans un tel contexte, malgré la réticence de ces familles à recourir à l'aide des professionnels, il serait certainement utile d'organiser des relances périodiques pour leur offrir notre collaboration à identifier le type de soutien susceptible de leur convenir. Ces relances permettraient aussi de connaître l'évolution de leurs besoins tout en se donnant la possibilité de saisir le bon moment, le *timing* pendant lequel elles pourraient devenir réceptives au soutien, comme le propose le modèle McGill (Gottlieb & Gottlieb, 2007). Ces relances seraient appropriées si on se fie aux propos de Delage qui constate que les familles plus fragiles ne font pas la démarche d'aller elles-mêmes consulter lorsque la situation se détériore.

Par ailleurs, au sein du sous-système de la famille M., la mère avait choisi de conserver intacte la chambre de sa fille, que cette dernière avait choisie pour mettre son projet de suicide à exécution. En effet, le fils précise que sa mère avait même refusé de bouger le lit que sa fille avait installé d'une façon très précise au moment du suicide : « Je pense que même … ma sœur avait monté le lit à la verticale pour se pendre avec pis … ma mère … je pense qu'a l'avait laissé comme ça là … d'après moi a pouvait pas s'empêcher d'aller faire des tours dans la chambre de ma sœur » (M.M., frère, p.69-71). Dans un tel contexte, il aurait pu être aidant de travailler avec la mère afin qu'elle conserve des souvenirs de sa fille autres que ceux lui rappelant sans cesse le suicide. Et si la mère ou une famille refuse tout accès à leur vécu aux professionnels, ces derniers pourraient travailler avec les familles élargies afin de les outiller pour qu'elles puissent donner du soutien et identifier les moments plus à risque. Ainsi, dans la situation du sous-système M., la mère a longtemps été soutenue par son ex-conjoint qui, à un moment donné, a dû se retirer pour consacrer du temps à sa nouvelle conjointe et sa famille : «Ben [c'était] plus mon père qui supportait ma mère là » (M.M., frère, p.9), « On avait coupé un peu là … j'avais appris à [la] laisser vivre sa vie … ça faisait, y était temps, peut-être deux mois là que je l'avais pas vue » (J.M., père, p.41). Par contre, à ce moment, même si son fils tentait de l'aider de son mieux : « c'est plus avec ma mère [qu'il a parlé du suicide] … elle a l'avait de besoin d'aborder le sujet … j'aimais mieux, … écouter ma mère pis savoir comment elle a se sentait pour être capable de mieux l'aider là » (M.M., frère, p.9-10), aucun membre de la famille élargie n'a pris le relai pour soutenir la mère, la laissant ainsi très isolée. Si un professionnel avait accompagné le fils ainsi que les membres de la famille élargie, peut-être que ceux-ci auraient pu

311

continuer à donner du soutien à la mère ou du moins l'inciter à consulter un professionnel de la santé. Bien sûr, nous faisons cette proposition tout en sachant qu'il demeure très difficile d'identifier ce qui aurait pu empêcher la mère de se suicider.

Ainsi, en prévention du suicide chez les endeuillés, notre principale recommandation consiste à travailler à prévenir l'isolement des familles. Lorsque des personnes ou familles endeuillées repoussent les offres de service, en tant que professionnel, il peut être pertinent de leur faire part de notre disponibilité à collaborer avec elles pour arriver à identifier ce qui pourrait le mieux leur convenir et, sans insister outre mesure, effectuer des relances périodiquement afin de saisir, si possible, des moments d'ouverture de leur part. De plus, lorsqu'il est difficile d'avoir accès à des individus ou à des familles, il peut aussi être pertinent d'intervenir davantage auprès des familles élargies ou toute autre personne significative qui, elles, peuvent avoir accès à la famille endeuillée. Cette suggestion rejoint l'intervention systémique préconisée par le modèle McGill (Gottlieb & Gottlieb, 2007) voulant que l'intervention dans l'environnement familial ait éventuellement des impacts sur la famille.

En conclusion, s'inspirant du modèle McGill, des écrits comme celui de Delage (2008) et des témoignages des familles rencontrées, nous avons pu identifier des recommandations pour la pratique infirmière et pour celle d'autres professionnels pouvant être impliqués auprès des familles endeuillées par le suicide d'un adolescent. Bien que les recommandations visent tout d'abord la résilience en général, certaines s'adressent plus spécifiquement aux divers types de familles identifiés lors de notre analyse alors que d'autres concernent plus précisément la prévention du suicide.

Recommandations pour la gestion

À un autre niveau, l'administration des soins peut aussi jouer un rôle dans le type de services offerts afin de favoriser la résilience familiale suite au suicide d'un adolescent. Des parents rencontrés ont mentionné qu'ils auraient apprécié une coordination des services entre l'urgence et les services communautaires. Ainsi, une mère a exprimé avoir eu beaucoup de difficulté à devoir faire elle-même les démarches auprès des services communautaires. Pour elle, agir de la sorte impliquait qu'elle devait admettre que son fils s'était suicidé, ce qui n'est pas toujours évident en raison de la période de déni : « Parce que ... toi [comme parent] faire le contact, d'appeler, prendre tes rendez-vous quand t'es déjà en désarroi, faut une force de caractère, c'est pas tout le monde qui l'a » (D.S, mère, p.84). Lors de la constatation du décès, les intervenants de l'hôpital lui avaient remis la liste des ressources disponibles mais elle précise que ce n'est pas lors des premiers jours que ce type de service est nécessaire. Par conséquent, il y a risque de perdre cette information et de ne pas y avoir accès lorsque le besoin se fait sentir. Il pourrait donc être pertinent d'organiser les soins de façon à ce qu'une liaison soit établie avec les services communautaires (groupes d'endeuillés, CLSC, Centre de prévention du suicide...) au moment de l'annonce du décès et qu'une relance téléphonique soit faite quelques semaines après le décès, soit au moment où le soutien informel devient moins présent : « Faudrait qu'y aille ... un enclenchement qui se fait à l'hôpital ... pour les diriger ... les aider pour au moins avoir enclenché quelque chose pour les gens qui sont totalement désemparés » (D.S., mère, p.92). En effet, les familles mentionnent qu'au cours des premières semaines, le soutien informel est très présent mais qu'après trois ou quatre semaines, elles se retrouvent plutôt seules : « Les premières semaines, t'as encore tout le monde autour de toi ... Deuxième semaine t'as une bonne partie qui s'en vont ... Pis au bout [d'un mois], du monde y en reste pu ben ben » (C.T., mère, p.72-73).

Cette recommandation est d'ailleurs en lien avec la suggestion de Delage (2008) selon laquelle pourraient être mis en place des dispositifs permettant d'assurer une meilleure continuité des soins offerts à l'urgence. Selon nous, de par sa présence 24hrs/24 et 7jrs/7 auprès des patients et de leur famille ainsi qu'en raison de sa vision holistique et familiale, l'infirmière pourrait être la professionnelle de choix pour agir à titre de coordinatrice entre le milieu hospitalier et communautaire par exemple en assurant la relance téléphonique des familles et, selon les besoins identifiés, en les orientant vers les ressources les plus appropriées pour elles à ce moment-là.

De plus, comme nous l'avons mentionné dans les recommandations pour la pratique, certaines familles ont rapporté avoir été déçues des services offerts généralement pour les endeuillés. Il serait alors peut-être bénéfique de revoir ces procédures de suivi et d'offrir une plus grande flexibilité. Ce n'est d'ailleurs pas seulement le cas des familles endeuillées par le suicide d'un adolescent car un article rapportant les propos d'une mère ayant perdu ses deux enfants, assassinés par leur père, mentionne que : « les 10 séances de consultation avec un psychologue « sans possibilité de prolongation » lui [mère endeuillée] paraissent également trop peu » (Normandin, 2012, para. 3). Ces propos rejoignent d'ailleurs ceux de Delage (2008) qui mentionne que les offres de services actuellement disponibles sont insuffisantes pour répondre aux besoins variés des familles endeuillées. Dans un tel contexte, il serait pertinent pour les administrateurs de soins et les professionnels de collaborer avec les familles afin de déterminer avec elles ce qui serait le plus bénéfique pour leur cheminement. Par exemple, si pour certaines l'offre de dix séances de thérapie est suffisante, voire même exagérée, pour d'autres elle peut être inadéquate comme ce fût le cas pour la famille T. Dans le même sens, certaines familles disent qu'elles auraient apprécié recevoir la visite de quelqu'un d'autre que le prêtre ou l'agent de pastorale au moment de l'annonce du décès car cela ne répondait pas à leurs besoins et leurs croyances : « Y m'ont envoyé comme le prêtre là. C'est pas le prêtre que je voulais voir ... ça j'ai trouvé ça ben dur » (D.S., mère, p.82). Il est donc important que l'administration des soins offre une certaine flexibilité aux professionnels afin que ceux-ci puissent adapter les services aux besoins des familles comme le préconise d'ailleurs le modèle McGill.

Ainsi, pour la gestion des soins, les principales recommandations sont donc d'organiser un continuum de services permettant qu'un lien soit fait entre les services hospitaliers d'urgence et le milieu communautaire. De plus, les gestionnaires devraient encourager les professionnels à demeurer flexibles dans leurs offres de service et à collaborer avec les familles afin de mieux connaître leurs besoins.

Recommandations pour la formation

La formation des infirmières et des autres professionnels de la santé œuvrant auprès des familles endeuillées par suicide a avantage à être bonifiée pour offrir un meilleur soutien quant à la résilience familiale. Au cours de leur formation initiale, généralement les infirmières sont conscientisées au processus de deuil. Toutefois, en accord avec un modèle de soins comme celui de McGill qui préconise une conception positive de la famille selon laquelle elle devient un système possédant des forces et des ressources, il devient très pertinent d'inclure dans la formation infirmière les étapes du processus de résilience. Pour ce faire, des mises en situation pourraient, par exemple, être présentées aux étudiants qui auraient alors à identifier l'étape du processus en cours, les bouées de sauvetage en présence, les actions entreprises, les interventions à préconiser ainsi que le type de trajectoire en cours. Une meilleure connaissance scientifique de ce processus aiderait ainsi à minimiser le galvaudage du concept de résilience dans la société.

Des familles mentionnent également avoir perçu un malaise chez des infirmières face à leur situation au moment de l'annonce du suicide. En effet, des familles mentionnent avoir eu l'impression que des infirmières et des professionnels de la santé les évitaient lors de leur visite à l'urgence, et ce, probablement malgré des efforts à dissimuler leur impuissance : « J'ai été isolée dans une pièce toute seule en attendant [l'annonce du décès] » (D.S., mère, p.82). Afin de diminuer ce malaise, il serait sûrement bénéfique d'offrir aux professionnels de la santé une solide formation concernant le suicide et ses conséquences sur les familles endeuillées. Pour ce faire, les étudiants pourraient participer à des jeux de rôle qui les amèneraient à pratiquer l'intervention auprès des familles endeuillées par suicide. Une telle formation nous semble essentielle particulièrement pour les professionnels œuvrant dans les urgences puisqu'ils sont, la plupart du temps, parmi les premières personnes à intervenir auprès de ces familles. Si leur intervention est perçue comme aidante par les familles, ces dernières feront confiance et utiliseront probablement davantage des ressources professionnelles par la suite, ce qui peut éventuellement favoriser la prévention de comportements suicidaires chez les proches.

Par conséquent, nous proposons d'inclure dans la formation des professionnels de la santé des connaissances et habiletés concernant le processus de résilience ainsi que le phénomène du suicide et de ses répercussions sur les familles endeuillées. Ainsi, en plus d'aider les familles, cela pourrait aider à diminuer le galvaudage du concept de résilience ainsi que le malaise des professionnels face aux familles endeuillées par suicide.

Recommandations pour la recherche

Nous complétons cette section par des recommandations pour la recherche dans le domaine des sciences infirmières et celui des sciences sociales. Tout d'abord, nous pourrions effectuer une étude impliquant d'autres familles endeuillées par le suicide d'un adolescent pour valider et enrichir notre modèle de résilience familiale intitulé « Émerger malgré la blessure indélébile ».

La présente recherche a permis de développer une théorie de type substantive c'est-à-dire liée au contexte dans lequel la recherche a eu lieu, soit le suicide d'un adolescent. Éventuellement, des chercheurs pourraient tenter de voir si ce modèle s'applique à des familles endeuillées par d'autres types de pertes. Ainsi, il pourrait être intéressant d'explorer si le processus de résilience des familles ayant vécu la mort d'un enfant suite à une maladie ou à un accident ou même à un assassinat est semblable à celui vécu suite à un suicide d'adolescent. De cette façon, il serait possible de transformer la présente théorie substantive en théorie formelle.

Dans un deuxième temps, notre analyse nous a permis d'identifier une typologie de la trajectoire de résilience des familles endeuillées par le suicide d'un adolescent. Il serait intéressant de valider cette typologie avec un échantillon plus grand. De plus certains chercheurs pourraient se concentrer sur un type en particulier et tenter de valider la trajectoire ainsi que les bouées de sauvetage et les actions jouant un rôle dans le rebondissement et l'émergence des familles. Finalement, il serait également intéressant que d'autres recherches soient menées afin de déterminer si les typologies peuvent s'appliquer à d'autres types d'endeuillés comme par exemple les familles ayant perdu un enfant par accident ou par homicide.

De plus, à la lumière des recommandations que nous venons de faire, il pourrait être intéressant d'évaluer la pertinence de celles-ci et leur réel impact sur le processus de résilience familiale. Ainsi, des chercheurs pourraient, par exemple, choisir d'évaluer si la présence d'une meilleure coordination des soins entre les services d'urgence et les services communautaires permet réellement d'améliorer le soutien aux familles, ce qui peut éventuellement favoriser leur rebondissement et leur émergence suite au suicide.

Ainsi, les résultats de la présente recherche et les recommandations qui en découlent encouragent les chercheurs à poursuivre le développement des connaissances en ce qui a trait au processus de résilience des familles endeuillées.

Limites et forces de l'étude

En tant que chercheur, il est important d'être critique par rapport à notre propre projet de recherche. Ainsi, nous avons tenté le plus possible de respecter les critères de scientificité propres à la recherche qualitative ce qui constitue une force de l'étude. Toutefois, malgré tout nos efforts certaines limites demeurent. Nous décrirons donc dans un premier temps les limites de l'étude tout en faisant ressortir les forces de celle-ci.

Limites

Tout d'abord, il est noté que cette recherche a été menée dans un contexte de formation doctorale. Ainsi, en raison de certaines contraintes, tel le délai pour terminer cette étude et les difficultés à rejoindre des familles endeuillées par le suicide d'un adolescent, on peut encore s'interroger sur l'atteinte de la saturation empirique (Glaser & Strauss, 1967, Pires, 1997) c'est-à-dire le moment où le chercheur a la certitude totale que l'ajout de matériel n'apporte pas de nouvelles informations à l'analyse. Cette saturation est d'ailleurs très souvent difficile à atteindre comme le mentionnent d'autres chercheurs en théorisation ancrée (Bernier & Perreault, 1987). Toutefois, nous avons toujours eu en tête la quête de cette saturation. La variété des familles ainsi que la présence d'un cas contraire est d'ailleurs un bon exemple de ce désir d'atteindre la saturation. Dans un monde idéal, il aurait pu être intéressant de rencontrer davantage de familles, surtout des familles ayant eu peu recours aux services de soutien formels. Par contre, il était plus difficile d'avoir accès à ces familles puisqu'elles n'ont pas vraiment de contact avec les ressources communautaires qui ont favorisé notre recrutement.

De plus, une autre limite à la présente étude est que certains membres des familles ont refusé de participer au projet de recherche. Deux pères et une mère ont, entre autres, été dans l'incapacité ou ont refusé d'être rencontrés. Même si l'utilisation de questions systémiques permet d'obtenir une vision familiale de la situation, il aurait pu être pertinent de connaître leur point de vue du processus de résilience familiale. Leur participation aurait été d'autant plus intéressante que, dans deux de ces cas, il s'agissait de familles séparées et donc, qu'étant donné leur non-participation, il était plutôt difficile de traiter de la résilience du sous-système familial composé d'eux et de leurs enfants. Ainsi, par exemple, nous avons pu aborder les changements opérés dans la relation père-fille au sein de la famille T. mais, en même temps, comme nous n'avions pas la vision du père ni les actions entreprises par ce dernier pour encourager ces changements, il était difficile d'élaborer davantage sur le processus de résilience de ce sous-système. De plus, il se pourrait que les participants qui refusent de participer à une recherche comme celle-ci se distinguent des autres ce que nous n'avons pu évaluer.

Forces

Dans un premier temps, nous avons voulu assurer le mieux possible la crédibilité de l'étude en utilisant la triangulation des données. En effet, pour ce faire, nous avons rencontré plus d'un membre d'une même famille afin d'obtenir le portrait le plus complet possible de l'expérience qu'elle vivait. De plus, le fait d'avoir le point de vue de différents membres aide à confirmer le processus vécu par l'ensemble de la famille.

Dans le cadre de la présente étude, nous avons également pu construire un échantillonnage à partir de données hétérogènes. En effet, les familles se différenciaient quant à leur origine ethnique, leur milieu de vie, leurs expériences antérieures, le type de famille au moment du suicide, le temps écoulé depuis le décès ainsi que l'âge de l'adolescent et ses caractéristiques personnelles au moment du suicide. De plus, le fait d'avoir accès à des types de données diverses comme les entrevues, le questionnaire sociodémographique et les documents personnels permettait d'avoir des données hétérogènes en lien avec le vécu des familles. En théorisation ancrée, il est souhaitable que les données soient de sortes et de sources variées, ce que Glaser et Strauss (1967) appellent "*slices of data*" (p.65), car elles permettent d'échantillonner les « diverses manifestations d'un phénomène » (Paillé, 1994, p.118). Ce genre d'échantillonnage peut aussi favoriser une plus grande transférabilité des résultats. En effet, comme le contexte des familles est varié, il sera plus aisé pour d'autres chercheurs ou d'autres professionnels d'identifier certaines similitudes avec leur propres clientèles et, conséquemment, de juger de la transférabilité des résultats de cette étude dans leur pratique.

Par ailleurs, afin d'assurer une validité aux résultats de recherche, nous avons organisé des discussions fréquentes avec nos directrice et co-directrice de thèse. Ces dernières avaient accès aux *verbatim* des entrevues. Ces rencontres permettaient de discuter du processus de recherche, de l'analyse des données et de l'interprétation des résultats. De cette façon elles ont pu déterminer que les résultats de la recherche concordaient avec les données initiales, ce qui aide à confirmer la validité des résultats.

Une autre force de la présente étude est en lien avec notre expérience antérieure de recherche. En effet, ayant été membre d'une équipe de recherche traitant du suicide chez les adolescents, nous avions eu l'opportunité de nous familiariser avec le sujet qui est étroitement lié à la présente recherche. De plus, comme la recherche antérieure se faisait également en théorisation ancrée, nous avons pu bénéficier de cette expérience pour apprendre les rudiments de cette approche méthodologique. Cela nous a donc permis d'augmenter notre sensibilité théorique et notre authenticité nous rendant alors plus habile à analyser les données tout en nous donnant une meilleure connaissance intrinsèque de la clientèle des familles endeuillées par le suicide d'un adolescent.

Finalement, le pouvoir explicatif et la pertinence, autant sociale que clinique, de la théorie proposée sont également une force de la présente étude. En effet, à ce jour, il s'agit d'une des rares études portant spécifiquement sur la résilience familiale et qui propose des pistes d'intervention pour les professionnels. De plus, comme il s'agit de la première étude portant sur la résilience des familles endeuillées par le suicide d'un adolescent, celle-ci s'avère fort pertinente pour les professionnels qui ont à intervenir auprès de cette clientèle. De plus, la poursuite de l'analyse à l'aide des idéal-types a permis de proposer une typologie des trajectoires de résilience, ce qui favorise très certainement l'augmentation des connaissances conceptuelles sur la résilience familiale.

Ainsi, malgré nos efforts pour assurer la crédibilité, la validité et la transférabilité des résultats, notre étude a ses limites. Toutefois, étant donné l'importance de ce sujet, le caractère salutogénique du concept (Antonovsky, 1996) ou la vision positive de la santé qu'il sous-tend, et la rigueur avec laquelle nous avons mené chaque étape de cette recherche, nous demeurons convaincue de la pertinence de nos résultats pour la prévention ainsi que l'intervention auprès des familles endeuillées par le suicide d'un adolescent. La présente recherche contribue donc au développement théorique du concept de la résilience familiale et se veut un outil pour les infirmières ainsi que pour les divers professionnels impliqués auprès des familles endeuillées par le suicide d'un adolescent. Mieux comprendre ce que vivent ces familles ne pourra que favoriser de meilleures interventions auprès d'elles et, ainsi, participer à la prévention du suicide.

Références

Abe, J. A. & Izard, C. E. (1999). The developmental functions of emotions: An analysis in terms of differential emotions theory. *Cognition and Emotion 15*(3), 523-549.

Allen, B. G., Calhoun, L. G., Cann, A., et Tedeschi, R. G. (1993). The effect of cause of death on responses to the bereaved: suicide compared to accident and natural causes. *Omega – Journal of Death and Dying, 28*(1), 39-48.

Allen, F. M. (1997). Primary Care Nursing : Research in action. Dans L. N. Gottlieb, & H. Ezer (Éds), *Health, family, learning, and collaborative nursing* (pp.157-184). Montréal, QC: McGill University School of Nursing.

Allen, F. M., & Warner, M. (2002). A developmental model of health and nursing. *Journal of Family Nursing, 8*(2), 96-135.

Anaut, M. (2003). *La résilience: Surmonter les traumatismes.* Paris, France: Nathan Université.

Anaut, M. (2005, septembre). Le concept de résilience et ses applications cliniques [Numéro spécial]. *Recherche en soins infirmiers,* (82), 4-11.

Antonovsky, A. (1996). The salutogenic model as a theory to guide health promotion. *Health Promotion International, 11*, 11-18.

Bailey, S. E., Kral, M. J., & Dunham, K. (1999). Survivors of suicide do grieve differently :Empirical support for a common sense proposition. *Suicide and Life-Threatening Behavior, 29*(3), 256-271.

Beauvais, F., & Oetting, E. R. (1999). Drug Use, Resilience, and the Myth of the Golden Child. Dans M. D. Glantz, & J. L. Johnson (Éds.), *Resilience and development: positive life adaptations* (pp.101-107). New York, NY: Kluwer Academic.

Bell, C. C. (2001). Cultivating resiliency in youth. *Journal of Adolescent Health, 29*, 375-381.

Bell, J., Stanley, N., Mallon, S., & Manthrope, J. (2012). Life will never be the same again: Examining grief in survivors bereaved by young suicide. *Illness, Crisis, and Loss, 20*, 49-68.

Bergeron, A., & Volant, É. (1998). *Le suicide et le deuil.* Montréal, QC : Édition du Méridien.

Bernier, L. & Perreault, I. (1987). Pratique du récit de vie : retour sur l'artiste et l'œuvre à faire. *Cahiers de recherche sociologique. L'autre sociologie, 5*(2), pp.29-4.

Birot, P., Dervaux, M.-P., & Pegon, M. (2005, mars). Le modèle McGill. *Recherche en soins infirmiers*, (80), 28-38.

Bissonnette, M. (1998). *Optimism, Hardiness, and Resiliency: A Review of the Literature*. Repéré à http://www.aumconsultancy.co.uk/wp-content/uploads/2012/02/3-Cs-of-Resilience-literature-review.pdf

Blanchet, A., & Gotman A. (1992). *L'enquête et ses méthodes : l'entretien.* Paris, France: Armand Colin.

Board, R., & Ryan-Wenger, N. (2000). State of the science of parental stress and family functioning in pediatric intensive care units. *American Journal of Critical Care, 9*(2), 106-124.

Bonanno, G. A. (2004). Loss, trauma, and human resilience: Have we underestimated the human capacity to thrive after extremely aversive events? *American Psychologist, 59*, 20-28.

Bowlby, J. (1961). Process of Mourning. *The International Journal of Psycho-Analysis, 42*, 317-340.

Bowlby, J. (1980). *Attachment and loss : volume III – Sadness and depression.* London, Angleterre: The Hogarth Press.

Brent, D. A., Moritz, G., Bridge, J., Perper, J. A. & Canobbio, R. (1996). The impact of adolescent suicide on siblings and parents: A longitudinal follow-up. *Suicide and Life-Threatening Behavior, 26*(3), 253-259.

Brent, D. A., Perper, J. A., Moritz, G., Liotus, L., Schweers, J., Roth, C., … Allman, C. (1993). Psychiatric impact of the loss of an adolescent sibling to suicide. *Journal of Affective Disorders, 28*(4), 249-256.

Calhoun, L. G., & Allen, B. G. (1991). Social reactions to the survivor of a suicide in the family: A review of the literature. *Omega – Journal of Death and Dying, 23*(2), 95-107.

Callahan, H. E. (2003). Families dealing with advanced heart failure: a challenge and an opportunity. *Critical Care Nursing Quaterly, 26*(3), 230-243.

Campagna, L. (2011). *Résilience familiale en tant que processus au sein de couples dont la femme est atteinte d'insuffisance cardiaque.* Thèse de doctorat inédite, Université de Montréal. Repéré à : http://hdl.handle.net/1866/4887

Castelli, 2003. *Vivre après? Reconstructions identitaires de proches de personnes décédées par suicide* (Thèse de doctorat inédite). Université de Fribourg, Fribourg, Suisse.

Chen, J., & Rankin, S. H. (2002). Using the Resiliency Model to deliver culturally sensitive care to Chinese families. *Journal of Pediatric Nursing: Nursing Care of Children and Families, 17*(3), 157-166.

Chenitz, C. W., & Swanson, J. M. (1986). *From practice to grounded theory: qualitative research in nursing.* Menlo Park, CA: Addison-Wesley.

Clark, D. C., & Goebel, A. E., (1996). Siblings of youth suicide victims. Dans C. R. Pfeffer (Éd.), *Severe stress and mental disturbance in children* (pp.361-389). Washington, DC: American Psychiatric Press.

Clark, S. E., & Goldney, R. D. (1995). Grief reactions and recovery in a support group for people bereaved by suicide. *Crisis – The Journal of Crisis Intervention and Suicide Prevention, 16*, 27-33.

Cleiren, M., & Diekstra, R. (1995). After the loss: Bereavement after suicide and other types of death. Dans B. L. Mishara (Éd.), *The impact of suicide* (pp.7-39). New York, NY : Springer Publishing Company.

Clements, P. T, DeRanieri, J. T., Vigil, G. J., & Benasutti, K. M. (2004). Life after death: Grief therapy after the sudden traumatic death of a family member. *Perspective in Psychiatric Care, 40*, 149-154.

Corbin, J., & Strauss, A. (2008). *Basics of qualitative research* (3ᵉ éd). Los Angeles, CA: Sage.

Cowan, P. A., Pape Cowan, C., & Schulz M. S. (1996). Thinking About Risk and Resilience in Families. Dans E. M. Hetherington, & E. A., Blechman (Éds), *Stress, coping, and resiliency in children and families* (pp.1-38). New Jersey, NJ: Lawrence Erlbaum Associates.

Cvinar, J. G. (2005). Do suicide survivors suffer social stigma: A review of the literature. *Perspective in Psychiatric Care, 41*, 14-21.

Cyrulnik, B. (2001). *Les vilains petits canards.* Paris, France: Odile Jacob.

Cyrulnik, B. (2003). Le tissage de la résilience au cours des relations précoces. Dans Fondation pour l'enfance (Éd.), *La résilience: le réalisme de l'espérance* (pp. 27-44). Saint-Agne, France: Érès.

Cyrulnik, B. (2010). *Mourir de dire, la honte*. Paris, France: Odile Jacob.

Daly, K. J. (1999). Crisis of Genealogy: Facing the Challenges of Infertility. Dans H. I McCubbin, E. A. Thompson, A. I Thompson, & J. A. Futrell (Éds) *The dynamics of resilient families* (pp.1-39). Thousand Oaks, CA: Sage Publication.

D'Amours, L., & Kiely, M. C. (1985). Le processus de deuil après un suicide: essai de conceptualisation. *Revue québecoise de psychologie, 6*(3), 105-117.

Daunais, J. P. (1992). L'entretien non directif. Dans B. Gauthier (Éd.), *Recherche sociale. De la problématique à la collecte des données* (pp.272-293). Ste-Foy, QC: PUQ.

Davies, B. (2002). The grief of siblings. Dans N. B. Webb (Éd.), *Helping bereaved children : a handbook for practitioners* (pp.94-127). New York, NY: Guilford Press.

Delage, M. (2008). *La résilience familiale*. Paris, France: Odile Jacob.

de Montigny, F. et Beaudet, L. (1997). *Lorsque la vie éclate : l'impact de la mort d'un enfant sur la famille*. Saint-Laurent, QC: ERPI.

Denzin, N. K., & Lincoln, Y. S. (Éds). (2008). *Strategies of qualitative inquiry*. Los Angeles, CA: Sage Publication.

Deslauries, J. P. (1991). *Recherche qualitative: guide pratique*. Montréal, Qc: Chenelière-McGraw-Hill.

Deslauriers, J.-P., & Kérisit, M. (1997). Le devis de la recherché qualitative. Dans Poupart, J., Deslauriers, J.-P., Groulx, L.-H., Laperrière, A., Mayer, R. et Pires.A. (Éds): *La recherche qualitative: enjeux épistémologiques et méthodologiques* (pp.309-332). Montréal, QC: Gaëtan Morin.

Drench, M. E. (2003). *Loss, grief, and adjustment: A primer for physical therapy, part 1 & 2*. Repéré à http://learningcenter.apta.org/shared/assetDownload.aspx?id=26

Dyer, J. G., & Minton McGuiness, T. (1996). Resilience: analysis of the concept. *Archives of Psychiatric Nursing, 10*, 276-282.

Dyregrov, K. (2004). Bereaved parents' experience of research participation. *Social Science & Medecine, 58*(2), 391-400.

Dyregrov, K., Nordanger, D., & Dyregrov, A. (2003). Predictors of psychosocial distress after suicide, sids and accident. *Death Studies, 27*, 143-165.

Elder, S. L., & Knowles, D. (2002). Suicide in the family. Dans N. B. Webb (Éd.), *Helping bereaved children : A handbook for practitioners* (pp.128-148). New York, NY: Guilford Press.

Ellenbogen, S., & Gratton, F. (2001). Do they suffer more ? Reflections on research comparing suicide survivors to other survivors. *Suicide and Life-Theatening Behavior, 31*, 83-90.

Farberow, N. L. (2001). Helping suicide survivors. Dans D. Lester (Éd.), *Suicide prevention : Resources for the millennium* (pp.189-212). Philadelphie, PA: Brunner-Routledge.

Fauré, C. (2007). *Après le suicide d'un proche – Vivre le deuil et se reconstruire*. Paris, France: Albin Michel.

Feeley, N., & Gerez-Lirette, T. (1997). Development of Professional Practice Based on the McGill Model of Nursing in an Ambulatory Care Setting. Dans L. N. Gottlieb, & H. Ezer (Éds), *Health, family, learning, and collaborative nursing* (pp.301-311). Montréal, QC: McGill University School of Nursing.

Gagné, M., Légaré, G., Perron, P.-A., & St-Laurent, D. (2011). *La mortalité par suicide au Québec : données récentes de 2005 à 2009*. Québec, QC: Gouvernement du Québec.

Gagné, M., & St-Laurent, D. (2010). *La mortalité par suicide au Québec : tendances et données récentes – 1981 à 2008*. Québec, QC: Gouvernement du Québec.

Gallo, C. L., & Pfeffer, C. R. (2003). Children and adolescents bereaved by a suicidal death : implications for psychosocial outcomes and interventions. Dans R. A. King, & A. Apter (Éds.), *Suicide in children and adolescents* (pp.294-312). Cambridge, UK: Cambridge University Press.

Gilgan, J. F. (1999). Mapping resilience as process among adults with childhood adversities. Dans H. I McCubbin, E. A. Thompson, A. I Thompson, & J. A. Futrell (Éds) *The dynamics of resilient families* (pp.41-70). Thousand Oaks, CA: Sage Publication.

Glantz, M. D., & Sloboda, Z. (1999). Analysis and Reconceptualization of Resilience. Dans M. D. Glantz, & J. L. Johnson (Éds), *Resilience and development: Positive life adaptations* (pp.109-126). New York, NY: Kluwer Academic.

Glaser, B. G. et Strauss, A. L. (1967). *The Discovery of Grounded Theory. Strategies for Qualitative Research.* Chicago, IL: Aldine Publishing Company

Golby, B. J., & Bretherton, I. (1999). Resilience in Postdivorce Mother-Child Relationships. Dans H. I McCubbin, E. A. Thompson, A. I Thompson, & J. A. Futrell (Éds) *The dynamics of resilient families* (pp.237-269). Thousand Oaks, CA: Sage Publication.

Gottlieb, L. N., & Carnaghan-Sherrard, K. (2004). Developing family mondedness within the McGill model of nursing: A guide to nursing family. Dans L. N. Gottlieb, & K. Carnaghan-Sherrard (Éds), *McGill model of nursing: A guide to nursing the family.* Tokyo, Japon: Kazoku Kango.

Gottlieb, L. N., & Gottlieb, B. (2007). The developmental/health framework within the McGill model of nursing: «Laws of nature» guiding whole person care. *Advances in Nursing Science, 30*(1), E43-E57.

Gottlieb, L. & Rowat, K. (1987). The McGill model of nursing: A practice-derived model. *Advances in Nursing Science, 9*(4), 51-61.

Grad, O. (1996). Suicide: How to survive as a survivor ? *Crisis – The Journal of Crisis Intervention and Suicide Prevention, 17,* 136-142.

Gratton, F. (1999). *Secret, deuil et suicide: recension d'écrits.* Montréal, QC: Université de Montréal.

Greef, A. P., & Van der Merwe, S. (2004). Variables associated with resilience in divorced Families. *Social Indicators Research, 68,* 59-75.

Hanus, M. (1994). Le deuil chez l'enfant. *Thanatologie : L'enfant face à la mort, 99/100,* 13-21.

Hanus, M. (2001). *La résilience : à quel prix ? « survivre et rebondir ».* Paris, France: Maloine.

Hauser, M. J. (1987). Special aspects of grief after a suicide. Dans E. J. Dunne, J. L. McIntosh, et K. Dunne-Maxim (Éds), *Suicide an its aftermath : understanding and counseling the survivors*. (pp.57-69). New York, NY: Norton.

Hawley, D.R. (2000). Clinical implications of family resilience. *The American Journal of Family Therapy, 28*, 101-116.

Hawton, K., & Simkin, S. (2005). Helping people bereaved by suicide. *British Medical Journal, 327*, 177-178.

Hoogerbrugge, S. J. (2002). Complicated grief: family systems as a model for healing. Dans G. R. Cox, R. A. Bendiksen et R. G. Stevenson (Éds), *Complicated grieving and bereavement : Understanding and treating people experiencing loss*. (pp.289-302). New York, NY: Baywood Publishing Company.

Hurtes, K. P., & Allen, L. R. (2001). Measuring resiliency in youth: the resiliency attitudes and skills profile. *Therapeutic Recreation Journal, 35*, 333-347.

Ingram, E. & Ellis, J. (1992). Attitudes toward suicidal behavior: a review of the litterature. *Death Studies, 16*(1), 31-43.

Jacelon, C. S. (1996). The trait and process of resilience. *Journal of Advanced Nursing, 25*, 123-129.

Jacques, J. (1998). *Psychologie de la mort et du deuil*. Mont-Royal, QC : Modulo.

Jaques, J. D. (2000). Surviving suicide : The impact on the family. *The Family Journal: Counseling and Therapy for Couples and Families, 8*, 376-379.

Jonhson, A. C. (1995). Resiliency mechanisms in culturally diverse families. *The Family Journal: Counseling and Therapy for Couples and Families, 3*, 316-324.

Jordan, J.R. (2001). Is suicide bereavement different? A reassessment of the literature. *Suicide and Life-Threatening Behavior, 31*, 91-102.

Jordan, J. R., & McIntosh, J. L. (Éds). (2011). *Grief after suicide: Understanding the consequences and the caring for the survivors*. New York, NY: Taylor and Francis Group.

Joubert, N. (2003). *La résilience et la prévention du suicide : se réapproprier la souffrance de l'être et notre quête du bien-être.* Montréal, QC: Institut national de santé publique du Québec.

Joubert, N. et Raeburn, J. (1998, septembre). Mental Health Promotion: People, Power and Passion. *International Journal of Mental Health Promotion, 1,* 15-22.

Kalischuk, R. G., & Davies, B. (2001). A theory of healing in the aftermath of youth suicide. *Journal of Holistic Nursing, 19,* 163-186.

Kalischuk, R. G., & Hayes, V. E. (2004). Grieving, mourning, and healing following youth suicide : A focus on health and well being in families. *Omega – Journal of Death and Dying, 48,* 45-67.

Kaplan, H. B. (1999). Toward an understanding of resilience: A critical review of definitions and models. Dans M. D. Glantz, & J. L. Johnson (Éds), *Resilience and development: positive life adaptations* (pp.17-83). New York, NY: Kluwer Academic.

King, G., Cathers, T., Brown, E., Specht, J. A., Willoughby, C., Polgar, J. M., ... Havens, L. (2003). Turning points and protective processes in the lives of people with chronic disabilities. *Qualitative Health Research, 13*(2), 184-206.

Knieper, A. J. (1999). The suicide survivor's grief and recovery. *Suicide and Life-Threatening Behavior, 29,* 353-364.

Kobasa, S. (1979). Stressful life events, personality, and health: An inquiry into hardiness.Journal of Personality and Social Psychology,37(1),1-11

Kovarsky, R. S. (1989). Loneliness and disturbed grief: a comparison of parents who lost a child to suicide or accidental death. *Archive of Psychiatric Nursing, 3*(2), 86-96.

Kravitz, M., & Frey, M. A. (1997). The Allen nursing model. Dans L. N. Gottlieb, & H. Ezer (Éds), *Health, Family, Learning, and Collaborative Nursing* (pp.265-279). Montréal, QC: McGill University School of Nursing.

Kübler-Ross, E. & Kessler, D. (2009). *Sur le chagrin et le deuil – Trouver un sens à sa peine à travers les cinq étapes du deuil.* Paris, France: JC Lattès

Kulig, J. C. (2000). Community resiliency: the potential for community health nursing theory development. *Public Health Nursing, 17,* 374-385.

Kumpfer, K. L. (1999). Factors and processes contributing to resilience. Dans M. D. Glantz, & J. L. Johnson (Éds), *Resilience and development: Positive life adaptations* (pp.179-224). New York, NY: Kluwer Academic.

Laforêt-Fliesser, Y., & Ford-Gilboe, M. (1997). Learning to nurse families using the developmental health model: Educational strategies for undergraduate students. Dans L. N. Gottlieb, & H. Ezer (Éds), *Health, family, learning, and collaborative nursing* (pp.237-249). Montréal, QC: McGill University School of Nursing.

Lalonde, M. (1974). *Nouvelle perspective de la santé des canadiens.* Rapport ministériel. Repéré à http://www.phac-aspc.gc.ca/ph-sp/pdf/perspect-fra.pdf

Laperrière, A. (1997). La théorisation ancrée (Grounded theory): Démarche analytique et comparaison avec d'autres approches apparentées. Dans Poupart, J., Deslauriers, J.-P., Groulx, L.-H., Laperrière, A., Mayer, R. & Pires.A. (Éds): *La recherche qualitative: enjeux épistémologiques et méthodologiques* (pp.309-332). Montréal, QC: Gaëtan Morin.

Larson, R. & Asmusser, L. (1991). Anger, worry and hurt in early adolescence: an enlarging world of negative emotions. Dans M. E. Colten & S. Gore (Éds),_*Adolescent Stress- Causes and consequences* (pp.21-41). New York, NY: Aldine de Gruyter.

Lazarus, R. S. & Folkman, S. (1984). *Stress, appraisal, and coping.* New York, NY: Springer Publisher.

Lecomte, J. (2005, septembre). Les caractéristiques des tuteurs de resilience. *Recherche en Soins Infirmiers, 82,* 22-25.

Lefebvre, H. & Levert, M.-J. (2006). Sudden and unexpected health situations: From suffering to resilience. *Illness, Crisis & Loss, 14*(4), 337-354.

Leske, J. S. (2003). Comparison of family stresses, strenghts, and outcomes after trauma and surgery. *AACN Clinical Issues : Advanced Practice in Acute and Critical Care, 14*(1), 33-41.

Lester, D. (2004). Denial in Suicide Survivors. *Crisis – The Journal of Crisis Intervention and Suicide Prevention, 25,* 78-79.

Lincoln, Y. S. et Guba, E. G. (1985). *Naturalistic inquiry.* Beverly Hills, CA: Sage Publications.

Lindeman, C. A. (1997). A critical review of the McGill model. Dans L. N. Gottlieb, & H. Ezer (Éds), *Health, family, learning, and collaborative nursing* (pp.395-401). Montréal, QC: McGill University School of Nursing.

Lohan, J. A., & Murphy, S. A. (2002). Family functionning and family typology after an adolescent or young adult's sudden violent death. *Journal of Family Nursing, 8*(1), 32-49.

Luthar, S. S., Cicchetti, D., & Becker, B. (2000). The construct of resilience: a critical evaluation and guidelines for future work. *Child Development, 71,* 543-562.

Mancini, A. D., & Bonanno, G. A. (2006). Resilience in the face of potential trauma: Clinical practices and illustrations. *Journal of Clinical Psychology, 62*(8), 971-985.

Maranda, F., (1995). Désordres psychiatriques et suicide à l'adolescence, *P.R.I.S.M.E. 5*(4), 382-388.

McCubbin, L. (2001, 24 août). *Challenge to the definition of resilience.* Communication présentée à l'American Psychological Association Conference, 2001. Repéré à http://www.eric.ed.gov/PDFS/ED458498.pdf

McCubbin, H. I. et McCubbin, M. A. (1988). Typologies of resilient families : Emerging of social class and ethnicity. *Family relations, 37,* 247-254.

McCubbin, M. A., & McCubbin, H. I (1993). Families coping with illness: The resiliency model of family stress, adjustement, and adaptation. Dans C. B. Danielson, B. Hamel-Bissell, & P. Winstead-Fry (Éds), *Families, health, & illness: Perspective on coping and intervention* (pp.21-63). St-Louis, MO: Mosby.

McCubbin, H. I, McCubbin, M. A., Thompson, A. I, Han, S-Y, & Allen, C. T (1997). *Families under stress : what make them resilient.* Repéré à http://www1.cyfernet.org/prog/fam/97-McCubbin-resilient.html

McCubbin, H. I., McCubbin, M. A., Thompson, A. I., & Thompson, E. A. (1998). *Resiliency in native american and immigrant families.* Thousand Oaks, CA: Sage Publications.

McCubbin, H. I., & Thompson, A. I. (1987). *Family assessment inventories for research and practice.* Madison, WI : University of Wisconsin-Madison.

McGoldrick, M., & Walsh, F. (1991). A time to mourn : Death and the family life cycle. Dans F. Walsh, & M. McGoldrick (Éds), *Living beyond loss : Death in the family* (pp.30-49). New York, NY: Norton.

McIntosh, J. L., & Kelly, L. D. (1992). Survivors' reactions: Suicide vs. other causes. *Crises – The Journal of Crisis Intervention and Suicide Prevention, 13*, 82-93.

Mederer, H. J. (1999). Surviving the demise of a way of life. Stress and resilience in northeastern commercial fishing families. Dans H. I McCubbin, E. A. Thompson, A. I Thompson, & J. A. Futrell (Éds), *The dynamics of resilient families* (pp.203-235). Thousand Oaks, CA: Sage Publication.

Ménard-Buteau, C. & Buteau J. (2001). Suicide. Dans P. Lalonde, J. Aubut & F. Grunberg (Éds), *Psychiatrie clinique. Une approche bio-psycho-sociale. Spécialités, traitements, sciences fondamentales et sujets d'intérêt. Tome II* (3ᵉ éd.) (pp.1770-1792). Montréal, QC: Gaëtan Morin.

Moos, R. H. (1987). *Coping with life crises an integrated approach.* New York, NY: Plenum Press.

Moos, R. H., & Scaefer, J. A. (1986). The search for meaning and its potential for affecting growth in bereaved parents. Dans R. H. Moos (Éd.) *Coping with life crises, an integrated approach (pp.235-243).* New York, NY : Plenum Press.

Mu, P. (2005). Paternal reactions to a child with epilepsy: uncertainty, coping strategies, and depression. *Journal of Advanced Nursing, 49*(4), 367-376.

Mucchielli, A. (2004). *Dictionnaire des méthodes qualitatives en sciences humaines et sociales* (2ᵉ éd.). Paris, France: A. Collin.

Murphy, F. (1997). A staff development programme to support the incorporation of the McGill model of nursing into an outpatient clinic department. Dans L. N. Gottlieb, & H. Ezer (Éds), *Health, family, learning, and collaborative nursing* (pp.291-299). Montréal, QC: McGill University School of Nursing.

Murphy, S. A. (1996). Parent bereavement stress and preventive intervention following the violent deaths of adolescent or young adult children. *Death Studies, 20*, 441-452.

Murphy, S. A. (2000). The use of research finding in bereavement programs : A case study. *Death Study, 24*, 585-602.

Murphy, S. A., Gupta, A. D., Cain, K. C., Johnson, L. C., Lohan, J., Wu, L., & Mekwa, J. (1999). Changes in parents' mental distress after the violent death of an adolescent or young adult child: A longitudinal prospective analysis. *Death Studies, 23*, 129-159.

Nelson, B. J., & Frantz, T. (1996). Family interactions of suicide survivors and survivors of non-suicidal death. *Omega – Journal of Death and Dying, 33*, 131-146.

Ness, D. E. et Pfeffer, C. R. (1990). Sequelae of bereavement resulting from suicide. *American Journal of Psychiatry, 147*(3), 279-285.

Normandin, P-A. (2012, 6 février). Isabelle Gaston : une pétition pour les victimes d'actes criminels. Repéré à http://www.cyberpresse.ca/actualites/dossiers/proces-de-guy-turcotte/201202/06/01-4492922-isabelle-gaston-une-petition-pour-les-victimes-dactes-criminels.php

OMS (1986). *La charte d'Ottawa*. Conférence internationale pour la promotion de la santé. Repéré a http://www.euro.who.int/__data/assets/pdf_file/0003/129675/Ottawa_C harter_F.pdf

Paillé, P. (1994). L'analyse par théorisation ancrée, *Cahiers de recherche sociologique- Critique féministes et savoirs,* (23), 147-181.

Paillé, P., & Mucchielli, A. (2003*). L'analyse qualitative en sciences humaines et sociales*. Paris, France: Armand Colin

Parrish, M., & Tunkle, J. (2005). Clinical challenges following an adolescent's death by suicide : Bereavement issues faced by family, friends, schools, and clinicians. *Clinical Social Work Journal, 33*(1), 81-102.

Patterson, J. M. (2002). Understanding family resilience. *Journal of Clinical Psychology, 58*, 233-246.

Patterson, J. M., & Grawick, A. W. (1998). Theorical linkages: family meanings and sense of coherence. Dans H. I. McCubbin, E. A. Thompson, A. I. Thompson, J. E. Fromer (Éds) *Stress coping and health in families* (pp.71-89). Thousand Oaks, CA: Sage Publication.

Pelchat, D. & Lefebvre, H. (2004a). *Apprendre ensemble – Le PRIFAM: Programme d'intervention interdisciplinaire et familiale*. Montréal, QC: Chenelière éducation.

Pelchat, D. & Lefebvre, H. (2004b). A holistic intervention programme for families with child with disability. *Journal of Advanced Nursing, 48*(2), 124-131.

Pfeffer, C. R., Jiang, H., Kakuma, T., Hwang, J., & Metsch, M. (2002). Group intervention for children bereaved by the suicide of a relative. *Journal of the American Academy of Child and Adolescent Psychiatry, 41*, 505-513.

Pires, A. P. (1997). De quelques enjeux épistémologiques d'une méthodologie générale pour les sciences sociales. Dans Poupart, J., Deslauriers, J.-P., Groulx, L.-H., Laperrière, A., Mayer, R. et Pires.A. (Éds), *La recherche qualitative: enjeux épistémologiques et méthodologiques* (pp.309-332). Montréal, QC: Gaëtan Morin.

Poilpot, M.-P. (2003). La résilience: le réalisme de l'espérance. Dans Fondation pour l'enfance (Éd.), *La résilience : le réalisme de l'espérance* (pp.9-12). Saint-Agne, France : Érès.

Poirier, J., Clapier-Valladon, S., Raybaut, P. (1993). *Les récits de vie, théorie et pratique*, Paris, France: PUF.

Psiuk, T. (2005, septembre). La résilience, un atout pour la qualité des soins. *Recherche en Soins Infirmiers*, (82), 12-21.

Québec, G. du (1998). *La stratégie québécoise d'action face au suicide.* Québec, QC: Ministère de la Santé et des Services Sociaux.

Québec, G. du (2002a). *Enquête sociale et de santé auprès des enfants et des adolescents québécois 1999.* Québec, QC: Institut de la statistique du Québec.

Québec, G. du (2002b). *Les familles avec adolescents, entre le doute et l'incertitude.* Québec, QC: Conseil de la famille et de l'enfance.

Québec, G. du (mise à jour 2012). Loi sur les infirmières et infirmiers. Québec, QC : Éditeur officiel du Québec. Repéré à http://www2.publicationsduquebec.gouv.qc.ca/dynamicSearch/telecharg e.php?type=2&file=/I_8/I8.html

Rayens, M. K., Svavarsdottir, E. K. (2003). A new methodological approach in nursing research: An actor, partner, and interaction effect model for family outcomes. *Research in Nursing and Health, 26*, 409-419.

Richardson, G. E. (2002). The metatheory of resilience and resiliency. *Journal of Clinical Psychology, 58*, 307-321.

Robinson, D. L. (1997). Family stress theory: implications for family health. *Journal of the American academy of Nurse Practitioners, 9*(1), 17-23.

Roisman, G. I. (2005). Conceptual clarification in the study of resilience. *American Psychologist, 60*(3), 264-265.

Rolf, J. E. (1999). Resilience. An interview with Norman Garmezy. Dans M. D. Glantz, & J. L. Johnson (Éds), *Resilience and development: positive life adaptations* (pp.5-14). New York, NY: Kluwer Academic.

Rungreangkulkij, S., & Gillis, C. L. (2000). Conceptual approaches to studying family caregiving for persons with severe mental illness. *Journal of Family Nursing, 6*(4), 341-366.

Rutter, M. (1993). Resilience: some conceptual considerations. *Journal of Adolescent Health, 14*, 626-631.

Séguin, M., & Huon, P. (1999). *Le suicide - Comment prévenir, comment intervenir*. Outremont, QC: Éditions Logiques.

Seguin, M., Lesage, A., & Kiely, M. C. (1995). Parental Bereavement after suicide and accident : A comparative study. *Suicide and Life-Threatening Behavior, 25*, 489-498.

Sethi, S., & Bhargava, S. C. (2003). Child and adolescent survivors of suicide. *Crisis – The Journal of Crisis Intervention and Suicide Prevention, 24*, 4-6.

Silliman, B. (1994). *1994 Resiliency research review : conceptual & research foundations*. Repéré à http://www1.cyfernet.org/prog/fam/94-Silliman-resilreview.html

Silliman, B. (1998). The resiliency paradigm : A critical tool for practitioners. *Human Development and Family Life Bulletin, 4*(1), 4-5.

Silverman, E., Range, L. M., et Overholser, J. C. (1995). Bereavement from suicide as compared to other forms of bereavement. *Omega – Journal of Death and Dying, 30*(1), 41-51.

Simon, J. B, Murphy, J. J, & Smith, S. M. (2005). Understanding and fostering resilience. *The Family Journal : Counseling and Therapy for Couple and Family, 13*(4), 427-436.

Southwick, S. M., & Charney, D. S. (2012). *Resilience : The science of mastering life's greatest challenges.* Cambridge, UK : Cambridge University Press.

Stillion, J. M. (1996). Survivors of suicide. Dans K. J. Doka (Éd.) *Living with grief after sudden lost : Suicide, homicide, accident, heart attack, stroke* (pp.41-51). Washington, DC : Hospice Foundation of America.

Strauss, A. L., & Corbin, J. (1998*). Basics of qualitative research: techniques and procedures for developing grounded theory.* Thousand Oaks, CA.: Sage Publications

Streubert, H. J., & Carpenter, D. R. (2011). *Qualitative research in nursing: Advancing the humanistic imperative* (5ᵉ éd). Philadelphia, PA: Lippincott Williams & Wilkins.

Streubert Speziale, H. J., & Carpenter, D. (2007). *Qualitative research in nursing : advancing the humanistic imperative* (4ᵉ éd.). Philadelphia, PA: Lippincott Williams & Wilkins.

Sveen, C.-A., & Walby, F. (2008). Suicide survivors' mental health and grief reactions: A systematic review of controlled studies. *Suicide & Life-Treatening Behavior, 38*, 13-29

Thornton, G., Whittemore, K. D., & Robertson, D. U (1989). Evaluation of people bereaved by suicide. *Death Studies, 13*, 119-126.

Tomkiewicz, S. (2003). L'émergence du concept. Dans Fondation pour l'enfance (Éd.), *La résilience: le réalisme de l'espérance* (pp.45-66). Saint-Agne, France: Érès.

Tousignant, M., & Ehrensaft, E. (2003). La résilience par la reconstruction du sens: l'expérience des traumas individuels et collectifs. Dans Fondation pour l'enfance (Éd.), *La résilience: le réalisme de l'espérance* (pp.197-221). Saint-Agne, France: Érès.

Townsend, C. K. (2001). The self, yesterday, today, and tomorrow: Another look at adolescent suicide. *Child and Adolescent Social Work Journal, 18*(4), 241-252.

Vaillant, M. (2003). Recyclage de la violence et capacité de résilience: l'hypothèse transitionnelle dans la réparation. Dans Fondation pour l'enfance (Éd.), *La résilience: le réalisme de l'espérance* (pp.161-195). Saint-Agne, France: Érès.

Vanistendael, S. (2003). Humour et résilience : le sourire qui fait vivre. Dans Fondation pour l'enfance (Éd.), *La résilience: le réalisme de l'espérance* (pp.161-195). Saint-Agne, France: Érès.

Wagner, K. G., & Calhoun, L. G. (1991-92). Perceptions of social support by suicide survivors ans their social networks. *Omega – Journal of Death and Dying, 24*, 61-73.

Walker, L. O., & Avant, K. C. (1995). *Strategies for Theory Construction in Nursing* (3ᵉ éd.). New York, NY: Appelton, Century, Crofts.

Walsh, F. (1996). The concept of family resilience: Crisis and challenge. *Family Process, 35*(3), 261-281.

Walsh, F. (1998). Fondations of a family resilience approach. Dans F. Walsh (Éd.), *Strengthening Family Resilience* (pp.3-25). New York, NY: Guilford Press.

Walsh, F. (2003). Family resilience: A framework for clinical practice. *Family Process, 42*(1), 1-18.

Walsh, F., & McGoldrick, M. (1991). Loss and the family: A systemic perspective. Dans F. Walsh, & M. McGoldrick (Éds), *Living beyond loss: Death in the family* (pp.1-29). New York, NY: Norton

Werner, E. E., & Smith, R. S. (1982). *Vulnérable but Invincible*. New York, NY: McGraw-Hill Book Company.

Werner, E .E., & Smith, R .S. (2001). *Journeys from Childhood to Midlife*. Ithaca, NY: Cornell University Press.

White, N., Richter, J., Koeckeritz, J., Lee, Y. A., & Munch, K. L. (2002). A cross-cultural comparison of family resiliency in hemodialysis patients. *Journal of Transcultural Nursing, 13*(3), 218-227.

Whittemore, R., Chase, S. & Mandle, C. L. (2001) Validity in qualitative research. *Qualitative Health Research, 11*, 522-537.

Wilkes, G. (2002). Introduction: A second generation of resilience research. *Journal of Clinical Psychology, 58*, 229-232.

Wright, L. M., & Leahey, M. (2001). *L'infirmière et la famille. Guide d'évaluation et d'intervention* (2ᵉ éd.). Adaptation française par Lyne Campagna. Saint-Laurent, QC: ERPI.

Wuest, J. (2007). Grounded theory: The method. Dans P.L. Munhall (Éd.), *Nursing research: A qualitative perspective* (pp.239-271). Sudbury, MA: Jones and Bartlett

Yates, D. W., Ellison, G., & McGuiness, S. (1993). Care of the suddenly bereaved. Dans D. Dickenson, & M. Johnson (Éds.), *Death, Dying & Bereavement* (pp.279-284). London, UK: Sage Publications.

Appendice A

Formulaire d'admissibilité

Formulaire d'admissibilité

1. Avez-vous déjà été suivi pour des problèmes de santé mentale comme une dépression ou des symptômes psychotiques? Si oui êtes-vous toujours suivi?

   _____

   _____

2. Avez-vous déjà pris des médicaments pour traiter une dépression ou tout autre
   problème de santé mentale ?

   _____

   _____

3. Dans les derniers jours, les dernières semaines, avez-vous ressenti les symptômes
   suivants : tristesse, perte d'appétit, irritabilité, trouble du sommeil, angoisse. Si oui, indiquer lesquels.

   _____

   _____

   _____

   _____

   _____

   _____

4. Vous est-il arrivé dernièrement de pleurer sans raison ?

   _____

5. Vous est-il déjà arrivé de voir ou entendre des choses que vous étiez le seul à entendre ?

   _____

   _____

6. Vous est-il déjà arrivé de vous sentir menacé ou de sentir que vous aviez des pouvoirs particuliers. Si oui, pouvez-vous préciser.

   _____

   _____

   _____

   _____

Merci de votre collaboration

Appendice B

Lettre d'invitation à participer à l'étude

Recrutement de participant(e)s à une étude sur la résilience des familles suite au suicide d'un adolescent

Bonjour,

Dans le cadre de notre doctorat, nous effectuons une recherche intitulée **La résilience des familles suite au suicide d'un adolescent**. Par cette étude, nous voulons mieux comprendre comment les familles parviennent à traverser le deuil suite au suicide d'un adolescent, comment elles maintiennent leur fonctionnement et même grandissent suite à cet événement.

Pour effectuer cette recherche, nous devons **retracer le parcours de ces familles depuis le suicide de l'adolescent jusqu'à ce jour**. Bien sûr, la confidentialité sera constamment respectée.

Nous sollicitons votre collaboration pour rencontrer lors d'une entrevue, dont la durée peut être autour d'une heure trente selon le désir de la personne rencontrée, **les membres d'une famille** dont l'adolescent(e) s'est suicidé (e) :
- **Il y a au moins un an**
- **L'adolescent devait être âgé entre 13 et 18 ans au moment du suicide**
- Les participants doivent parler français et de préférence habiter la grande région métropolitaine ou les environs (distance de quelques heures en voiture).
- Les frères et sœurs âgés de plus de 12 ans pourraient participer à une entrevue s'ils le désirent et si les parents consentent

Votre aide nous est essentielle pour mieux comprendre ce qui se passe au sein des familles endeuillées par suicide et ce qui peut les aider à travers leur cheminement. Si vous pensez pouvoir nous aider et avez besoin d'informations, n'hésitez pas à **téléphoner au (514) 343-6111 (Christine Genest)** ou à nous faire parvenir un courriel.

Il est entendu que le fait de communiquer avec nous ne vous oblige d'aucune façon et nous pouvons vous assurer que toutes les informations qui seront fournies demeureront **confidentielles**.

Nous vous remercions beaucoup de votre attention et de votre indispensable collaboration
Christine Genest (514) 343-6111, candidate au doctorat Université de Montréal
Courriel : christine.genest@umontreal.ca
Francine Gratton, directrice de thèse, Université de Montréal

344

Appendice C

Canevas initial d'entrevue

<u>Thèmes à aborder durant l'entrevue avec les membres de la famille</u>

a. Le fonctionnement de la famille avant le suicide, la vie familiale avant

b. Comment est survenu le suicide, comment la famille l'a-t-elle appris

c. Les premiers jours suite au suicide, les funérailles

d. Le déroulement des premiers mois, puis des premières années

e. Présence de soutien de la part d'amis ou de famille élargie

f. Participation à des groupes d'entraide et les conséquences d'une telle participation

g. Impression d'avoir un certain contrôle sur la situation malgré tout

h. Comment la famille envisage le futur

i. La communication entre les membres de la famille, la communication des émotions, la communication non verbale. Parle-t-on du suicide dans la famille

j. Quel sens la famille a-t-elle pu donner au suicide, au geste posé

k. La représentation du défunt aujourd'hui dans la famille, les sentiments éprouvés face à lui, face à son geste.

l. La philosophie de la famille face aux coups durs, la façon dont la famille approche les coups durs

m. Ce qui a le plus aidé la famille dans son cheminement, ce qui l'a le moins aidé

n. Le fonctionnement actuel de la famille

o. Les différences depuis le suicide au sein de la famille

p. Ce qui a été appris au sein de la famille consécutivement au suicide

q. Présence d'idéations suicidaires chez les participants, ce qui les a aidés

Appendice D

Exemple de notes de terrain

<u>Résumé fin entrevue</u>[17]

Lors de la rencontre avec A., l'enregistrement a cessé après 40 min 30 sec sans que l'entrevue soit toutefois terminée. J'ai pu par contre dicter un résumé de la fin de l'entrevue immédiatement après. Voici donc la transcription de ce résumé.

Alors pour la famille eh, S., y a la fin de l'entrevue avec A. qu'y a pas fonctionné, la mémoire était complète de l'enregistreure donc je vais essayer de reparler de ce qui a été discuté à la fin.

Donc on était rendu au moment où j'y demande au niveau de la terre à bois parce que je sais que pour madame S. ça avait été ben important dans son cheminement ce contact là avec la nature, le fait d'avoir des projets et tout ça. Eh, A. disait que bon, oui était contente de la terre à bois parce que ça lui permettait d'amener des amies l'été pis de faire le party, mais que pas plus que ça. Eh, elle a l'aimait pas vraiment ça là les bébittes pis eh, d'entendre les coyotes et tout ça.

Je lui ai demandé aussi au niveau du nombre d'enfant qu'elle voudrait avoir. Eh, a me disait que, a, elle sait qu'elle veut avoir des enfants. Au niveau du nombre est pas tellement certaine, mais, pas vraiment juste un parce que a trouve que ça fait pas une assez grosse famille pis tout ça. Elle aimerait au moins en avoir 2, eh, pis là je lui disais ben peut-être un avec un chien, pis a disait non non non non, au moins 2 enfants avec un chien. Parce que pour elle ça avait été ben important Rex le chien, qui était là au moment de l'entrevue parce que ce chien là était bébé quand R. y est décédé, pis pour elle ça avait été ben important la présence du chien, a l'avait pu y parler tout ça. Parce que c'était pas une petite fille qui se confiait beaucoup à ses parents, par protection envers ses parents a voulait pas faire de la peine a sa mère, a voulait pas la faire pleurer et tout ça, faque a l'avait tendance plutôt à se confier à d'autres gens proches, d'autres adultes proches, des gens de l'école et non pas à sa mère et tout ça. Depuis l'âge de 14 ans, là a l'a commencé, un petit peu plus à se rapprocher de sa mère pis a lui parler un petit peu, mais avant ça eh, a n'en parlait pas beaucoup. C'est depuis cette année là justement que Madame S. disait que c'était intéressant de voir que, bon a demandait la date du décès, a commençait un petit peu plus à s'intéresser à ça. Faque on a parlé du nombre d'enfants qu'à voulait.

Un moment donné ça l'a sonné au téléphone faque madame S. est partie parce qu'était avec nous tout au long de l'entrevue. C'est à la demande d'A. qui voulait que sa mère soit là vu que son père pouvait pas être là. Donc eh,

---

[17] Il s'agit de la transcription intégrale d'un enregistrement fait à la suite d'une entrevue.

j'ai demandé à A. si elle avait eu des idées suicidaires, a dit que quand elle était jeune ça lui était arrivée une couple de fois de dire, quand qu'était fâchée, ah je vais me suicider pis tout ça mais que non, c'est pas une option pour elle, elle n'y pense pas. Eh, pis même que, quand que des amies disent ah, j'ai un examen demain, j'vas me tirer une balle, elle leur dit de pas dire ça parce que elle a sait l'impact que ça peut avoir.

Eh, ce qu'a l'a appris de cette expérience là, c'est que sa famille est forte, pis sa famille peut passer à travers tout c'est vraiment ça qui, qu'a retient de cette expérience-là.

Elle avait peur de pas avoir rien a dire, qu'est-ce que je vas dire pis tout ça. Pis finalement ça l'a coulée tout au long de l'entrevue.

Eh, oui a va n'en parler si jamais a l'a un conjoint. Quand ça va devenir sérieux, c'est quelque chose qu'a va n'en parler si a l'a des enfants.

A remercie aussi beaucoup parce que bon, madame S. disait que grâce aux thérapies pis toute ça, eh, a l'a su, tsé y ont dit toute suite la vérité et toute ça. Pis A. les remercie de ça parce qu'est contente de savoir ce qui s'est réellement passé. Elle aurait eu de la misère là si ça avait pas été dit vraiment. Était même surprise d'apprendre qu'un de ses cousins de 17 ans lui ne le sait pas parce que la soeur de D. pour elle, c'est, ça été préférable de pas le dire. Le jeune a 17 ans, y le sait pas encore là que ses cousins se sont suicidés. Faque pour A. c'était important que ça, que ses parents lui aient dit la vérité.

Eh, a part ça a été surprise souvent aussi d'apprendre que, on voyait dans son non-verbal, parce qu'a l'a un non-verbal très expressif A.. Était surprise d'apprendre que certaines personnes avaient été impliquées dans son deuil. Elle a l'avait pas souvenir de ça, donc a trouvait ça intéressant. Tsé je pense que ça l'a surpris. Ça l'a permis une communication entre la mère et la fille qui est pas vraiment là souvent.

Pis A., ce qui est intéressant aussi quand a parle de son frère, pis c'est surtout R. qu'a parle parce que a l'a pas beaucoup de souvenirs de L., a l'a en a quelques uns mais pas beaucoup, a n'en parle encore au présent. Comme un moment donné a disait, ah, a dit y a 25 ans R.. Pas y aurait 25, y a 25. Elle dans sa tête y continue comme a exister encore.

Elle a choisi a qui a dit qu'à l'a deux frères, pis a qui qu'a dit qu'est enfant unique. C'est sur qu'elle trouve ça triste d'être enfant unique dans le sens que, quand qu'y a des partys de familles des choses comme ça, a se dit mes enfants y auront pas des grosses fêtes des choses comme ça. Mais en même temps a l'a des personnes proches, qui sont très très très importantes. Des amis de la famille qui ont des enfants aussi qui l'a traitent comme leur petite sœur. Y avait quand même 9 ans de différences entre R. et A.. Pis les amis de R., les, les membres, les enfants de, de couple, eh, qui était amies avec D. et L. qui ont des enfants qui étaient amis avec R. ont pris A. un peu comme leur petite soeur pis y ont encore beaucoup de contact avec elle pis toute ça, pis il la protège beaucoup.

On sent aussi que des fois A. était triste là quand elle pense à ce qu'à pourrait faire maintenant avec son frère comme aller à son appartement, fouiller dans son frigidaire et tout ça.
C'est une petite fille aussi qui a appris beaucoup à se dégêner avec le temps, elle a une amie là qui l'aide là-dedans. Eh, D. dit que, c'est une jeune fille qui est très mature pour son âge pis qui a su garder son coeur d'enfant. Eh, pis bon j'y demandais c'était quoi les ressemblances avec R., puis a disait bon, bon, elle a les orteils à R., pis a dort pareil comme R. mais a ressemble beaucoup plus à L.

C'est, en gros c'est ça qui a été discuté. Elle sait qui avait des gens qui étaient présent pour elle, a l'a pas beaucoup de souvenir du moment que c'est arrivée, de la famille comment qu'était avant, même D. a dit ben c'est un peu normal parce qu'avant c'est avant l'âge de 8 ans, parce que R. y est décédé a l'avait 8 ans, y avait pas vraiment de chicane avec E. au sein de la famille. Eh, bon y a faite des fugues et toute ça, oui y a eu des chicanes mais elle était plutôt protégée de ça, pis R. y l'aimait beaucoup sa soeur pis il en prenait grand soin faque c'est comme si ça a n'avait pas conscience au niveau de la famille ça l'a changé quelque chose. Par contre a se rend bien compte que oui y ont appris qu'y étaient forts pis que, sont, sont unis, c'est une famille qui est très unie. Eh, pour elle sa mère là c'est vraiment un exemple de force. Moi je lui ai reflété que même elle a l'a des bonnes capacités parce que à sait aller chercher l'aide quand qu'a n'a de besoin. Elle va s'ouvrir aux personnes quand c'est nécessaire. Pis en même temps a garde des beaux souvenirs parce que quand elle parle de ses frères elle a vraiment des beaux souvenirs qu'elle se souvient pis a n'en riait pis tout ça. Pis je pense que D. était contente aussi de voir qu'était capable d'avoir des souvenirs de ses frères positifs.

Eh, j'vas juste regarder dans les thèmes, qui fallait aborder voir là pour donner des réponses un peu de ce que je me souviens parce que je me souviens pas tout ce qui rentre sur l'enregistreuse. Mais eh, bon le fonctionnement de la famille avant, pour elle s'était difficile à dire parce qu'à s'en souvient pas mais eh pour elle y avait rien de particulier.

Elle était chez elle au moment, quand que elle a appris le suicide, elle a trouvé ça très difficile là, a voyait ben qu'y avait quelque chose qui se passait qui était difficile. Eh, ses grand-parents, a se souvient que ses grand-parents sont arrivés tout de suite à la maison. Qu'elle c'est endormie dans le salon. A savait que ses parents étaient quand même là pour elle. Pis a se souvenait pas que son oreiller de maintenant c'était l'oreiller de sa mère, que sa mère lui a donné pour l'aider à l'apaiser

Les funérailles, elle a l'avait pas voulu y aller voir son frère. Elle regrette un petit peu aujourd'hui de pas être allé. D. trouvait ça particulier parce qu'à 4 ans elle y avait été. Mais a dit, je me souviens pas que t'es pas allée pour R., mais elle se souvient très bien qu'était pas allée, était restée avec sa cousine. Maintenant elle regrette, elle aurait peut-être aimé ça le voir.

Mais, bon y avait beaucoup d'amis, de famille élargie qui ont été présents pour eux-autres. Des amis de la mère qui ont été très, très, très présents.

Bon son groupe d'entraide, a dit que oui, ça été aidant, surement que ça m'a aidé à quelque chose. Eh, D. disait qu'entre autres de se rendre compte qu'était pas toute seule a vivre ça, que c'est pas écrit dans notre front. Que on peut être vrai, malgré ça, tsé avec ça, pis de le dire quand ça nous tente pis de la façon que ça nous tente mais qu'on a pas besoin de crier ça partout sur tous les toits.

Elle a vu la psychologue en 6ème au primaire, pis elle l'a vu au début du secondaire mais depuis ce temps-là elle ne l'a pas vu. A sait qu'elle a des ressources a qui elle peut parler mais a n'en ressent pas nécessairement le besoin. Eh, y en n'ont jamais faite au niveau de la famille a part avant son groupe de thérapie, mais sinon y en n'ont pas refaite.

Elle a l'impression d'avoir un certain contrôle sur la situation, ça reste qu'elle était toute petite donc elle n'a pas nécessairement, pis j'ai pas posé la question comme telle, mais elle n'a pas de souvenir particulier par rapport à une perte de contrôle et tout ça.

Comment elle envisage le futur, ben c'est sur qu'elle veut en parler avec son chum, elle va le dire à ses enfants. Pour elle la boîte qui contient toutes les souvenirs de R. ça va venir avec elle, elle va trainer ça partout, c'est important.

Au niveau de la communication ben y en parle pas beaucoup, pas que c'est tabou mais, c'est pas un sujet de conversation qui vont avoir tout le temps. Eux y ont pris la décision de continuer dans l'action, continuer à avoir des projets, plutôt que de rester avec a y s'est suicidé tout ça.

Elle, elle dit bon, ses frères se sont suicidés parce qu'y avait une souffrance, y étaient pas bien, pis R. surtout parce qu'y était pas capable de vivre sans L. et L. parce qu'y était malade.

La représentation du défunt aujourd'hui dans la famille, y sont encore partie prenante de la famille. Comme je dis elle en parle au présent. Y ont les objets, y a des photos encore dans la maison. Ils font partie encore de cette famille là même si y en parle pas nécessairement au quotidien.

La philosophie de la famille face aux coups durs c'est on est uni pis on se sert les coudes pis ont y va. Elle ne l'a pas dit clairement mais en même temps ça disait ça un petit peu ce qu'elle nous parlait.

Ce qui a le plus aidé dans le cheminement, c'est qu'ils soient unis, qu'ils soient là un pour l'autre. Ce qui a le moins aidé, elle n'a pas été capable de le dire ce qui avait moins aidé.

Le fonctionnement actuel de la famille, je pense que c'est le fonctionnement normal avec une ado. Elle n'a pas sentie que sa mère, j'y ait demandé parce que la dernière fois que j'ai vu D. la jeune rentrait au secondaire pis elle voyait que ça allait être difficile de la laisser rentrer seule pour dîner pis toute ça. Pis finalement A. n'a pas senti que sa mère devenait surprotectrice ou quelque chose comme ça.

Les différences depuis le suicide au sein de la famille pour elle c'est difficile à dire mais elle sent qu'ils sont plus forts, qu'ils sont plus unis

Au niveau des idées suicidaires je l'ai dit mais, oui elle en a déjà parlé mais c'est pas quelque chose qu'elle ferait.

Elle disait qu'elle commence peut-être à avoir un chum pis toute, mais elle n'avait pas vraiment eu avant. Pour elle c'était bien important le sport. A trouve ça un petit peu difficile des fois d'avoir son père comme coach mais reste qu'en même temps ses parents sont très présents pour elle pis elle le sait.

Pis quand je suis arrivée dans la maison, c'est un beau quartier. C'est la maison où R. s'est suicidé. D. m'a montré justement au fond du jardin y a un petit coin où elle a planté des arbres des vivaces pis tout ça. C'est son coin comme pour se ressourcer elle, et, puis c'est bien important pour elle, elle me le montrait. Ils n'ont pas déménagé là depuis le suicide à R., pis ils habitent à la même place.

A. va à l'école secondaire, mais pas à l'école secondaire où les garçons ont été. Pour D. elle aurait trouvé ça difficile qu'elle aille à la même école, elle le disait au début de l'entrevue.

Après ça j'ai pas visité vraiment la maison, mais bon j'ai demandé au niveau des photos parce que je me souviens que D. avait dit qu'elle avait laissé les photos. Pis oui y a encore une photo avec les trois enfants au même âge. Sont sur des photos. Puis il y a des montages de faites avec les photos où il y les garçons aussi dedans. Mais la photo de L. est pas sortie, c'est ce qu'elle me dit. Elle dit qu'il y a une belle photo de R., celle qui était là quand qu'y a eu les funérailles mais L. sa photo est pas ressortie. Mais elle les a gardé quand même.

Au moment du décès de R. ils ont fait un peu un ménage mais elle avait pris la peine de demander à A. est-ce qui a des choses que tu veux garder. Pis A. a demandé oui un chandail. A. ne se souvenait pas d'avoir demandé ça, mais elle est contente parce qu'elle peut avoir ça.

Il y a aussi eu une période où, au niveau des questionnements, A. a posé beaucoup beaucoup de questions à sa mère quand qu'elle était plus jeune, pas tant sur le comment mais sur le pourquoi, pourquoi qu'y ont faite ça, c'est tu à cause de moi. Elle a posé beaucoup ces questions là. Pis y a même une fois était très en colère surtout par rapport à R., pourquoi qu'il n'a pas pensé à moi, il m'a laissée toute seule. A. dit qu'elle ne se souvenait pas qu'elle avait été si en colère que ça. A. se souvenait pas qu'elle avait été aussi en colère que ça. Mais elle se souvient que oui elle s'était questionné a savoir pourquoi qu'il n'a pas pensé à moi, du fait qu'il me laissait toute seule pis toute ça.

Nous avons fait l'entrevue dehors, un moment donné il y a un train qui passe, je ne sais pas si on va pas perdre un petit peu de l'entrevue. J'étais assis à côté d'A. pis y avait D. qui était assis en face de nous. Pis D. regardait beaucoup A. dans son non verbal et tout ça. Parce qu'A. on voit vraiment son non verbal qui est très parlant. Comme au moment où on lui parle de la thérapie elle fait une moue, mais c'est plus parce que, non au début ça ne lui tentait pas de faire cette thérapie là pis finalement elle l'a faite pis ça été correct. Mais au début ça ne lui tentait pas de se retrouver dans une thérapie de groupe. Il y a des moments là où on voyait qu'elle devenait un peu plus triste quand elle parlait de R., pis du fait qu'elle n'a pu son frère pis tout ça, mais en même temps quand elle se rappelle les beaux souvenirs, que oui y avait des chicanes entres frères et sœurs, pis qu'il lui volait sa gomme pis qu'en même temps y l'amenait jouer au soccer pis il la trainait sur ses épaules pis toute ça. On voit que, elle a quand même réussi à garder des beaux souvenirs de ce qu'elle avait avec son frère par exemple.

Donc l'entrevue a commencé, je suis arrivée il était 19:00. Donc l'entrevue a commencé disons vers 7:15-7:20, le temps qu'elle lise le formulaire. Moi je suis partie de là il était 20:50. L'enregistreuse a enregistré les 40 premières minutes. En même temps, les 15 dernières minutes, on parlait plus de A. qui s'en va au Cégep dans 2 ans, qu'est-ce qu'elle veut faire et tout ça. Le fait qu'elle peut choisir autre chose pis qu'elle peut changer d'idées. Là à date elle voudrait peut-être s'enligner, faire ses sciences pures, mais, peut-être la communication qui l'intéresserait pis toute ça. Pis moi où je suis rendue pis toute ça. Donc a un peu discuté de ça là les 15-20 dernières minutes. Donc d'après moi l'enregistreuse y a un 20 minutes qu'elle n'a pas capté, un 15-20 minutes qu'elle n'a pas capté mais que j'ai essayé de transmettre le plus d'information pour ça. Pour monsieur S. il va me recontacter parce que je lui ai dit que j'étais très disponible à le rencontrer ça me ferait plaisir de me déplacer tout ça. Il disait qu'il allait voir comment A. allait trouver ça, puis qu'il allait me revenir là-dessus donc je vais voir. Moi j'ai dit à A. que j'allais essayer de l'appeler vendredi pour voir si tout va bien pis tout ça. Puis je lui ai dit que n'importe quand elle pouvait m'appeler que ça allait me faire plaisir de lui répondre si elle avait des questions ou des choses comme ça. Donc, c'est tout

(fin résumé 1)

Je voulais dire aussi que pour l'entrevue avec A., madame S., pour elle c"était important de me dire aussi qu'encore aujourd'hui y avait des moments où elle se questionnait, a savoir si elle aurait pu, faire autrement pour protéger, mais elle est quand même capable de se rendre compte que, non elle ne pouvait pas faire autrement pis que R. peu importe ce qui arrivait y aurait posé le geste pareil.

Moi je trouvais au cours de l'entrevue qu'A. se dégageait progressivement pis que c'était plus facile pour elle de parler, pis elle était plus animée puis elle me parlait de ce qu'elle faisait avec ses frères et tout ça, pis que pour elle c'était important ces souvenirs-là.

D., lui a fait remarquer un certain moment qu'elle avait fait des blocages parce qu'un moment donné D. lui a dit qu'elle avait un petit ami à peu près de son âge qui l'avait beaucoup soutenu quand ça n'allait pas bien en 6ème année puis A. s'en souvenait pas. Elle lui a dit : « Ah, tu fais des blocages pis toute ça ».

Puis la thérapie avait beaucoup aidé justement D. a savoir quoi dire, quoi pas dire, comment accompagner sa fille là-dedans. Même si A. n'a pas vraiment de souvenir que la thérapie l'a aidé, elle n'a pas vraiment réouvert la boîte avec les choses qu'elle avait fait en, en thérapie mais pour la famille je pense que cette thérapie avait été aidante dans le support à donner a l'enfant qui va poser des questions, comment l'accompagner là-dedans.
Fin résumé 2

Appendice E

Questionnaire sociodémographique

QUESTIONNAIRE SOCIO-DÉMOGRAPHIQUE

Prénom des membres de la famille :

_____

_____

_____

_____

Type de famille : Indiquer si un changement est survenu suite au suicide
     Nucléaire
     Séparée/Divorcée
     Monoparentale
     Recomposée

Nombre d'enfants :

_____

Rang de l'adolescent dans la famille :

_____

Âge des enfants au moment du suicide :

_____

Année du suicide :

_____

Est-ce que les enfants sont au courant du type de décès :

_____

Appendice F

Exemple de liste de codes

Actions/interactions
Actions en parallèle
Appel collègues de travail
Arrêt de travail/reprise progressive
Certains objets de L conservés
Changements institutionnels
Communication ouverte sur les émotions
Congé le jour anniversaire du suicide
Contact ami de X pour le rejoindre
Contact amis pour soutien
Contacts avec les amis de L
Création fondation
Créations d'un livre souvenir
Donne un sens au suicide
Écriture
Éliminer éléments en lien avec suicide
Entrevue télévisée
Éviter les regrets
Idées suicidaires
Incapable de revoir vidéos de L
Lecture de la lettre récupérée au poste de police
Lectures
Moments mère-fille
Parler à L
Parler de L
Peu de discussion avec fils aîné sur suicide
Peu de discussion parents-S au début
Photos de L
Planter un arbre
Préparation des funérailles
Raconter son vécu
Recommencer à socialiser avec les autres
Refusent de donner message que suicide = libération
Refusent de mentir sur cause du décès/refusent tabou
Rencontre responsable du cimetière
Rencontres avec psychologue
Reparlent occasionnellement de la mort de L
Reprendre la vie normale
Respectent traditions culturelles/rituels
Se parler intérieurement
S reste à la maison
S se distance de la maison
S'offrir des plaisirs, se faire du bien
Suivi médical plus régulier
Surprotection de S

Thérapie
Visite cimetière
Voir le corps de L
Voyage de couple

Conditions contextuelles
Annonce du décès par policier
Attente à l'hôpital
Expérience avec milieu hospitalier
Expérience avec policiers
Fête de S 4 jours après suicide
Frère loin
Mère seule au moment de l'annonce
Rupture amoureuse S

Conditions intermédiaires
Arrivée nouvelle génération
Ce qui est difficile
Délai prescrit pour le deuil
Fausse croyance par rapport au suicide
Gens qui ferment la porte à la communication
Impression de revoir L
La pression
Phrases toutes faites
Standardisation du deuil
Départ du soutien après une semaine
Dépression
Deuil de l'avenir avec L
Difficulté à se départager des souvenirs
Empathie de certains médecins
Enterrement
Expérience de thérapie familiale
Expériences antérieures avec le suicide
Incapable d'être avec les autres
Jugement des autres
Les funérailles/messe
Lettres d'adieu
Maison pleine de monde dans les premiers temps
Maîtrise de la situation/perte de contrôle
Ne croyais pas survivre à la perte de L
On vit drame comme on était avant
Ont vu venir le suicide
Peur de trahir L
Présence d'un autre enfant
Questionnements

Respect
Rêves
S a senti ses parents présents pour elle
S plutôt solitaire dans cheminement
Soucis des autres membres de la famille
Soutien informel
Amis
Anciens étudiants
Collègues de travail
Communauté culturelles
Copain S
Entre conjoint
Famille
Frère aîné
Séparément
Spiritualité famille
Suicide tabou
Témoignages de proches
Temps
X très affecté par suicide

Conséquences
Aider d'autres endeuillés par suicide
Apprendre sur soi, ses forces
Blessure indélébile
Cheminement différent pour chacun
Conscient de leur chance
Crainte de la maladie
Être plus dans l'immédiat
Être plus présent aux autres
Fragilité de la vie
Importance de vivre ses émotions
Impossible de finir deuil
La vie ne continue pas, se discontinue
L toujours présent
Nouvelle vision des jeunes
Persistance de regrets
Perte de ce qu'aurait été L
Peur de perdre
Plus à l'écoute
Prendre conscience qu'on est bien entouré
Prendre soin de soi
Prise de conscience de sa mortalité
Prise de conscience qu'un jour tout finit par s'arranger
Rapprochement famille

Recommencer à avoir des plaisirs
Ré-orientation dans la carrière
Repense à la découverte de L
Retour aux choses essentielles
Suicide demeure un mystère
Vision de la mort

Émotions
Choc
Colère
Culpabilité
Déni
Heureuse
Inquiétudes
Peine

Famille avant
2 ans à essayer d'aider L
2 ans avant suicide famille éclatée
A très sociable
Avait entouré L face à sa maladie et à son retour de voyage
Communication ouverte
Conflits avec hôpital/école
Décisions prises en commun (couple)
demi-frère aîné loin depuis quelques temps
Distance frère soeur au moment du suicide
Famille proche
Implication communauté culturelle
Importance culture d'origine/ancêtre
Importance de la famille
Mère attitude plutôt positive face à la vie
Ouvert aux jeunes
Peur de S face à L
Réseau social présent
Retour S a la maison en septembre
S peu présente à la maison
Spiritualité X
X humaniste
X suivi médical/bipolaire

L'avant
Agressivité
Au cégep
Beaucoup d'amis

Consommation drogue
Côté rebelle
Couchait dans le lit de ses parents le matin
Diagnostic en santé mental
Fugue
Pas très bavard
Sensible
Souffrance
Spiritualité
Tentatives antérieures
Voyage

Suicide
3 jours après retour voyage
Annonce du suicide à S et X
Collègue de travail va chercher S
Découverte par mère
Discussion frère soeur veille du suicide
L s'était organisé
Mère revenait dîner avec L
Moments père-fils dans les derniers jours
Père à l'extérieur
Policiers recherchent lettres
S au travail
Suicide avec essence
Tentatives de réanimation ambulanciers

Appendice G

Formulaires de consentement

Bonjour,

Nous sommes étudiante au doctorat à l'Université de Montréal et le titre de notre thèse est La résilience des familles suite au suicide d'un(e) adolescent(e).

Votre collaboration ainsi que la collaboration de votre famille nous est extrêmement précieuse pour atteindre le but de cette thèse qui est de comprendre la résilience vécue par les familles suite au suicide d'un adolescent(e) . Même si le suicide d'un adolescent est le plus souvent une expérience pénible , nous avons constaté, grâce aux écrits et à notre pratique comme infirmière en santé mentale, que la plupart des familles arrivent à traverser cet évènement et peuvent même en ressortir grandies. Toutefois, très peu d'études traitent de ce vécu et de ce qu'on appelle la « résilience familiale ». Mieux connaître l'expérience que vous avez vécue ainsi que votre famille suite à cet évènement nous éclairerait et nous permettrait de proposer une aide mieux adaptée aux endeuillées par le suicide d'un adolescent(e).

Votre aide nous est indispensable afin de retracer le cheminement vécu par votre famille depuis cet évènement et d'explorer ce qui a pu aider ou nuire à votre famille tout au long de ce parcours. C'est pourquoi nous apprécions que vous acceptiez de nous parler le plus possible du vécu de votre famille afin que nous puissions, par la suite, mieux comprendre cette expérience.

Certes, à part les informations verbales que vous pouvez nous fournir, tout autre type de matériel (photos, cartes, agenda…) que vous pourriez nous prêter serait aussi très utile pour mieux connaître votre famille et ce qu'elle a vécu. Bien sûr, après entente avec vous, nous vous les rendrions au cours des heures ou des jours qui suivent notre rencontre.

Nous avons un certificat d'éthique du Comité d'éthique de la recherche des sciences de la santé de l'Université de Montréal. Nous pouvons vous assurer que toutes les informations que vous fournirez demeureront confidentielles. Votre nom ne sera jamais divulgué à qui que ce soit ni les détails qui permettraient de vous identifier ou reconnaître votre famille. Les entrevues et matériaux fournis seront conservés sous clé dans un lieu sûr et détruit à la fin de l'étude.

Afin d'être fidèle à vos propos, il nous serait très utile d'utiliser un magnétophone, si vous l e permettez. Cet entretien durera le temps que vous voulez (habituellement, c'est au tour d'une heure et demie) et se déroulera à l'endroit de votre choix. Bien sûr vous pouvez décider d'interrompre cette rencontre à n'importe quel moment sans en subir aucun préjudice ou reproche.

Initiales du sujet _____

Il se pourrait également que, suite à nos rencontres individuelles avec les membres de votre famille, que nous ayons à vous revoir afin de compléter quelques informations. Si tel était le cas, soyez assuré(e) que nous vous demanderons l'autorisation pour qu'une telle rencontre ait lieu et que vous serez entièrement libre d'accepter ou de refuser.

Au cours des dernières années, nous avons travaillé comme infirmière en santé mentale et auprès de famille ayant vécu des crises suicidaires. Nous sommes donc consciente que de parler librement de cet évènement à quelqu'un de l'extérieur puisse être bénéfique mais il est aussi possible que, de vous remémorer des souvenirs, puissent susciter des émotions difficiles. Si vous en ressentez le besoin, nous pourrons essayer de vous référer à un organisme pour endeuillés ou au CSSS de votre secteur. Vous pouvez également joindre en tout temps Tel-Aide au 1-866-APPELLE.

Suite à l'entrevue, à n'importe quel moment et pour quelque raison que ce soit, n'hésitez pas à communiquer avec nous, Christine Genest au 514-343-6111 (il y a aussi une boîte vocale et nous prenons régulièrement nos messages au cours d'une journée). Nous vous rejoindrons dans les plus brefs délais possibles.

Nous vous remercions de votre très précieuse collaboration.

Christine Genest   Francine Gratton
Candidate au PhD, infirmière   Directrice de thèse,
                                          Sociologue et infirmière

FORMULAIRE DE CONSENTEMENT

Titre de l'étude
La résilience des familles endeuillées par le suicide d'un(e) adolescent(e).

Étudiante-chercheuse
Christine Genest, Ph. D. (cand.)
Faculté des Sciences infirmières
Université de Montréal
(514) 343-6111

Directrice de thèse
Francine Gratton, Ph.D, professeure titulaire
Faculté des sciences infirmières
Université de Montréal
(514) 343-6111

Introduction et but de l'étude
Depuis la fin des années 90, compte tenu de son ampleur et des répercussions sur l'entourage, le gouvernement du Québec porte une attention particulière au phénomène du suicide à l'adolescence. Suite à une mort volontaire, les membres de la famille sont souvent fortement ébranlés et peuvent vivre une expérience difficile, voire même très douloureuse. Malgré tout, on sait aussi que la plupart des familles endeuillées par le suicide d'un adolescent survivent à cet évènement. Mais nous avons peu de connaissances quant au processus qu'elles suivent pour en arriver à « rebondir », à grandir à travers une telle expérience. C'est pourquoi nous nous intéressons à ce qu'on appelle la résilience familiale. À notre connaissance, il existe peu d'études sur ce type de résilience. En tant que professionnelle de la santé désireuse d'aider ces familles et préoccupée par la prévention, il devient essentiel de comprendre le mieux possible ce qu'elles vivent ainsi que les éléments qui influencent la résilience familiale suite à cet évènement. Pour y arriver, nous considérons primordial de donner la parole à des membres de familles endeuillées par le suicide d'un adolescent.

Conditions pour participer à l'étude
Pour participer à l'étude :
- Les familles doivent avoir vécu le suicide d'un adolescent il y a de cela au moins un an.
- Les familles doivent pouvoir s'exprimer facilement en français

Initiales du sujet _____

- Les frères et sœurs âgés de 12 ans et plus peuvent participer à l'étude s'ils le désirent et si les parents y consentent. Nous allons également nous assurer qu'ils connaissent la cause du décès avant l'entrevue.
- Les participants ayant un problème de santé mentale clairement identifié, seront exclus de l'étude, afin de ne pas fragiliser leur état lors des entrevues.

Modalités de participation

Si votre famille accepte de participer à l'étude, les différents membres devront participer à des entrevues individuelles ou, si vous préférez, en petits groupes, à l'endroit et au moment de leur choix. La durée des entrevues devrait être autour de 1h30. Lors d'une des entrevues effectuées avec un les deux parents, un bref questionnaire sociodémographique devra également être complété. Toutes les entrevues seront menées par l'investigatrice de cette étude dans le cadre d'un projet de doctorat à la faculté des sciences infirmières de l'Université de Montréal.

Avantages à participer à cette recherche

Il n'y a aucun avantage direct ou compensation financière pour participer à cette étude. Par contre, le fait de parler à quelqu'un du suicide d'un proche pourrait procurer aux participants une certaine forme de réconfort et de soutien. De plus, le fait de participer à cette étude pourra aider à mieux comprendre le processus de résilience familiale vécu suite à un suicide d'adolescent et ainsi peut-être un jour améliorer l'accompagnement et le service offert à ces familles.

Compensation

Dans le cadre de la présente étude aucune indemnité compensatoire ne sera versée aux participants pour leur contribution à l'étude.

Risques et inconforts

Il se pourrait que le fait de parler du suicide d'un adolescent, pour certains membres de la famille, fasse resurgir des émotions difficiles. Nous tenons à vous mentionner quand, dans de tels cas, nous serons entièrement disposée à vous fournir une liste de ressources disponibles près de chez vous et pouvant être utiles. De plus, si vous en ressentez le besoin, nous pourrons vous référer à un intervenant professionnel oeuvrant à proximité afin qu'un soutien vous soit offert. Nous nous engageons également à communiquer avec vous dans les jours suivants l'entrevue afin de s'assurer que tout va bien et pour vérifier que les démarches de suivi ont bien été entamées. Pour toute urgence suicidaire vous pouvez composer le 1-866-APPELLE.

Confidentialité des informations

Initiales du sujet _____

Si vous y consentez, toutes les entrevues seront enregistrées sur bande magnétique et seront retranscrites intégralement. Toutefois, les informations ainsi obtenues seront confidentielles et ne seront utilisées que dans le cadre de cette recherche. Afin d'assurer cette confidentialité, les noms des participants seront modifiés au moment de la rédaction et aucun détail pouvant vous identifier ne sera divulgué. Les seules personnes à avoir accès aux informations nominales seront l'investigatrice principale de cette étude, la directrice de thèse, le CRSH (Conseil de la Recherche en Sciences Humaines) en tant que principal organisme subventionnaire, le Comité d'Éthique de la Recherche de l'Université de Montréal ainsi que tout autre Comité d'Éthique de la Recherche impliqué dans ce projet de recherche et en ayant fait la demande. Ces informations seront d'ailleurs gardées sous clé, tout comme les bandes magnétiques, et ce, pour un maximum de 7 ans. Durant la période d'analyse, les données, seront conservées dans une filière, sous clé, dans un bureau situé au domicile de Christine Genest, cand, au Ph.D. Comme c'est son lieu de travail principal pour faire l'analyse des données et rédiger son étude, il lui sera plus facile d'y travailler. Toutefois, à la fin de l'étude, les données seront conservées sous clé dans une filière à l'Université de Montréal, au bureau de Madame Francine Gratton, directrice de thèse

Participation volontaire et retrait de l'étude
Votre participation à l'étude est entièrement volontaire. Vous pouvez vous retirer en tout temps, et ce, sans avoir à justifier votre décision et sans aucun préjudice de la part de qui que ce soit. De plus, vous n'êtes pas tenu de répondre à toutes les questions posées par le chercheur. Il suffit que vous nous avertissiez de votre décision au moment qui vous convient. L'Université est tenue par la loi de réparer les préjudices causés aux participants d'un projet de recherche par sa faute, celle de ses chercheurs ou de ses préposés.

Questions sur l'étude
Si vous avez des questions au sujet de cette étude, vous pouvez communiquer (avant et après) avec Christine Genest au (514) 343-6111 de 8 :00 à 15 :30. Vous pouvez également laisser un message sur notre boîte vocale et nous vous contacterons dans les plus brefs délais

Vous pouvez également communiquer avec la directrice de thèse :
Francine Gratton Ph. D au (514) 343-6111

Éthique
Pour tout problème éthique concernant les conditions dans lesquelles se déroule votre participation à ce projet, vous pouvez, après en avoir discuté avec la responsable du projet, expliquer vos préoccupations à la présidente

Initiales du sujet _____

du Comité multifacultaire d'éthique de la recherche des Sciences de la santé, Mme Marie-France-Daniel (Téléphone (514) 343-5624). Suite à cet entretien, si vous aviez des raisons sérieuses de croire que la réponse apportée est insuffisante, vous pourriez entrer en communication avec l'ombudsman de l'Université, Madame Marie-José Rivest (Téléphone (514) 343-2100).

CONSENTEMENT ET SIGNATURE

Titre de l'étude
La résilience des familles endeuillées par le suicide d'un adolescent.

Chercheur principal :
(nom en lettres moulées) :

....

Si participant majeur
Je, (nom en lettres moulées du participant)...
déclare avoir pris connaissance des documents ci-joints dont j'ai reçu copie,
en avoir discuté avec (nom de l'investigateur en lettres moulées) ....
et comprendre le but, la nature, les avantages, les risques et les
inconvénients de l'étude en question.

Après réflexion et un délai raisonnable, je consens librement à prendre part
à cette étude. Je sais que je peux me retirer en tout temps sans préjudice.

Signature du participant...
Date.........................

Si participant mineur
Je, (nom en lettres moulées du parent)
.... déclare avoir pris connaissance
des documents ci-joints dont j'ai reçu copie, en avoir discuté avec (nom de
l'investigateur en lettres moulées) ....
et comprendre le but, la nature, les avantages, les risques et les
inconvénients de l'étude en question.

Après réflexion et un délai raisonnable, je consens librement à ce que mon
enfant prenne part à cette étude. Je sais qu'il peut se retirer en tout temps
sans préjudice

Signature du parent ....
Date...................

Initiales du sujet _____

J'ai pris connaissance de la présente recherche et accepte de participer à l'étude tout en sachant que je peux me retirer en tout temps tout temps sans préjudice

Signature du participant mineur ....
Date.................

Je, (nom en lettres moulées de l'investigateur)...
....déclare avoir expliqué le but, la nature, les avantages, les risques et les inconvénients de l'étude à (nom en lettres moulées du participant)............

Signature de l'investigatrice
....
Date ....

Signature de la directrice de recherche
....
Date.......................

Initiales du sujet _____

Titre de l'étude : La résilience des familles endeuillées par le suicide d'un(e) adolescent(e).

Nom du chercheur :   Christine Genest, cand. PhD Université de Montréal

Tél. : 514-343-6111
Francine Gratton, Ph.D. prof. titulaire Université de Montréal

Tél. : (514) 343-6111

Le formulaire de consentement qui vous a été remis n'est qu'un élément de la méthode de prise de décision éclairée qui a pour but de vous donner une idée générale de la nature de la recherche et de ce qu'entraîne votre participation.

N'hésitez jamais à demander plus de détails ou de renseignements. Veuillez prendre le temps de lire soigneusement ce qui suit et de bien comprendre toutes les informations.

1.   Nature et objectif de l'étude

Depuis la fin des années 90, compte tenu de son ampleur et des répercussions sur l'entourage, le gouvernement du Québec porte une attention particulière au phénomène du suicide à l'adolescence. Suite à une mort volontaire, les membres de la famille sont souvent fortement ébranlés et peuvent vivre une expérience difficile, voire même très douloureuse. Malgré tout, on sait aussi que la plupart des familles endeuillées par le suicide d'un adolescent survivent à cet évènement. Mais nous avons peu de connaissances quant au processus qu'elles suivent pour en arriver à « rebondir », à grandir à travers une telle expérience. C'est pourquoi nous nous intéressons à ce qu'on appelle la résilience familiale qui fait référence à cette notion de rebondissement et de croissance lorsque la famille se voit confrontée à une situation perçue comme étant un défi ou une source de stress. À notre connaissance, il existe peu d'études sur ce type de résilience. En tant que professionnelle de la santé désireuse d'aider ces familles et préoccupée par la prévention, il devient essentiel de comprendre le mieux possible ce qu'elles vivent ainsi que les éléments qui influencent

      Initiales du sujet _____

la résilience familiale suite à cet évènement. Pour y arriver, nous considérons primordial de donner la parole à des membres de familles endeuillées par le suicide d'un adolescent.

Afin d'obtenir des résultats qui soient riches et variés, et afin de respecter le délai prévu pour compléter cette étude doctorale, nous pensons effectuer des entrevues avec les membres de huit à dix familles. Nous prévoyons recruter environ 6 familles à partir du Centre de Santé et des Services Sociaux.

2.   Déroulement de l'étude et méthodes utilisées

Si vous acceptez de participer à cette étude, vous devrez participer à une entrevue individuelle. Cependant, si vous le préférez, l'entrevue pourra se faire en petit groupe incluant un ou plusieurs autres membres de votre famille. Les entrevues peuvent avoir lieu au moment et à l'endroit de votre choix. En effet, nous pouvons vous rencontrer à votre domicile, dans un bureau de l'Université de Montréal ou tout autre endroit de votre choix. L'entrevue se déroulera sous forme de conversation entre vous et le chercheur et les principaux thèmes abordés durant la rencontre seront : selon vous, comment votre famille a vécu les premiers mois et premières années suite au suicide; le sens qui a été donné à cet évènement; votre perception de la communication au sein de la famille depuis cet évènement; les principaux changements survenus, au sein de la famille, depuis le suicide; ce qui a été aidant et nuisible pour votre famille depuis à cet évènement; le fonctionnement actuel de la famille; comment la famille envisage maintenant le futur. La durée des entrevues devrait être autour de 1h30. Lors d'une des entrevues effectuées avec un des deux parents, un bref questionnaire sociodémographique devra également être complété. Toutes les entrevues seront menées par l'investigatrice de cette étude dans le cadre d'un projet de doctorat à la faculté des sciences infirmières de l'Université de Montréal.

De plus, certains documents personnels comme des lettres ou cartes reçues au moment des funérailles, des photos, etc... pourraient être nous être utiles. Si vous acceptez, nous pourrions faire des copies de ces documents, dans les jours suivants afin de vous les rendre rapidement. Les informations fournies par ces documents seront utilisées en complément des entrevues. Bien sûr, vous pouvez participer aux entrevues même si vous préférez ne pas transmettre de tels documents.

Finalement, il est possible que nous souhaitions vous rencontrer à nouveau quelques mois après notre première rencontre, et ce, afin de vérifier ou compléter certaines informations. C'est pourquoi nous demanderons votre

Initiales du sujet _____

accord pour qu'une telle rencontre ait lieu. Vous serez entièrement libre d'accepter ou de refuser de participer à cette seconde rencontre.

3. Risques, effets secondaires et désagréments

Il se pourrait que le fait de parler du suicide d'un adolescent, pour certains membres de la famille, fasse resurgir des émotions difficiles. C'est pourquoi les personnes souffrant de troubles mentaux tels que dépression ou psychose et étant dans une phase aigue ne devraient pas participer à cette étude. Par ailleurs, nous tenons à vous mentionner qu'au cours des jours qui suivront l'entrevue, nous nous engageons à communiquer avec vous afin de nous assurer que vous vous sentez bien. Suite à l'entrevue, nous vous remettrons une liste de ressources disponibles près de chez vous. De plus, nous vous assurons que, si vous avez besoin de soutien, nous en ferons part à Mme X ou à un autre intervenant du groupe d'endeuillés avec qui vous pourrez être en communication et qui vous offrira ce soutien. Pour toute urgence suicidaire vous pouvez composer le 1-866-APPELLE.

4. Bénéfices potentiels ou escomptés

Il n'y a aucun avantage direct ou compensation financière pour participer à cette étude. Par contre, le fait de parler à quelqu'un du suicide d'un proche pourrait procurer aux participants une certaine forme de réconfort et de soutien. De plus, le fait de participer à cette étude pourra nous aider à mieux comprendre comment les familles cheminent (i.e. le processus de résilience familiale) suite à un suicide d'adolescent et ainsi peut-être un jour améliorer l'accompagnement et le service offert à ces familles. Toutefois, l'entrevue ne peut en aucun cas être considérée comme une forme de thérapie.

5. Montant forfaitaire pour participation (le cas échéant)

Dans le cadre de la présente étude aucune indemnité compensatoire ne sera versée aux participants pour leur contribution à l'étude.

6. Confidentialité

Si vous consentez à participer à cette étude, l'entrevue sera enregistrée sur bande magnétique et sera retranscrite intégralement. Toutefois, les informations ainsi obtenues seront confidentielles et ne seront utilisées que dans le cadre de cette recherche. Afin d'assurer cette confidentialité, les noms des participants seront modifiés au moment de la rédaction du rapport de recherche et aucun détail pouvant vous identifier ne sera divulgué. Les seules personnes à avoir accès aux informations nominales

Initiales du sujet _____

seront l'investigatrice principale de cette étude ainsi que la directrice de thèse, Madame Francine Gratton. Ces informations seront d'ailleurs gardées sous clé, tout comme les bandes magnétiques, et ce, pour un maximum de 7 ans. Durant la période d'analyse, les données, seront conservées dans une filière, sous clé, dans un bureau situé au domicile de Christine Genest, cand, au Ph.D. Comme c'est son lieu de travail principal pour faire l'analyse des données et rédiger son étude, il lui sera plus facile d'y travailler. Toutefois, à la fin de l'étude, les données seront conservées sous clé dans une filière à l'Université de Montréal, au bureau de Madame Francine Gratton, professeure et directrice de cette thèse.

Nous tenons toutefois à vous aviser que la confidentialité pourrait ne pas être respectée si, durant l'entrevue, vous nous faisiez part d'une information nous incitant à penser que votre vie ou celle d'une personne de votre entourage est en danger (tel des idées suicidaires ou un plan de suicide). Dans une telle situation, nous devrons en aviser les parents, s'il s'agit d'une personne mineure ou un autre membre significatif de la famille si le participant est majeur. L'information serait également transmise à l'intervenante du groupe d'endeuillés nous ayant référé la famille.

De plus, comme le ministère de la Santé et des Services sociaux oblige l'établissement à tenir un répertoire des sujets participant à des projets de recherche, certaines informations (nom, adresse, numéro de téléphone, date de naissance, numéro de l'étude, durée de participation à l'étude) devront être transmises au Centre de santé et de services sociaux (CSSS) aux seules fins de la constitution d'un répertoire servant à assurer la protection des sujets de recherche et à permettre au CSSS d'assumer ses responsabilités au chapitre de la gestion et de la vérification, ce qui exclut toute utilisation à des fins d'étude, d'enseignement ou de recherche. Les renseignements fournis pour ce répertoire seront détruits au plus tard 12 mois suivant la fin du projet.

7. <u>Indemnisation en cas de préjudice</u>

Si vous deviez subir quelque préjudice que ce soit suite à une procédure qui serait reliée à l'étude, vous recevrez tous les soins médicaux nécessaires, sans frais de votre part.

En acceptant de participer à cette étude, vous ne renoncez à aucun de vos droits ni ne libérez les chercheurs (le cas échéant : les organismes, les entreprises) ou les institutions impliqués de leurs responsabilités légales et professionnelles.

Initiales du sujet _____

8. Participation volontaire et retrait de l'étude

Votre participation à cette étude est volontaire. Vous êtes donc libre de refuser d'y participer. Vous pouvez également vous retirer à n'importe quel moment, sans avoir à donner de raisons. Toute nouvelle connaissance acquise durant le déroulement de l'étude qui pourrait affecter votre décision de continuer d'y participer vous sera communiquée sans délai.

Votre décision de ne pas participer à l'étude ou de vous en retirer n'aura aucune conséquence sur les soins qui vous seront fournis par la suite ou sur vos relations avec votre médecin et les autres intervenants.

9. Informations nouvelles

Nous tenons à vous assurer que vous serez avisé de toutes informations nouvelles et à jour tout au long de la recherche.

10. Personnes à contacter

Si vous avez des questions au sujet de cette étude, vous pouvez communiquer (avant et après) avec Christine Genest au (514) 343-6111 de 8 :00 à 15 :30. Vous pouvez également laisser un message sur notre boîte vocale et nous vous contacterons dans les plus brefs délais
Vous pouvez également communiquer avec la directrice de thèse :
Francine Gratton Ph. D au (514) 343-6111

Si vous voulez poser des questions sur vos droits en tant que participant à cette étude, vous pouvez contacter Dr X présidente du Comité scientifique et d'éthique de la recherche.

Si vous avez des plaintes ou commentaires à formuler, vous pouvez communiquer avec la commissaire locale aux plaintes et à la qualité des services du Centre de santé et de services sociaux.

Initiales du sujet _____

CONSENTEMENT

Votre signature atteste que vous avez clairement compris les renseignements concernant votre participation au projet de recherche et indique que vous acceptez d'y participer.

Elle ne signifie pas que vous acceptez d'aliéner vos droits et de libérer les chercheurs, commanditaires ou établissements de leurs responsabilités juridiques ou professionnelles.

Vous êtes libre de vous retirer en tout temps de l'étude sans compromettre votre participation aux groupes d'endeuillés.

Votre participation devant être aussi éclairée que vous décision initiale, vous devez en connaître tous les tenants et les aboutissants au cours du déroulement de la recherche.

La nature de l'étude, les procédés qui seront utilisés, les risques et les bénéfices que comporte ma participation à cette étude ainsi que le caractère confidentiel des informations qui seront recueillies au cours de l'étude m'ont été expliqués.

J'ai eu l'occasion de poser toutes les questions concernant les différents aspects de l'étude et de recevoir des réponses satisfaisantes.

Je reconnais qu'on m'a laissé le temps voulu pour prendre ma décision.

Je, soussigné(e), accepte volontairement de participer à cette étude.

Je reconnais avoir reçu une copie de ce formulaire d'information et de consentement.

J'accepte de participer à des entrevues individuelles _____

J'accepte de participer à des entrevues avec d'autres membres de la famille

_____

Nom du participant	Signature	Date

Nom du chercheur	Signature	Date

376   Initiales du sujet _____

Consentement pour un participant mineur

Votre signature atteste que vous avez clairement compris les renseignements concernant la participation de votre enfant au projet de recherche et indique que vous acceptez qu'il y participe.

Elle ne signifie pas que vous acceptez d'aliéner vos droits et de libérer les chercheurs, commanditaires ou établissements de leurs responsabilités juridiques ou professionnelles.

Votre enfant demeure libre de se retirer en tout temps de l'étude sans compromettre sa participation aux groupes d'endeuillés.

La participation de votre enfant devant être aussi éclairée que vous décision initiale, vous devez en connaître tous les tenants et les aboutissants au cours du déroulement de la recherche.

La nature de l'étude, les procédés qui seront utilisés, les risques et les bénéfices que comporte la participation de mon enfant à cette étude ainsi que le caractère confidentiel des informations qui seront recueillies au cours de l'étude m'ont été expliqués.

J'ai eu l'occasion de poser toutes les questions concernant les différents aspects de l'étude et de recevoir des réponses satisfaisantes.

Je reconnais qu'on m'a laissé le temps voulu pour prendre ma décision.

Je, soussigné(e), accepte volontairement que mon enfant participe à cette étude.

Je reconnais avoir reçu une copie de ce formulaire d'information et de consentement.

Je reconnais que mon enfant connaît la cause du décès, c'est-à-dire le suicide, de son frère ou de sa sœur _____

J'accepte que mon enfant participe à des entrevues individuelles

_____

Initiales du sujet _____

J'accepte que mon enfant participe à des entrevues avec d'autres
membres de la famille _____

Nom du participant	Signature	Date

Nom du chercheur	Signature	Date

Assentiment d'un participant mineur

Votre signature atteste que vous avez clairement compris les renseignements
concernant votre participation au projet de recherche et indique que vous
acceptez d'y participer.

Elle ne signifie pas que vous acceptez d'aliéner vos droits et de libérer les
chercheurs, commanditaires ou établissements de leurs responsabilités
juridiques ou professionnelles.

Votre êtes libre de vous retirer en tout temps de l'étude sans compromettre
votre participation aux groupes d'endeuillés.

La nature de l'étude, les procédés qui seront utilisés, les risques et les
bénéfices que comporte votre participation à cette étude ainsi que le caractère
confidentiel des informations qui seront recueillies au cours de l'étude m'ont
été expliqués.

J'ai eu l'occasion de poser toutes les questions concernant les différents
aspects de l'étude et de recevoir des réponses satisfaisantes.

Je reconnais qu'on m'a laissé le temps voulu pour prendre ma décision.

Je, soussigné(e), accepte volontairement de participer à cette étude.

Je reconnais avoir reçu une copie de ce formulaire d'information et de
consentement.

Nom du participant	Signature	Date

Nom du chercheur	Signature	Date

Initiales du sujet _____

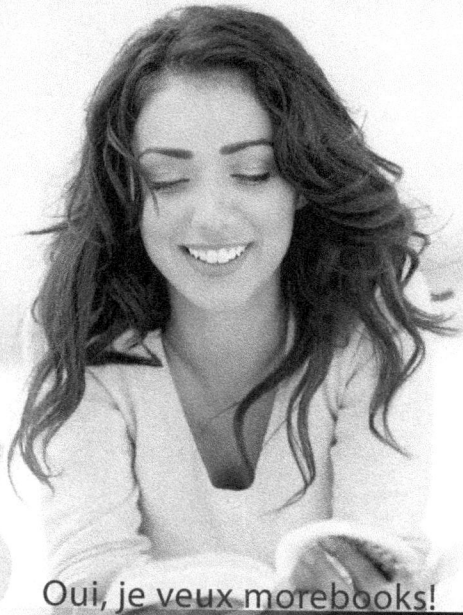